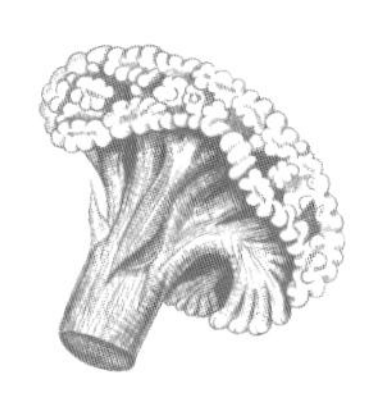

FIBER FUELED

纖維力飲食

破解腸道與健康密碼，以植物基飲食
啟動減重、逆轉疾病、優化免疫力的健康革命

The Plant-Based Gut Health Program for Losing Weight, Restoring Your Health, and Optimizing Your Microbiome

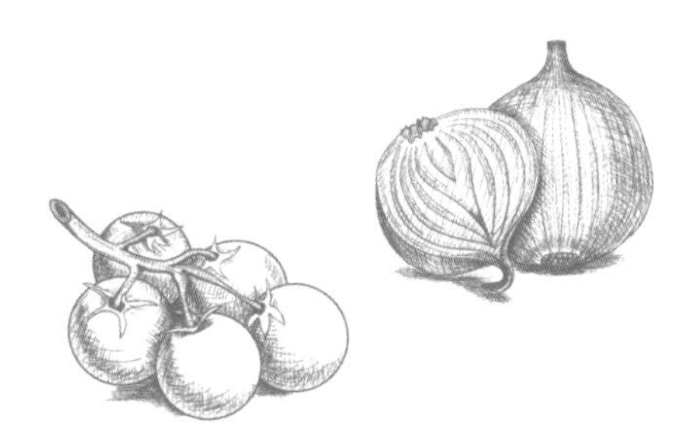

國家圖書館出版品預行編目（CIP）資料

纖維力飲食：破解腸道與健康密碼，以植物基飲食啟動減重、逆轉疾病、優化免疫力的健康革命/威爾.布爾西維茲（Will Bulsiewicz）作；饒素芬翻譯. -- 初版. -- 臺北市：墨刻出版股份有限公司出版：英屬蓋曼群島商家庭傳媒股份有限公司城邦分公司發行, 2024.09
面；公分
譯自：Fiber Fueled
ISBN 978-626-398-060-0（平裝）

1.CST: 高纖食品 2.CST: 腸道微生物 3.CST: 素食食譜
411.372　113012471

墨刻出版 知識星球 叢書

纖維力飲食

破解腸道與健康密碼，以植物基飲食啟動減重、逆轉疾病、優化免疫力的健康革命

FIBER FUELED

The Plant-Based Gut Health Program for Losing Weight, Restoring Your Health, and Optimizing Your Microbiome

作者　威爾· 布爾西維茲 Will Bulsiewicz
譯者　饒素芬
責任編輯　周詩嫻
內文設計　王信中
封面設計　李依靜

發行人　何飛鵬
事業群總經理　李淑霞
出版公司　墨刻出版股份有限公司
地址　115 台北市南港區昆陽街 16 號 7 樓
電話　886-2-2500-7008
傳真　886-2-2500-7796
EMAIL　service@sportsplanetmag.com
網址　www.sportsplanetmag.com

發行　英屬蓋曼群島商家庭傳媒股份有限公司城邦分公司
地址：115 台北市南港區昆陽街 16 號 5 樓
讀者服務電話：0800-020-299
讀者服務傳真：02-2517-0999
讀者服務信箱：csc@cite.com.tw
城邦讀書花園：www.cite.com.tw

香港發行　城邦（香港）出版集團有限公司
地址：香港灣九龍土瓜灣土瓜灣道 86 號順聯工業大廈 6 樓 A 室
電話：852-2508-6231
傳真：852-2578-9337

馬新發行　城邦（馬新）出版集團有限公司
地址：41, Jalan Radin Anum, Bandar Baru Sri Petaling, 57000 Kuala Lumpur, Malaysia
電話：603-90578822
傳真：603-90576622

經銷商　聯合發行股份有限公司（電話：886-2-29178022）、金世盟實業股份有限公司
製版　漾格科技股份有限公司
印刷　漾格科技股份有限公司
城邦書號　LSP016

ISBN 978-626-398-060-0（平裝）
EISBN 978-626-398-067-9（EPUB）
定價 NTD 520
2024 年 09 月初版

在準備這本書的過程中，我失去了父親。

這個意外來的實在太突然。

我曾經迫不及待地想與他分享這本書。

雖然，只需發送一份電子副本很容易就辦到。

但我真的希望他第一次閱讀的是一本實體書，

有著硬皮書封、所有的書頁，還有他兒子的名字印在封面上。

在過去的幾個月裡，我的父親一再告訴我，他有多為我感到自豪。

他對我說，如果我的祖父母約翰和海倫，能看到我以我們家族的

姓名在做這樣的一份工作，他們不知有多麼的驕傲。

我無法用言語來形容他說的這句話，對我來說有多麼的重要。

心碎的是，他已經離開人間。

因為他，我才成為今天的我。

我將永遠感懷我們共同度過的特別時光。

父親，我愛您。我會永遠想念您。

謹將這本書獻給您。

目錄

Part 3 纖維燃料計劃

《纖維力飲食》的專業推薦

「威爾就是纖維博士！加入纖維飲食的行列，徹底改變你的健康，從內到外煥然一新……像冠軍一樣排便，強化你的免疫系統，為大腦提供最優質的能量。今天就拿一本《纖維力飲食》吧！」

—— Rip Esselstyn（《Engine 2 Diet》暢銷書作者）

「這本書以權威且及時的角度，深入探討了大量支持植物性飲食健康益處的科學證據，特別聚焦於纖維這一植物性飲食中的關鍵元素。書中結合了現代微生物組學的觀點，展現了這一古老飲食智慧的現代科學基礎。對於最佳飲食方式仍有疑慮的人來說，這是一本不容錯過的必讀書籍。」

——Emeran A. Mayer, MD, PhD
（《腦腸連結》作者，UCLA David Geffen 醫學院醫學、生理學及精神病學特聘教授）

「腸道微生物群是維持身體健康的重要引擎，而當今的飲食中卻普遍缺乏它們最喜愛的燃料——纖維，這是維持生命的關鍵要素。《纖維力飲食》這本書揭示了腸道健康與全身健康之間的重要聯繫，是你不可或缺的指南。今天就開始閱讀這本突破性的著作吧！」

——Gerard E. Mullin, MD, MS
（《腸道平衡革命》作者，約翰·霍普金斯醫學院綜合胃腸營養服務主任）

「布爾西維茲博士就像我們腸道中的微生物一樣，幫助我們消化大量複雜的知識。在《纖維力飲食》這本書中，他將最新的腸道微生物組科學轉化為易於理解且實用的資訊。不論你是對改善腸道健康和整體身體狀況感興趣，還是想了解生物醫學中最具變革性的領域之一，這都是一本必讀的書。」

——Justin Sonnenburg, PhD（《好腸道》作者，史丹佛大學副教授）

「如果希波克拉底所說的『所有疾病始於腸道』是真理，那麼所有的健康也應該從本書開始。布爾西維茲博士在《纖維力飲食》提出的四週計劃，是提供我們腸道優質燃料的自然啟動方案。對於許多尋求更高層次健康的患者來說，這本書就是他們的答案。」

——Joel Kahn, MD, FACC（《植物性解決方案》作者，
韋恩州立大學醫學院臨床教授）

「布爾西維茲博士憑藉其作為執業胃腸病專家的豐富經驗，為我們展示了一條通往最佳腸道健康的道路。他通過『食物即藥』的理念，釋放了短鏈脂肪酸這種被低估的強效後生物素的潛力。這種方法不僅對他自己有效，對他的患者有效，也可以對你起作用。」

——Mahmoud A. Ghannoum, PhD, MBA
（《全面腸道平衡》作者，凱斯西儲大學醫學真菌學中心主任）

「《纖維力飲食》是布爾西維茲博士近二十年醫學訓練的結晶，結合了他樂於助人過上更健康生活的無比熱情，以及他將複雜科學轉化為易於理解資訊的非凡能力。這本書不僅僅是一本關於飲食的書籍，它是一堂關於腸道健康的真正大師課程，讓人愛不釋手。」

——Simon Hill（營養碩士，Plant Proof 播客主持人，
The Proof Is in the Plants 作者）

「儘管我一生都在積極研究腸道細菌的功能，但我仍然覺得 Dr. B 的《纖維力飲食》令人耳目一新，充滿資訊且激勵人心。這本書為一些棘手的臨床問題提供了新的視角和非常實用的解決方案，這些問題可以通過書中所描述的終生健康飲食習慣來逆轉和預防。」

——R. Balfour Sartor, MD
（北卡羅來納大學醫學院腸胃生物學與疾病中心聯合主任，
Midget 傑出醫學、微生物學和免疫學教授）

「在許多『專家』兜售最新流行飲食的時候，難怪美國人會對應該吃什麼感到困惑。布爾西維茲博士憑藉他的豐富知識，為我們提供了一本引人入勝且基於證據的指南。《纖維力飲食》明確指出，當你通過調整飲食和生活方式來優化腸道微生物群時，你的整體健康也會隨之改善。」

——Nicholas J. Shaheen, MD, MPH
（北卡羅來納大學醫學院胃腸病學和肝病學主任，
Bozymski-Heizer 傑出醫學教授）

「消化科醫生應該優先專注於飲食和生活方式的調整，以預防和逆轉疾病，並且只有在這些非侵入性干預措施無效時才使用藥物和手術。布爾西維茲博士在他的書《纖維力飲食》中，提供了一個明確且有效的藍圖，展示了如何透過更注重患者的方法來改善整體健康。」

——John Pandolfino, MD, MSCI, 胃腸病學和肝病學主任，
西北大學漢斯・波珀醫學院教授

「多年來對生理學的研究，以及對腸胃系統在健康和疾病中的作用進行深入評估，終於在過去十年間，食物、纖維、飲食和微生物組確立了其科學地位。布爾西維茲博士憑藉豐富的經驗，將這些新知識編織成一部清晰且簡

明的書籍，使那些患有腸胃疾病或追求健康生活的讀者能夠真正受益。」

——Douglas A. Drossman, MD, Drossman Gastroenterology，
羅馬基金會榮譽會長和首席運營官、
北卡羅來納大學醫學院內科和精神病學榮譽教授

「我們生活在一個大多數人攝取的蛋白質是建議量的兩倍，但幾乎沒有人達到建議纖維攝取量的國家。許多人認為因為我們不吃含纖食物，所以纖維不重要。布爾西維茲博士將他的第一手知識與現有科學結合起來，教導讀者透過攝取各種形式的纖維，讓我們腸道存在不同形式的細菌是至關重要的，進而改善和預防系統性疾病和腸道病變。如果你認為你的腸道無法容忍纖維，別害怕，這位良醫特別為你準備了一整個章節來幫助你克服攝取高纖維飲食後常見的相關脹氣和其他症狀。」

——Garth Davis MD，
《蛋白質狂》作者、重症肥胖外科醫生、阿什維爾市的 Mission 醫院醫學主任

「當大多數人都著迷於攝取大量蛋白質的世界裡，這本書將會改變你對營養的看法。在這本以研究事實為基礎的書中，布爾西維茲博士詳細解釋了纖維對於良好腸道健康的重要性。我建議每個人都閱讀這本書，因為健康的開始就在你的腸道。」

——Angie Sadeghi, MD，《健康三重奏》作者

給讀者的話

親愛的朋友們，

我寫這本書的目的，是希望帶領你們踏上改變生活的旅程。我衷心希望你們能變得更健康、更快樂，並且我深信這本書的內容將引導你們邁向那個更美好的境界。

要達成這個目標，唯一的方式就是將豐富的科學研究和發現融入我們的生活。我們總是希望自然法則能夠為我們所用，而不是與我們對立。因此，科學成為指引我們通往更好生活的指南針。我強調這一點，是因為我希望你們在閱讀這本書時，能感受到輕鬆和愉悅。即使在享受這些文字背後，這本書也基於超過六百項研究的支持。正是這些可靠而有效的科學基礎，使得這本書得到了眾多成就卓越的科學家和醫生的一致認可。你們可以查閱我所列出的所有參考資料，以及更多關於本書研究基礎的證據，請訪問我們的網站：www.theplantfedgut.com/research。

《纖維力飲食》並不是一個速成的方案，也不是一種短期節食計劃，而是一種治療性的生活方式。當這種生活方式能夠根據個人的需求和差異進行調整時，才能達到最佳效果。因此，本書的核心是希望每位讀者在合格的醫療專業人士的指導下，找到最適合自己的生活方式。

閱讀完本書後，如果你希望與我繼續交流或尋求更多資源，請加入我們的網站：www.theplantfedgut.com，這裡將提供更多深入了解書中內容的機會。

期待你與我們一起邁向健康和幸福！

前言

萊斯莉疲憊不堪地走進我的辦公室，感到極度煩躁。她已經 36 歲了，但覺得自己像是 80 歲的人。她超重，這一問題始於她二十多歲時因為青春痘而服用的抗生素米諾環素。她每天都在與疲勞、遲鈍、失眠和缺乏動力作鬥爭。她的皮膚布滿痘痘，頭髮變得稀疏，並且有持續的腹瀉問題。此外，她還有一連串的健康問題：過敏性腸症候群、2 型糖尿病、高脂血症、自體免疫性甲狀腺炎、抑鬱和焦慮。

她曾諮詢過幾位胃腸科醫生、一位脊椎按摩師、一位激素專家和一位只收現金的功能醫生，但矛盾的建議讓她感到困惑和沮喪。到了 36 歲的年紀，她已經服用了四種不同的藥物，並補充十種營養補充劑。她在第一次看診時告訴我：「這不是我為自己設想的生活。我還很年輕，不應該感覺這麼老。」

她最大的沮喪之一是不知道該吃什麼。本應簡單的事情變得如此複雜。她在二十多歲時開始遵循 Paleo 史前飲食來應對體重增加，然後進一步轉向了 Whole 30 全食 30 天計劃。這些飲食計劃讓她感覺變好一小段時間，但當體重再次增加且疲勞慢慢復發時，她絕望地尋求新的飲食解決方案，甚至嘗試去除植酸和凝集素。她已經戒掉麩質近十年了，當我見到她時，她完全不再攝取穀物、豆類、乳製品和茄科蔬果。她的飲食主要由芝麻菜、酪梨、草飼肉和骨湯組成，幾乎沒有變化。有時她會嘗試吃一些豆類或全麥麵包，但會出現脹氣和腸胃不適，而她的飲食專家們警告說這是炎症的證據。

她大聲抱怨道：「我遵循了所有專家的建議，完全按照指示去做，結果卻比以前更糟，體重像溜溜球一樣起伏不定，這真是讓人發瘋！」隨著逐步排除食物，她最多只能看到短期的改善，然後又陷入相同的疲憊模式。最後一根稻草是她試圖通過生酮飲食減肥，但結果只讓她的腹瀉變得更嚴重，問題比以往更無解。

在我們對話時，她的身體前傾，手肘撐在膝蓋上，凝視著地面，眼睛裡充滿了淚水。我把椅子拉近，靠近她，讓我們的視線處於同一個高度。「萊斯莉，一切都會好起來的，我們會幫助你康復。」她抬起頭，眼中閃爍著一絲希望。「我完全理解你的沮喪。對於那些只想康復的人來說，這是人類歷史上最混亂的時刻，太多的專家說了太多不同的話，我需要你相信我。如果你和我在一起，那麼這就是谷底。今天將成為你重新開始的一天，採用一種新的方法讓你感覺更好，恢復那些過去幾年間失去的真實自我。」

在接下來的幾個月裡，我與萊斯莉密切合作，進行了一些重大改變。我們減少了她大部分的營養補充品，並逐步重新引入飲食中的多樣性。那些她被告知不能吃的食物，以適當的時間和適量後重新引入。多年來，她第一次真正享受到自己的食物，嚴格限制飲食對她來說是挑戰、無聊且無益的。她放棄了肉骨湯，減少了動物產品的攝取，同時增加了水果、蔬菜，甚至是全穀物。人工甜味劑和加工食品被拋在了一邊，豆類重新回到了她的菜單上！雖然過程並不總是輕鬆的，但我們共同克服了困難。

她的新飲食方式中，纖維豐富的植物成為首要選擇，包括水果、蔬菜、全穀物、豆類和豆類製品。為什麼是纖維呢？因為正如你將在本書中學到的那樣，纖維是真正腸道康復的核心，而真正的腸道康復即能改善從心血管系統到腦健康再到激素健康的各個方面。它確實具有如此強大的力量。

當萊斯莉走出困境，適應了她的新方法時，她充滿了活力，開心地嘗試之前排除的所有新食物。她現在知道自己對哪些食物過敏，只需注意份量大小，就能定期將它們納入飲食中。她減掉了十二磅的體重。與此同時，適應高纖飲食讓她的糖尿病得到了控制，膽固醇大幅降低。她減少了甲狀腺藥物的劑量，腸道運動也恢復正常，最重要的是，她感覺自己又回到了以前的狀態：充滿生氣、樂觀，對未來充滿期待。

無論你目前面臨的是體重增加、激素失衡、消化問題，還是只是希望感覺更好，高纖飲食都可以幫助你。我之所以知道這一點，是因為我在萊斯莉和我自己數百名患者身上看到了這種改變。現在，輪到你了。

高纖飲食計劃

也許你正在忍受消化問題：胃灼熱、腹痛、脹氣、腹瀉或便秘。我知道至少有七千萬美國人正在經歷這些問題，因為幾年前我在專業領域中頂尖的美國期刊《Gastroenterology》上發表了這一項　統計數據。毫無疑問，腸道健康始於你所攝取的食物。不幸的是，許多受到統稱「專家」建議的人採取了錯誤建議。我已經厭倦了看到肉骨湯和草飼肉被宣揚為腸道康復的方法。沒有任何一項研究支持這一點，甚至連糟糕的研究都沒有。我的計劃不是基於潮流和偽科學，而是提供一個經過科學驗證的方法，真正透過恢復腸道菌群的平衡來治癒你的腸道。

你的胃是否敏感？是否難以消化某些食物，如豆類、西蘭花和含麩質的穀物？食物敏感在世界各個角落已成為一個重大問題，估計全球20%的人口患有某種形式的食物不耐受症，而每天在我的診所中都能看到這類求診者，於是我將分享我替患者制定的策略，包含如何幫助他們確定對哪些食物敏感。我還將分享簡單、逐步的飲食計劃，以重新引入那些曾被禁絕的食物，消除敏感反應，並再次享受它們。

如果你是美國數百萬患有自體免疫疾病的人之一，那麼這本書也適合你。人體 70% 的免疫系統位於腸道，僅有一層細胞將其與腸道微生物群隔開。腸道和免疫系統密不可分，互相影響。透過優化腸道微生物群，可以幫助你的免疫系統恢復正常運作。

你或你所愛的人是否患有心臟病、癌症、中風史或阿茲海默症？這些是一些常見且危險的疾病，《纖維力飲食》的植物基飲食計劃可以改善這些情況。以植物基為主的纖維力飲食不僅對消化系統疾病有益，事實上，這是唯一已被科學證明可以真正逆轉心臟病的飲食計劃。

也許你認為自己相當健康，只是希望保持這種狀態，這也是我的情況。我並不總是處於很好的狀態，但現在，經由實踐我所倡導的方法，我感覺非常棒，不但減掉了近 50 磅，恢復到大學時的體重，感覺自己走在逆轉衰老的過程，並有真實的科學證據支持我所做的。這是唯一已被證實可以延長端粒的飲食方法，而端粒是我們細胞中導致衰老的部分，隨著其縮短，衰老發生。較長的端粒被認為表示衰老速度較慢，並降低心臟病、癌症、阿茲海默症和帕金森氏症的風險。

在這本書中，你將學到你的腸道微生物群與指紋一樣獨特，沒有一種通用的飲食適合所有人，對另一個人有效的方法可能對你沒有用，這是因為你的腸道微生物具有個體性。但如果你將我視為你的醫生、導師和生活指導，我將帶領你進行一個根據你獨特需求量身定制的計劃，最終引導你達到你應該擁有的健康活力。

這本書總結了我在過去二十年追求成為頂尖醫生的過程中，專研腸道健康所學到的一切。通過《纖維力飲食》的 4 週計劃（見第 10 章），我將向你展示如何使用健康的飲食、生活方式和優質的補充劑來解決你問題的根源。這不僅僅是一個治療計劃，而是一種生活方式，將幫助你發現最健康的自己。

你的症狀將會逐漸消失，你的醫生看到你停止服藥會感到震驚，而你將享受到你一直渴望的充滿活力的健康。

很遺憾地說，我必須承認我們的醫療保健系統確實讓你失望了

年輕時，每當有人批評美國的醫療體系，我總會感到非常憤怒。我會把這些批評視為對我個人的攻擊。畢竟，我在這個被稱為「糟糕」的系統中，花了16年的時間努力奮鬥，付出了所有的心力。為了能夠在范德堡大學完成本科教育，然後進入喬治城大學醫學院，我貸款上學。畢業後，我每週工作六天，從天未亮就到醫院，直到日落才回家，算起來我的時薪甚至低於最低工資。當家人外出度假時，我卻還在醫院值班，有時累到只能穿著昨天的內褲繼續工作。（別擔心，我現在已經不再這樣了！）

隨著時間的推移，我終於明白了。美國在全球壽命排名中位居第43位，這絕非偶然。我們的醫療保健系統非常擅長在問題出現後進行診斷，然後通過藥物和手術來管理這些問題，雖然這些方法有時能改善症狀或減緩疾病進展，但這通常需要付出巨大的代價。這樣的醫療模式關注的是疾病管理，而不是健康照護，幾乎談不上預防醫學。

我們所忽略的是一個基本知識：每天攝取的食物對健康的影響遠比藥物大得多。每個人每天平均攝取大約三磅的食物，這意味著一年下來，我們攝取了大約一千磅的食物，一輩子就多達八萬磅。然而，我們的醫療體系似乎對這八萬磅食物的影響視而不見。我要告訴你的是，幾毫克的藥物永遠不會比這些食物對你的健康影響更大，等待疾病發生再去治療，我們已經錯過了最佳的預防時機。正如班傑明．富蘭克林所說：「一盎司的預防勝過一磅的治療。」簡單來說，你一生的健康狀況，很大程度上取決於你每天所選擇的食物。總而言之，你的飲食是影響腸道微生物群健康的最大因素。

換句話說，你可以選擇用健康的食物來滋養你的身體，從而獲得更好的健康回報；或者，你可以選擇那些對健康有害的食物，每一口都在侵蝕你的

健康。

不幸的是，我們的醫療體系完全忽視了營養對健康和疾病的影響。以美國的醫學教育為例，醫學生可能會花費數月時間學習藥物藥理學的細微差別，但正式的營養培訓卻可能只有兩週，甚至更短。對我來說，營養學的課程只在我醫學院第二年時短暫出現過。隨後，我花了十年的時間完成所有培訓，成為一名持牌的胃腸科醫生。但在整個過程中，營養學再也沒有被提到過。

更令人震驚的是，即使我在診所中提供營養諮詢服務，作為一名胃腸科醫生，我也無法因此計費。我並不是抱怨「應該給我更多的報酬」， 而是想說，我們的系統實際上懲罰了那些花時間討論營養的醫生。以我的診所為例，我們有三位醫生和大約十五名員工，在我賺到任何收入之前，我需要支付所有員工的薪水。因此，無法獲得補償的時間對我來說變得相當昂貴。

無奈的是，這對於大多數醫生確實構成了很大的障礙，使他們難以將營養納入他們的臨床實踐中。而我選擇忘記金錢和規則，只是為了做對患者最有益的事情，並以此打造成功的職業生涯。當我完成培訓並開始執業時，我的患者們經常問我一些非常直觀的問題：「B醫生，我應該吃什麼來減少脹氣？」、「醫生，什麼食物對預防腹瀉最好？」、「飲食能幫助我控制潰瘍性結腸炎嗎？」對於每一位走進我診所的患者，我都有強烈的內在動力，希望能提供最好的護理。我無法接受患者向我提出這些問題時，我卻無法給出答案。

當我在醫學文獻中搜尋這些問題的答案時，我個人生活中的一系列事件也讓我對飲食在健康中的作用有了全新的認識。我的發現讓我大開眼界， 並深受震撼。這些發現改變了我對醫學的整體看法，促使我走上一條全新的道路，讓我決心傳播這些真理。我不會停止，因為這太重要了，人們迫切需要知道這些真相。

我個人的健康之路

我是在標準美國飲食的環境中長大的。這並不是在批評我的父母：在 80 年代初，這是大多數孩子的成長方式。在我們家，每天吃 Doritos 薯片、喝碳酸飲料是非常正常的。便利是我們飲食的首要考量，家裡常常吃肉丸義大利麵、義大利餃子和冷凍速食捲餅這類方便食品。

在高中時期，我的父母離婚，我母親全職工作。於是，我和我的兄弟們放學後經常自己動手做飯，我們會打開燒烤爐，烤幾根熱狗。我成了烤熱狗的專家。回想起來，Nathan's Famous 和 Hebrew National 是頂級品牌，而當地的 Hofmann 熱狗則更是高檔的象徵。

在繼續我的故事之前，我想特別感謝我的媽媽。她是一位了不起的母親，盡全力照顧我們這個家庭，她非常努力地讓我們多吃水果和蔬菜。作為典型的青少年男孩，我不僅拒絕這個建議，甚至還以挑戰自己飲食的極限為榮。我那時覺得自己無敵，可以隨心所欲地吃任何東西，並且對任何後果都免疫。

這些不良的飲食習慣一直延續到了大學。在范登堡大學讀書期間，我的飲食主要來自 Jersey Mike's 和 Jimmy John's 的冷切三明治，晚上則吃 Wendy's、Sonic 和 Waffle House 的速食。我開始大量飲用蘇打水，甚至習慣每天要喝掉兩公升。在喬治城大學的醫學院，我迷上了 Wisemiller's Deli，這家餐廳離校園只有幾步之遙。當時，他們的兩款三明治深深吸引了我：

- **雞肉狂熱**：大量的烤雞胸肉、洋蔥、甜椒、大蒜、辣椒、普羅沃隆乳酪、培根、生菜、番茄和蛋黃醬。這是一個滿足感十足的美食體驗。
- **漢堡狂熱**：兩個四分之一磅的漢堡配美式乳酪、培根、烤洋蔥、生菜、番茄和蛋黃醬。吃這個漢堡時要確保靠近廁所！

說實在的，這些三明治我每週至少吃上三次。現在回想起來，我沒得心臟病可真是個奇蹟。

這種不顧身體的飲食方式可能看起來很俏皮或流行，但它對我的健康造成了嚴重的影響。隨著工作越來越忙，我運動的時間逐漸減少，並且接近三十歲時，我開始發胖，整天靠咖啡提神，整體感覺非常不舒服。

在我擔任西北大學紀念醫院總住院醫師的那一年，情況變得更加嚴重。我的職業生涯看似非常成功：除了被選為首席住院醫師這一極大的榮譽外，我還獲得了我們住院醫生培訓計劃中的所有重要獎項。我在頂尖的胃腸病學期刊上發表了八篇科學論文，我的兩位指導教授，約翰·潘多爾菲諾博士和彼得·卡里拉斯博士，都是全國最著名的胃腸病專家，他們將我吹捧為下一位偉大的臨床研究者，西北大學甚至支付了我在晚間學校修讀臨床研究碩士學位的所有費用。

從表面上看，我的每一件事都進展得非常順利，比我想過的瘋狂期望還更好，但內心卻非常苦惱。我筋疲力盡，工作過度，曾經擁有的無敵感已經消失，體型也開始變化。我的體重逐漸增加了五十磅，我對自己的外表和感覺非常不滿，但是因為太忙，根本沒有時間去做任何改變。

我從來沒有意識到，每週兩次在芝加哥的高檔牛排館享用乾式熟成牛排，或者在回家的路上買辣味芝士熱狗和義式牛肉三明治，對我的健康毫無好處。我是美國一所頂尖醫療機構的受人尊敬的醫生，但我對營養知識的了解非常有限，無法為我的患者提供建議，更不用說自己了。事後回想起來，我的飲食非常不健康，但當時這一切對我來說非常正常。這種飲食模式持續了多年，為什麼現在要改變呢？

隨後的一年，我搬到北卡羅來納州的教堂山，在北卡羅來納大學進行胃腸病學的研究員培訓，這是全國頂尖的胃腸病學部門。我停了 18 個月的臨床診療工作，完全投入到臨床研究的世界中，擔任癌症流行病學家的角色。在這期間，我在全國性會議上發表了 40 多次演講，在我的領域，頂尖同行的評鑑期刊上發表了20多篇論文，我甚至被選中在一年一度的最大國際胃腸疾病學會議「消化疾病週」（Digestive Disease Week）的最大舞台上進行演講。在我導師尼克·夏欣博士的幫助下，著手改變行業的觀念。

在教堂山的時候，我遇見了我的未來妻子瓦拉莉，事情就此開始改變了。她的飲食習慣與我所遇見的任何人完全不同。我們會去高級餐廳吃飯，菜單上滿是各種牛排、豬排、家禽和海鮮，但她卻選擇了蔬菜拼盤。這讓我相當吃驚，因為在我認識的朋友中，沒有人是素食主義者或純素食者。

然而，我無法忽視她的飲食方式。瓦拉莉隨心所欲地進食，從不擔心份量，卻似乎從未有過體重的困擾。她身材姣好！（現在仍然如此）。相對的，我每天進行三十分鐘的運動和四十五分鐘的慢跑，身體強壯，但體重依然超過我感到舒適的範圍。她的飲食方式引起了我的好奇心，所以我開始在家進行一些小實驗，卻沒有告訴她。起初，我用羽衣甘藍和莓果製作了大杯冰沙，作為快餐的替代品。我立刻注意到，我再也沒有那種吃完飯後兩三個小時感到精疲力盡的感覺。在那些日子裡，我感覺自己更加輕盈、精力充沛，並且充滿力量。

我還注意到身體的變化一皮膚變得光澤，頭髮變得更加濃密，臉部也更為消瘦。我的衣服開始合身，我的思維變得更加敏銳，工作效率也提高了。我的情緒變得更加積極樂觀，整體的感覺非常棒。

這麼好的感覺讓我開始懷疑，為什麼在我的醫學培訓中從未聽說過植物性飲食的好處。我以為應該是沒有任何研究，任何結論必定是經驗主義的結果。擁有臨床研究科學碩士學位，在全美排名第二的公共衛生學院進行流行病學研究，並發表過二十多篇科學論文的優勢在於，我不需要別人來解釋研究結果，我自己就能做到。所以我開始查閱醫學文獻，發現的結果讓我大吃一驚。有大量的證據支持我當時的感受，那不是一些被誇大或過度宣傳的劣質研究，而是一次次有一致性的研究結果：植物對我們的健康有益。

植物性飲食有太多值得擁護的地方。它們營養豐富，熱量低，是理想的減重組合。它們含有維生素、礦物質、被稱為多酚的抗氧化化合物和只有在植物食物中才能找到的獨特藥用化學物質，被稱為植物營養素。然而，植物類食物還有一種最特別的成分完全贏得我的心一纖維。我對纖維的認知完全被顛覆了，現在百分百相信這是美國飲食中最嚴重的缺失環節。這不是在談祖母那代人所認識的纖維，而是真正改變腸道健康的關鍵。

隨著時間的推移，我在自己的生活中繼續做出改變。這不是一夜之間或激進的改變，而是隨著時間逐漸累積的小選擇。戒掉汽水，放棄快餐，增加植物性的飲品、湯品和沙拉。嘗試以前沒有嘗過的不同風味的民族美食一印度、泰國、越南和衣索比亞。我一想到這些食物就流口水。在我進行這個嘗試並做出改變時，我的身體也在變化。在我飲食極差的時候，即使運動一小時也無法幫我減重，而如今，儘管在工作和個人生活中持續忙碌，我也沒有時間鍛煉身體，但體重卻在不知不覺中減輕。當我將自己越來越接近全植物性飲食時，我看到了健康和身體上的顯著進步。幾年來我一直是素食者，當我戒掉魚、蛋和奶製品後，我在幾個月內又減輕了十五磅。我並沒有刻意限制自己的飲食，反倒是享受著美味的植物性餐點，幾乎沒有控制食量。與此同時，我的體重恢復到大學時的水平。幾年下來，我原來穿不上的牛仔褲現在需要腰帶，且腰帶需要新的孔洞。無論我走到哪裡，人們都對我說：「你瘦了嗎？」隨著年齡增長，我的外貌卻越來越年輕，越來越多人質疑我是否真的夠資格當醫生。

當我經過十六年的培訓（終於）第一次開始實際行醫時，我擁有的一套臨床技能，讓我在住院醫師和研究員階段獲得了最高獎項。藉由長期解讀研究的精英式訓練，以及基於我閱讀的研究和我個人經驗的真誠信念，我深信飲食和生活方式是所有健康與疾病形成的根本。同時，我本能的驅動力，無論金錢或原則，都想要為患者提供最佳的照護，這變成了一個公式，將西方醫學的精華與經科學驗證的飲食營養和生活方式結合在一起。

最讓我震驚的是，這種方法竟然如此有效。其實我不應該這麼驚訝，因為我親身體驗過這些好處，也在研究中看到了強有力的科學證據。我真心相信，如果我能讓一個患者做出這些生活方式的改變，那麼達到的效益就比一個月內用藥物治療的所有患者都多。更令人難以置信的是，我的數百名患者因為按照建議有了許多改變。即使只是小小的調整，他們也已看到不同的自己。最讓我感到興奮的是那些做出徹底調整的人。看著他們轉變成那夢想中健康、有活力的人，我和他們一樣的激動。

當我一次次見證這種轉變時，我越來越迫切地想要分享這個關於植物性腸道健康的資訊。僅僅在關起門來的診間裡與我的患者分享這個故事是不夠的。每個人都應該聽到這個真相，都應該有機會改變自己的生活， 變得更好。這個世界需要這種治癒！

我目睹了網路上和所謂的腸道專家們所造成的混亂，他們推廣的潮流資訊缺少足夠的科學依據。我見過太多患者因為追求最新的時尚飲食方式而傷害自己的身體。這些人本意是好的，他們渴望改善健康，願意做出生活方式的改變。不幸的是，那套系統給予他們的建議並沒有幫助他們。他們被告知，「這麼做你就會好」，但結果卻不是更好，而是更糟。「通過避免掉某些食物來消除症狀」的哲學不僅沒有幫助他們，反而替許多人帶來了飲食失調。有些人只是患上了健康食品癡迷症，但我見過許多完全無法阻止的神經性厭食症病例，那些都是從嚴格限制飲食開始的。

看著這一切，我發現整個關於腸道健康的流行討論變得熱烈，但卻錯過了最重要的一點：飲食中的植物纖維在為健康的腸道提供燃料。

於是，我決定在 Instagram 上創建一個帳戶，取名為 @theguthealthmd，廣泛地分享我的訊息。對於社交媒體完全陌生的我來說，當時根本不知道會發生什麼事情。透過口耳相傳、幾次的 Podcast 出演以及當地報紙的人物專訪，我的帳戶開始穩定地吸引新的粉絲。來自世界各地的消息紛至沓來，人們告訴我，他們利用我推薦的調整方法改善了生活。我聽到許多人分享了減肥成功、停止用藥以及感受到多年來未曾有過的健康故事。

不久，我意識到這還不夠。為了給予人們真正做出持久改變並改善生活的機會，我需要分享我在診所中對患者使用的整套植物性腸道健康計劃。這就是你手中現在這本書的由來。

歡迎你踏上一段令人興奮且具有轉化力量的旅程。我在自己的患者身上一次又一次地見證了這個計劃的成效，現在輪到你親自體驗這些成果。當你遵循這個計劃，你將優化你的微生物群、消除飢渴感、增強免疫系統、提高能量水平並解決消化問題。這不僅僅是一種時尚或飲食，而是一種讓你更健康的生活方式。擁有一個健康的心態，你將輕鬆地養成健康的生活習慣，而你的腸道微生物也將因為得到豐富的纖維的支持而健康茁壯。

Part 1

知識就是力量

1　驅動人類健康的引擎在人的身上是看不到的

在看不到的地方，你擁有著數以兆計的朋友！
你不能自行決定自己的健康，
因為你需要不計其數的「小傢伙」來幫你

當我於 2006 年從醫學院畢業時，對腸道微生物團幾乎一無所知。當時，60% 的腸道微生物無法在傳統培養皿上生長，這使我們無法研究它們，知道這些微生物的存在，但無法獲得任何有關它們的資訊。老實說，我們對此不太在意。畢竟，我們所討論的是存在於人們大便和肛門中的微小生物！在我們看來，這些微生物只是存在而已，並未在我們的健康中扮演重要角色。

然而在 2006 年，一項實驗室的突破改變了一切，我們不再依賴培養皿，能夠分離和研究腸道微生物團的複雜層次。在此之前，我們只知道大約有 200 種細菌居住在人體腸道中。很快，我們發現了 15,000 種細菌，現在估計可能達到 36,000 種。我們的研究障礙被清除，研究大門洞開。從那時起，科學領域爆發了巨大的進展，僅過去五年就有 12,900 篇論文探討這一主題。這個數字代表了過去四十年該主題研究論文的 80%。

也許你已聽過腸道微生物團的重要性，但請相信，你所知道的只是冰山一角。所有這些科學知識以驚人的速度湧現，也對我們的醫療系統構成了挑戰。每次有了新的發現，平均需要 17 年才能從發表到在臨床實踐或醫生的認識中實現，所以大多數醫生仍停留在培養皿時代。他們對微生物團有所聞，但多數人尚未將這些資訊納入臨床實踐。

但為何等待？我一直密切關注新興研究，我已準備好與你分享。不需要再等待 17 年。

當我們開始研究腸道細菌時，我們發現了一個令人驚訝的、廣闊又蓬勃發展的微生物社區，它們和諧、平衡地、有目的地生活在我們體內。我們將這個社區稱為「腸道微生物團」。若我們專指這個社區的基因組，則使用「微生物群」這個詞彙，在人體內存在五類微生物，包括了細菌、酵母菌、寄生蟲、病毒和古菌。

細菌是單細胞生物，大多數人對它們感到恐懼，但這種恐懼是完全不必要的。確實，像大腸桿菌或假單胞菌這樣的細菌有時會對我們造成問題。然而，大多數細菌實際上是有益的，它們試圖幫助我們。它們就像狗一樣，大多數情況下是人類最好的朋友，雖然有些你可能寧願不要靠近。對於那些情況，你需要一位「狗心靈交流者」。但當談到腸道微生物團時，你需要像我這樣的「大便心靈交流者」（或者可以說「糞菌語者」）。

真菌是多細胞生物，與動物和植物相似，具有細胞核和其他細胞器。它們比細菌更複雜，但與細菌一樣，通常被認為是有害的，即使有許多真菌也試圖幫助我們，但它們與細菌競爭，導致為一場零和遊戲：一方繁榮，另一方就會衰敗。

病毒是由 DNA（或 RNA）組成的微小粒子，根本不具備細胞，甚至不被視為生物體，儘管它們與我們有一些共同之處。當我們談到病毒時，通常會想到流感、HIV 和 B 型肝炎等疾病，但並非所有病毒都試圖傷害人類。事實上，大多數病毒在平衡的腸道微生物社區中起著重要作用，有助於維持我們的細菌群的和諧。

寄生蟲是大自然的盜賊，它們從寄主身上偷取能量，試圖保持隱匿，並且不提供任何好處。寄生蟲的種類繁多，從原蟲到恐怖的長達八十英尺的蠕蟲，令人毛骨悚然。值得慶幸的是，在西方世界，大多數寄生蟲（如長蟲等）很少見，儘管有些寄生蟲比你想象的更普遍。例如，約六千萬美國人患有慢性弓形蟲感染，但他們本人可能毫無察覺，因為這種病症通常無明顯症狀。

還有古細菌，這是我個人最喜歡的。這些古老的生物存在於四十億年前，甚至比地球上有氧氣之前還早，你可以在深海的裂隙或火山內找到它們。它們也可能存在於你的結腸中。重要的是，這些生物具有極強的適應能力。雖然我們剛剛開始研究它們，但可以確定的是，它們似乎不與細菌和真菌競爭能量，因此在飲食影響的程度不如其他腸道微生物明顯。

腸道微生物的複雜性令人難以置信。這就像試圖理解史達林格勒戰役的複雜性，那場戰役近兩百萬人在一場戰鬥中喪生。數字如此之龐大，你不得不忽略每個個體的獨特性和存在性。在我們的體內，結腸中攜帶著三十九萬億個微生物。三十九萬億！其中大多數是細菌。

不要因此感到丟臉或反感，儘管確實有些噁心的感覺，但我要告訴你，你的腸道細菌以及接下來你將認識的大便中的細菌，形成了一個神奇而驚人的社區，具有令人驚歎的治療能力。畢竟，即使是雷恩·葛斯林（Ryan Gosling）的腸道中也有細菌存在。它們能有多糟糕呢？

那麼，三十九萬億個微生物意味著什麼呢？想像一下，當你身處加拿大北部一個非常晴朗的夜晚，你抬頭望向星空，看到銀河系中的每顆星星。將那些星星的數量乘以一百，這就是你的結腸中的微生物數量。這個數字遠超過你體內的細胞數。從某種意義上說，你可能只有 10% 是人類，90% 是細菌！你不僅僅是人類，你是一個超級有機體，為生命的四個界（真菌、細菌、古菌和原生生物）提供了生態系統。其他兩個界是動物界（包括我們）和植物界（我們的食物）。我們不僅僅是人類，我們是生命循環的一部分。

人體腸道像地球一樣，以一種相互關聯的方式運作。你的腸道微生物群就像亞馬遜雨林，是一個生態系統，在平衡和諧中繁榮生長。在雨林中，所有的動植物和微生物都有自己的角色，即使是蚊子和蛇。它們在生態系統的平衡中扮演重要角色，儘管我們可能討厭蚊子和蛇，但它們的消失將對生態系統帶來不可預測的後果。這就是為什麼生物多樣性對於任何生態系統都至關重要的原因。

人體腸道微生物群也不例外。物種多樣性對於維持平衡至關重要。在我們體內，有三百到一千多種細菌（總細菌種類為一萬五千到三萬六千種）。當一切正常運作時，我們的結腸中豐富多樣性、數量充足的微生物社區就會和諧共存。結腸本身若能保持健康堅韌，細胞屏障完整，就能確保所有物質及微生物群處於正確的位置，而微生物群則為人體健康發揮著重要作用。

作為腸道的居民，微生物在消化功能中扮演關鍵角色並不奇怪。它們利用團隊合作的方式處理食物，使你能夠提取所需的營養物質。每一餐都有微生物忙於工作，幫助你分解食物並充分利用它。難以置信嗎？但在許多情況下，這些單細胞生物比人類更擅長消化我們的食物。因此，我們對它們的依賴是合理的。

每一口食物，每天三磅的食物，都流向你的腸道微生物。它們並不是被動的觀察者。我們的食物也是它們的食物，即使是看不見的單細胞生物也需要能量來維持生存。但不是所有的微生物都吃同樣的食物，於是，你所做的每一個飲食選擇都會為特定群體的微生物帶來能量，而其他群體則可能會減弱。

如果你永久去掉某個食物種類，依賴這種食物生存的微生物將會餓死滅絕。這些微生物以驚人的速度繁殖，你每日的飲食選擇可在二十四小時內改變五十代微生物的演化軌跡，所以改變你的微生物組成不需數日或幾週，只需一口食物。於是，你可以藉由控制飲食選擇，進而影響你的微生物群。

最終的結果是形成一個獨特的微生物組合，就像指紋一樣獨一無二。這些微生物處理你的食物，使事情的發展與一開始的不同。微生物的代謝過程導致食物的生化轉化，在許多情況下，健康的細菌（稱為益生菌）利用食物轉化變成能夠減少炎症、促進健康和平衡的物質來回饋給我們。我們稱這些由微生物產生的促進健康的化合物為益生後產物。不過，相反的情況也可能發生。不健康的食物會餵養不健康的微生物，然後產生引發我們身體炎症的化合物來懲罰我們。在這本書中，我們將討論一些這樣的化合物，例如 TMAO（三甲胺氧化物）。

你吃進嘴裡的每一樣東西，包括藥物，都會被腸道裡的微生物處理。這有助於解釋為什麼同一種藥物對於一個人可能是生命之救，對另一個人則可能是生命威脅。例如，化療藥物環磷酰胺實際上需要腸道微生物來進行活化。根據 2013 年發表在《科學》雜誌上的研究，腸道微生物群較為健康的人更有可能擊退這種藥物副作用與癌症的機會。

然而，這並非我們依賴微生物的唯一原因。有趣的是，它們對健康的影響超越了結腸的範圍。如果我們要大膽地定義人類整體健康的五大要素，那就是免疫功能、新陳代謝、荷爾蒙平衡、認知功能和基因表達。這些要素涵蓋了我們作為人類所需的所有方面，而令人驚奇的是，腸道微生物群與這五大軸線密切相關。我們將更深入地探討這個問題，但首先讓我們承認，腸道微生物在人類健康中扮演著某種指揮中心的角色。身體各個部位的運作，包括心臟和大腦，往往搭配腸道微生物的工作，以協作的方式運作，又另有專業化的分工。

想像一下你的腸道像是一個繁忙的工廠，裡面有許多不同角色的工人，每個人都為共同目標做出自己的專業貢獻。確實，在專業方面可能會有一些重疊。如果你失去了工程師莎莉，但找來工程師馬克來替代她，雖然他們的工作方式可能有所不同，但由於他們擁有相似的技能，仍然能完成所需的任務。但如果你失去了一個工程師，卻讓輸送帶操作員來填補她的位置，會發生什麼？或者，如果你工廠中的所有職位都由銷售代表擔任，而不是像工程師、輸送帶操作員、木工、焊工和技術人員這樣的專業人士呢？那麼，工廠就無法正常運作，信號會交叉，整體系統會崩潰。同樣地，當你的腸道微生物群缺乏多樣性時，你的健康也會受到影響，尤其是在五個主要領域：免疫力、新陳代謝、荷爾蒙、認知和基因表達。這些領域之間存在著相互聯繫，而其核心是你的腸道微生物群。

我們使用「失調」這個詞來描述腸道內和諧與平衡的喪失。當腸道微生物群受損或遭受干擾時，微生物的多樣性會減少，而促炎症的微生物則會增加。換句話說，有益的微生物被排擠到一邊，導致不那麼有益的微生物佔據了更多的空間，充斥著你的腸道。這是有問題的，因為現在結腸壁不再受到健康、抗炎的微生物群的保護，結果是結腸壁的緊密連接出現漏洞，腸道通透性增加，這種情況通常被稱為「漏腸」，導致一種稱為細菌內毒素的物質滲入血液中。這些細菌內毒素會沿著我們身體的血管高速公路迅速傳播，無論它們到達何處，都會引發炎症，就像燃起了一場火災。

細菌內毒素是由像大腸桿菌和沙門氏菌等這類有害細菌產生的，它們促進炎症反應，可能導致從隱隱作痛的慢性發炎到危及生命的敗血症、休克和多器官衰竭等一系列問題。細菌內毒素血症與許多疾病有關，包括自體免疫性疾病、肥胖、冠狀動脈疾病、充血性心臟衰竭、第二型糖尿病、阿茲海默症、酒精性肝炎、非酒精性脂肪肝和骨關節炎……這個列表還能繼續下去。

這聽起來很可怕，但不要恐慌，光明會驅散黑暗。讓我舉個例子：困難梭菌（Clostridiodes difficile，過去稱為 Clostridium difficile，這種細菌改名就像 Prince 和 Puff Daddy 改名一樣），簡稱為 C. diff，是一種致病細菌，即使在健康人體中，它也可能存在於結腸內。這種情況表示健康的腸道細菌數量超過了困難梭菌，能夠壓制它，這就像是光明戰勝了黑暗。

當腸道受損且有益細菌數量不足時，困難梭菌（C. diff）便會趁機增殖，變得更強，引發結腸炎（即結腸嚴重發炎）。這會帶來劇烈的腹痛、發燒，甚至嚴重的噴射性血便，這種狀況相當不堪。如果病情進一步惡化，可能會發展成敗血症，這是一種對感染的危險反應，甚至會迅速奪去最健康的生命。面對這種極端情況，醫生可能需要進行緊急手術，切除整個結腸來清除感染，以挽救患者的生命。

回想起 2000 年代初期，我在醫學院時，我們只在住院患者中發現困難梭菌，這些患者正在服用抗生素。回顧起來，我們知道使用抗生素摧毀了腸道中的有益細菌，導致具有抗生素耐藥性的困難梭菌崛起並占據優勢。當時，我們還沒有完全理解這一點，因此嘗試用另一種抗生素來治療困難梭菌感染。這在一段時間內是有效的，但到了 2010 年左右，抗生素失敗的案例越來越多。同時，我們發現困難梭菌也開始在一些從未使用過抗生素，或從未住過醫院的人群中出現。事情的變化如此之快，甚至讓我在醫學院所學的許多知識在短短幾年內就變得過時。隨著抗生素的效果逐漸減弱，醫療界變得越來越絕望，有些患者需要長期使用抗生素，而不幸的人則面臨失去結腸甚至生命的風險。

但記住，光明總是能戰勝黑暗。在我們陷入絕望之際，現代醫學將目光轉向了一個最奇特且令人感到謙卑的地方—人類的糞便。這並不是一個打錯字的笑話，朋友們！我們開始使用一種新的療法。最早的報告可以追溯到一千五百多年前的古代中國。事實證明，當你將一個健康人的糞便微生物群移植到一個重病患者的結腸時，尤其是在困難梭菌的感染情況下，就像桃樂絲向西方邪惡女巫潑水一樣，困難梭菌會驚叫著：「我在融化！」。患者在一兩天內不僅僅是好轉，而是完全痊癒。光明戰勝黑暗的奇蹟就在我們眼前發生了！

那麼，為什麼糞便移植如此特別呢？答案其實很簡單：你正在恢復腸道微生物群的平衡。你正在將適當的細菌重新引入腸道工廠，使它們能夠履行職責，立即控制和抑制困難梭菌，就像我們之前提到的那樣，使這些病菌無法引發感染。

你可能會問：「糞便不就是消化後的廢物嗎？」其實不然。你的糞便中有大約60%的重量是細菌，這些細菌既有好的也有壞的。這60%的比例展現了你的腸道微生物群的一個快照。雖然這不是一個完美的快照，但基本上它代表了來自整個結腸的細菌混合物。即使你在禁食期間，你的身體依然會產生糞便，因為你的腸道微生物群不斷在繁殖和更新。

我們都喜歡那些讓人感覺良好的故事，是嗎？這是世紀的回歸，甚至是千禧年的回歸—我們的糞便。十年前，這在地球上被認為是最無價值的東西，如今卻成為了現代醫學的救星。有人說：「食物就是藥物。」這是真的，但我們也可以說：「糞便也是藥物！」。多代以來，我們都在以糞便笑話取笑它，但我們應該為它慶祝，至少對它表示尊重。我們沒有意識到我們的糞便其實是載著我們受人尊崇的勇士——腸道微生物群。我並沒有誇大其詞，我真誠地相信，我們的糞便應該成為第六個生命徵象。體溫、脈搏、呼吸頻率、血壓、血氧飽和度，最後但同樣重要的是排便質量。這確實是一扇了解我們健康狀況的重要窗口。

我的觀點是，平衡的腸道菌叢以及與之相互聯繫的每個身體部分都至關重要。在我們試圖消滅壞菌的年代，我們需要做的其實只是賦予好菌力量，只要平衡存在，你的腸道微生物群會非常出色地維護你的健康。你的腸道內的微生物群如此強大，即使是以「廢物」的形式，它們也能治愈一個病入膏肓的人。

沒有必要因為黑暗而生活在恐懼中，因為這本書將幫助你創造光明。與其試圖消滅壞菌，我們應該努力賦予好菌力量，恢復我們指揮中心的平衡，並讓那數以千億計的微生物自然地增強我們的免疫系統、新陳代謝、荷爾蒙平衡、認知能力和基因表達。

腸道微生物群對全身健康的驚人力量

一個健康且多樣的腸道微生物群不僅能壓制病原細菌、處理藥物，還能協助我們消化食物，並作為人類健康五大方面的指揮中心。這幾乎像科幻小說，但這絕對是真實存在的，我完全相信所有的健康和疾病都源於腸道。腸道微生物群的威力使我重新思考了我在這個世界上的位置，我們也是大自然平衡的一部分，體內存在著一個繁榮的社群，我們與它們相互依存、互惠共生——當我們好好照顧它們時，它們也會照顧我們。

從幼兒尿布中獲得對免疫系統的洞察

大多數人可能會驚訝於人類排泄物能成為真正的藥物，但倫敦衛生和熱帶醫學學院的流行病學家大衛．斯特拉罕教授倒是不會這麼驚訝。1989 年，斯特拉罕觀察到在有更多兄弟姐妹的家庭中出生的嬰兒較不容易患上濕疹和過敏性鼻炎，並提出了衛生假設。你可能聽過這個假設：過度清潔是過敏和自身免疫疾病激增的原因。這也是為什麼有些家庭鼓勵孩子在泥土中遊玩以增強免疫力！

斯特拉罕教授的觀察是一個好的開始，但現代科學進一步展示了更深層的問題。真正的問題並不是過度清潔，而是對健康腸道菌群的損害和干擾。正如我之前提到的，我們免疫系統的 70% 存在於腸道中，這些免疫細胞與腸道微生物群之間只有一層薄薄的細胞相隔，這層細胞的厚度小於一根頭髮，肉眼根本無法察覺。這層細胞就像兩個房子之間的矮柵欄，一邊是免疫系統，另一邊是微生物群落。雖然這些「鄰居」被分開，但他們之間有著深刻的聯繫：互相供應能量，分享信息，並保持持續的交流。證據顯示，微生物群有助於促進免疫細胞的正常發育，識別入侵者，將免疫細胞送到所需的位

疾病名稱	
腸道內症狀	腸道外症狀
腹痛或痙攣	體重增加
噯氣	疲勞
腹脹	腦霧
食物過敏	心態失衡
腹瀉	焦慮
便秘	爆痘
黏液便	關節痛或肌肉痛
噁心	虛弱
消化不良	口臭
胃灼熱／反流	鼻竇充血
打嗝	氣短 / 氣喘

置，並增強它們對抗感染的能力。

一個健康的腸道菌群意味著一個強大且高效運作的免疫系統，能夠在面臨威脅時（無論是感染還是惡性腫瘤）迅速識別並消滅它們。你無法將腸道菌群與免疫系統分開，損害其中一個，另一個也會受到影響。

◎ 自體免疫和過敏的爆發

腸道與免疫系統的密切關係可從自體免疫和過敏性疾病的增長現象中看出。這些疾病在全球各地迅速增長，哮喘、過敏性鼻炎和濕疹都是過敏性疾病的例子，它們表現為免疫系統對無害的外界刺激做出過度反應。從 1960 年到 2000 年，哮喘在西方國家的發病率至少增加了十倍。同樣，自體免疫疾病的發病率在同期內也大幅增加。例如，1 型糖尿病、多發性硬化症和克隆氏症，這些疾病的發病率自 1950 年以來增加了 300% 或更多。

在工業化國家，過敏和自體免疫疾病比在農業國家更為普遍。例如，芬蘭每年每 10 萬名兒童中有 62.3 個新發 1 型糖尿病的病例，而墨西哥僅為 6.2 例，巴基斯坦更是只有 0.5 例。這並不能僅僅歸因於基因差異，因為即使在一個國家內，隨著工業化的進程，這些疾病的發病率也在上升。例如，克羅埃西亞的克隆氏症發病率從 1989 年的每 10 萬人 0.7 例增加到 2004 年的每 10 萬人 6.5 例，這與現代化進程同步；巴西的克隆氏症和潰瘍性結腸炎發病率在 1988 年至 2012 年間每年分別增加了 11% 和 15%。這些國家的醫生不得不來美國學習這些疾病，因為這些問題在他們的國家直到最近都不存在，所以他們不知道如何照顧這些患者。

◎ 腸道微生物群與免疫系統疾病的關聯

有證據表明，從我們的腸道菌群在過敏和自體免疫疾病中的變化，不僅能預測這些疾病，甚至可能是它們的根本原因。例如，研究人員分析了 300 名三個月大的嬰兒的尿布，發現生命早期腸道細菌的特定變化已經預示了哪些孩子在幾年後會發展成為哮喘患者。為了進一步證明腸道微生物實際上是引起哮喘的原因，他們將這些嬰兒的尿布中的糞便轉移到特殊的無菌小鼠體內。需要澄清的是，這些糞便並非來自已患有哮喘的人，而是來自被認為有哮喘風險的三個月大的嬰兒的尿布。結果顯示，所有接受這些糞便移植的小老鼠都出現了肺部發炎，這是哮喘的表徵。

我們的免疫系統進化來保護我們免受感染，直到僅僅一個世紀前，感染仍是主要的死亡原因。我們的腸道微生物群從一開始就是這個進化過程的一部分，因此在免疫功能中起著至關重要的作用。這意味著，如果我們損害了微生物群，就可能會導致免疫調節失常，表現為自體免疫和過敏性疾病。然而，另一方面，強大的微生物群使 70% 的免疫細胞能夠以最佳功能保護我們免受感染和惡性腫瘤的侵害。當我們照顧好我們的微生物群時，它們也會照顧我們。

與微生態失調相關的免疫介導性疾病

疾病名稱	
1 型糖尿病	類風濕性關節炎
乳糜瀉	潰瘍性結腸炎
多發性硬化	克隆氏症
哮喘	顯微鏡下結腸炎
食物過敏	強直性脊柱炎
濕疹	紅斑狼瘡
季節性變態反應	間質性膀胱炎
嗜酸細胞性食管炎	自身免疫性肝炎
疱疹樣皮炎	原發性膽汁性膽管炎
銀屑病 / 銀屑病關節炎	原發性硬化性膽管炎
硬皮病	結節病
慢性疲勞綜合徵	纖維肌痛症
抗磷脂綜合徵	格林—巴利綜合徵
不寧腿綜合徵	白塞病
乾燥綜合徵	川崎病
	抗中性粒細胞胞漿抗體（ANCA）相關性血管炎

個體化食物處理的微生物組代碼

長期以來，減肥行業告訴我們，只要自我控制，搭配適當飲食並進行足夠的 CrossFit、Zumba 或瑜伽運動，就能控制體重。無論是巴勒歐餐、SlimFast、Weight Watchers、生酮飲食還是果汁排毒，都可以達到這樣的效果。但如果一切都取決於我們腸道中的細菌呢？這正是研究人員最近試圖探索的問題。

一份報告中提到，一位 32 歲的年輕女性因慢性困難梭狀桿菌（C. diff）感染接受了糞便移植，接下來的事情讓科學家和媒體驚訝不已。在進行糞便移植後的 16 個月內，她的體重從 136 磅增至 170 磅，BMI 從接近正常健康體重（26）上升到明顯的肥胖（33）。她的生活中沒有其他改變：飲食、壓力水平、身體活動水平都沒有變，唯一改變的就是糞便移植。

通常情況下，這種體重增加並不是什麼大不了的事情，除非我們首次在人體中證實了一個在動物實驗中反覆顯示的現象：我們的腸道微生物組對我們處理食物和新陳代謝方式有極大影響。實際上，同樣的食物在不同的腸道微生物組作用下，可能會產生完全不同的效果。

一項研究對相同基因組但體重一個肥胖、一個瘦的同卵雙胞胎進行研究。研究人員從這對雙胞胎中提取糞便，然後將其移植到無菌小老鼠體內，結果發現，接受瘦胞胎糞便的小老鼠保持瘦的體態，而接受肥胖胞胎糞便的小老鼠則變得肥胖。儘管這兩隻小老鼠都食用了完全相同的飲食和相同的熱量，但體型卻隨之改變。

許多人多年來努力減肥，運動、良好飲食，按照專家（以及非專家）告訴我們的去做。現在我們明白了為什麼這樣可能行不通，我們需要一些朋友的幫助。你可以將完全相同的食物給兩個不同的人，他們的微生物群落的差異將決定他們最終從食物中獲得什麼，這真是令人驚嘆，不是嗎？

但事情並不僅止於此。我們的微生物群落不僅從卡路里的角度調節新陳代謝，還與我們的內分泌系統密切相關，影響我們對胰島素的反應。進餐後，血糖水平上升，胰臟中的細胞釋放胰島素進入血液以降低血糖。如果你患有糖尿病，胰島素供應不足，無法控制血糖，因而血糖持續升高。1 型糖尿病患者患有自身免疫性疾病，會破壞產生胰島素的胰臟部分。正如我們之前討論過的，自身免疫性 1 型糖尿病與腸道健康有關。

另一方面，2 型糖尿病患者的胰臟功能可能正常，但身體對胰島素的反應不佳，這就是所謂的胰島素抵抗。胰島素抵抗導致身體需要分泌更多的胰島素才能達到正常的血糖控制效果。由於胰島素是一種生長因子，胰島素抵抗與身體多種癌症風險增加有關，包括食道癌、結腸直腸癌、胰腺癌、肝細胞癌、腎臟癌、乳腺癌、子宮內膜癌和泌尿系統癌症。

我們已經知道你的腸道細菌會不同程度地調節你對食物的反應，並可能影響體重增加。那麼，你對胰島素的反應又如何呢？在一項有趣的研究中，患有代謝綜合症和胰島素抵抗的成年男性接受了來自健康捐贈者的糞便移植，這導致他們的腸道微生物群發生了變化，包括胰島素敏感性改善，血糖水平降低。不幸的是，由於他們沒有改變飲食習慣，這種效果僅持續了幾週，新的微生物群無法得到維持。

但你不需要患有糖尿病才能顯示出腸道微生物群的影響！在另一項研究中，研究人員發現食物在每個人體內引起了非常不同的血糖反應。這種獨特的反應是由腸道微生物群負責的。僅通過個人的腸道微生物組成，他們能夠預測哪些食物會導致較小的血糖飆升。這在每個人身上都不同。換句話說，你對所吃食物有著獨特的、完全個人化的反應，這是你腸道微生物群組成的體現。這就是我們所說的個體差異性！

請把你對新陳代謝、糖尿病和減重的大部分知識都拋在腦後吧。腸道微生物群的多樣性減少、病原細菌增加以及細菌內毒素引起的低度慢性炎症與糖尿病、體重增加和肥胖有關。有證據表明，我們的腸道微生物可以控制調節食慾和能量平衡的激素釋放，例如瘦素、飢餓素、GLP-1（類胰高血糖素–1）和多肽 YY，也就是說腸道微生物的多樣性增加等於代謝健康和胰島素

你知道嗎？癌症會發臭

你知道嗎，狗實際上能夠聞出結腸直腸癌？它們在一系列的大便樣本中，檢測結腸癌的準確率達到了 98%。你以為牠們只是為了好玩而聞人們的臀部嗎？要給人類最好的朋友一些功勞！結腸直腸癌是美國第二大癌症死因，新興的研究顯示，結腸中特定的細菌在其發展中起著一定的作用，這也許能解釋它們為什麼能夠辨識出結腸癌。腸道細菌的變化與多種新興癌症有關，包括乳腺癌、胃癌、食道癌、胰腺癌、喉癌、肝癌和膽囊癌。目前正在進行的研究旨在確定這些細菌是否真正是致病因素。

敏感性的改善。

因此，當我們適當滋養腸道微生物時，我們能夠從食物中提取所需物質、避免攝取不必要的物質、知道何時停止進食以避免過度飲食，並促進自然的代謝平衡，而無需計算熱量來保持健康體重。健康的微生物群會輕鬆實現這一切。

這是激素問題，不是你的錯！

腸道微生物對內分泌系統（或稱荷爾蒙系統）的影響遠不止於糖尿病。腸道實際上是身體中最大的內分泌器官，深深參與維持荷爾蒙平衡。以雌激素為例，腸道微生物分泌 β－葡萄糖苷酸酶這種酵素，能促進雌激素的作用，使其在全身發揮應有的功能。想像雌激素的流動如同一條被堰塞的河流，而微生物則掌握著控制水閘的操縱杆。當一切運作正常時，雌激素水平恰好平衡，不過多也不過少，能帶來強韌的骨骼、較低的膽固醇、淨化的皮膚、豐富的卵巢功能和旺盛的性慾。一個健康的腸道微生物群能為你實現這些好處。

◎ 腸道微生物群與荷爾蒙的微妙平衡

當腸道中的「水閘」打開太寬時，體內會被過量的雌激素淹沒，這與子宮

與生態失調相關的新陳代謝疾病

疾病名稱	
肥胖	非酒精性脂肪性肝病
2 型糖尿病	酒精性脂肪肝
冠心病	急性酒精性肝炎
高脂血症	酒精性肝硬變
慢性腎病	急性胰腺炎
痛風	慢性胰腺炎

內膜異位症、子宮內膜增生、乳腺癌和子宮癌等疾病密切相關。毫不意外的是，我們發現這些疾病往往與腸道微生物群的失調有關。

另一方面，如果腸道微生物群過於嚴格地控制「水閘」，你則會面臨雌激素不足的情況。多囊卵巢綜合症（PCOS）就是一個典型的例子。這種疾病以月經不規律、異常體毛生長、體重增加、痤瘡和胰島素抵抗為特徵，其核心是雌激素調節失常。然而，PCOS 並非僅僅是雌激素的問題，它同時伴隨著雄激素（如睪固酮）的增加。而有趣的是，雄激素的產生也部分受到腸道微生物群的調控。研究發現，腸道中的某種細菌—— 閃爍梭菌（Clostridium scindens），能夠將葡萄糖皮質激素（如皮質醇）轉化為雄激素。因此，如果你擁有過多閃爍梭菌，就會出現雄激素過剩。一個健康的腸道微生物群能夠幫助我們保持雌激素和雄激素的平衡，而 PCOS 患者通常會發現自己的腸道微生物群存在失調的現象。

很明顯，腸道與荷爾蒙之間存在著密切的關係，但我們還可以進一步探討。似乎腸道和睪丸之間也存在聯繫。男士們，請注意！記得腸道菌群失調的模式嗎？腸道微生物群的失調會導致腸道通透性增加，形成「漏腸」，使細菌內毒素進入我們的體內。這些內毒素會通過血液循環到達睪丸，對其造成破壞。科學研究表明，這些內毒素會降低睪酮水平和精子生產，就像腸道健康問題導致了「萎縮」（請原諒這個形象）。更不用說這對心理健康的影響了，這通常包括自尊和信心的損失。

腸道健康與荷爾蒙之間的聯繫並不僅僅止於此。你是否曾在約會時對對方的氣味感到特別吸引或厭惡？動物研究已經證明，細菌控制著我們的氣味輪廓，釋放出瓜雅酚和其他酚類化合物，這些實際上是與性吸引和交配行為相關的信息素。換句話說，我們的微生物實際上在幫助我們尋找配偶。值得注意的是，不同的微生物釋放出不同的氣味，健康的微生物會散發出一種讓人心醉的芳香，像阿佛洛狄忒（愛與美的女神）那樣值得讚美；而致病菌則釋放出令人退避三舍的臭味。並不是每個微生物都是好紅娘！

再談到這個話題，你是否曾經想過我們為什麼會接吻？實際上，接吻是一種分享微生物群的方式，每次接吻，我們與伴侶交換了多達八千萬個微生物。有人推測，接吻可能是一種進化機制，用來檢測潛在伴侶的微生物群相容性。是的，我們是人類。但作為人類，我們所做的每一件事，無一例外地都與我們的微生物群密切相關，甚至包括我們之間的愛情。

第二大腦對第一大腦的影響力

想像一下，樓上是你的大腦，樓下是你的腸道。大多數人認為這兩個器官是完全獨立的。大腦被視為中央指揮中心，而腸道則只是排泄的地方。在等級上，顯然大腦佔據著主導地位，然而，近年來這種分隔的界線開始變得模糊，因為我們發現腸道其實是一個獨立的神經系統，被稱為「第二大腦」或「腸道神經系統」。

或許這是你第一次將這兩者聯繫起來，但事實上，大腦的健康往往始於腸道，因為這兩者之間不斷地互相通信。此刻，你的腸道中有超過五億條神經通過迷走神經向你的大腦發送反饋訊息，比你的脊髓中的神經數量還多五倍，這是龐大的資訊量！

這只是開始而已。腸道微生物通過免疫系統、神經傳遞物質、激素和信號分子的釋放，與我們的大腦進行交流。神經傳遞物質如血清素和多巴胺，在調節我們的情緒、能量水平、動機和獎勵感方面起著關鍵作用。腸道微生物不僅能夠產生這些物質，還能對血清素、多巴胺、GABA（γ－氨基丁酸）和去甲腎上腺素等神經激素產生反應。事實上，血清素的 90% 和多巴胺的 50% 是在腸道中生成的。這些神經激素的前體能夠穿越血腦屏障，影響我們的情緒和行為。總的來說，腸道血清素不僅影響腸道蠕動，還影響情緒、食慾、睡眠和大腦功能。

與腸道菌群失調相關的內分泌和激素疾病

疾病名稱	
子宮內膜異位症	甲狀腺功能減退
多囊卵巢綜合徵	乳腺癌
子宮內膜增生	子宮內膜癌
女性不孕	前列腺癌
性功能障礙	勃起功能障礙

這只是血清素的一部分。你的腸道還能夠產生超過三十種其他神經傳遞物質。在第三章節中，我們將討論一種能夠通過改善腸道健康來促進大腦健康的重要方式——短鏈脂肪酸。

一個健康的腸道微生物群能夠延展其影響力，進而影響血腦屏障，保持我們的思維敏捷、精力充沛和情緒穩定。然而，另一方面，破壞了腸道微生物群的平衡則與阿茲海默症、巴金森氏症、偏頭痛、慢性疲勞綜合症、自閉症和注意力不足過動症等疾病相關。

由於腸道是這些神經傳遞物質的主要產地，當腸道出現問題時，我們往往會觀察到心理健康問題，如抑鬱和焦慮。在我的診所裡，我每天都能見到這些情況。例如，過敏性腸道綜合症（IBS）與情緒低落和焦慮之間存在著明顯的重疊。很長一段時間以來，我們錯誤地將這些症狀歸因於心理問題，而忽略了其背後可能是腸道問題的根源。現在，我們清楚地看到，當腸道細菌群發生變化或受損時，會改變血清素平衡，進而影響情緒和腸道功能。這種情況最終導致患有IBS的患者出現焦慮和其他心理症狀。我的一位導師，道格拉斯·德羅斯曼博士，多年來一直致力於研究和闡明這一重要聯繫。

我們還了解到，腸道激躁症患者的五億條腸道神經功能發生了變化。這就是我們所謂的「內臟過敏」，意味著這些患者對大多數人甚至不會注意到的刺激產生腸道不適、噁心或腹痛的反應。例如，腸道激躁症患者常常錯誤認為自己產生了更多的氣體，但實際上這並非如此。相反，他們產生的氣體量與健康人群相當，只是因為他們的內臟對刺激更加敏感，因此出現了不同的生理反應。

甚至我們的行為也受到腸道的影響。有證據表明，腸道微生物能夠控制我們的食慾。你是否曾經度假幾天，迫不及待地想回家吃你最愛的一頓飯？那其實是你的微生物在對你說話。實際上，腸道微生物可能通過操縱我們的飲食行為來維護自身的健康，然而這對我們卻不一定有利——有些微生物希望我們攝取更多的糖和脂肪，這對它們自身有益但對我們卻不利！它們可以犧牲我們的健康以維護自己的生存。你是否知道有些人總是渴望巧克力（舉手慢慢高舉），而其他人則完全無所謂？我們發現，「渴望巧克力」的人和「對巧克力漠不關心」的人，在尿液中的微生物代謝物有所不同，即使他們的飲食完全相同。這些微生物代謝物可能是導致你渴望巧克力的信號源，這提出了一個問題：我們是否只是無意識地履行我們腸道中微生物的意願？我們是否被我們腸道的微生物所控制？哈哈哈，你的腸道中的微生物在大笑。

請記住，你是一個擁有自由意志的生物。你可以選擇吃下什麼，這些選擇最終將影響你的腸道和整體健康。更重要的是，你的食慾和口味是可以改變的，你可以通過訓練你的腸道來喜歡上對你有益的食物。遵循這本書的計劃，你將能夠永久擺脫困擾你的腸道微生物小妖精，並將它們替換為守護天使般的腸道微生物。

微生物如何顛覆了基因的遊戲

自從詹姆斯・沃森（James Watson）和弗朗西斯・克里克（Francis Crick）教授於 1953 年描述了 DNA 的結構以來，基因學被認為是理解人類健康和疾病的關鍵。近五十年後，在全球二十個機構一千名科學家的大規模合作下，人類基因組計畫於 2000 年達到高峰，首次解析了人類基因密碼。從科學的角度

與腸道菌群失調相關的神經供神性病症

疾病名稱	
阿爾茨海默病	焦慮
帕金森病	抑鬱
精神分裂症	自閉症
多動症	雙相情感障礙
肌萎縮性脊髓側索硬化症	偏頭痛
慢性疲勞綜合徵	纖維肌痛症
不寧腿綜合徵	肝性腦病

來看，這是一次極其重要的突破。

然而，令人失望的是，這一突破並未帶來預期的回報。自 2000 年以來，我們無疑已經注意到，基因學並不能解決所有醫學問題。為什麼單靠基因學無法治癒我們？事實上，通過研究同卵雙胞胎，我們已經發現少於 20% 的疾病是基因所致。確實，有些疾病如囊性纖維化和唐氏綜合徵，如果你擁有相應的基因，那麼你就會患上這些疾病。但是，從整體上看，超過 80% 的慢性疾病風險取決於你的環境和一生中的曝露。

這裡有一絲希望。你並不是你出生時基因的受害者。你可能具有某些傾向性，我們都有。但最終，你通過飲食和生活方式對你的微生物群落的影響來掌握自己的健康命運。

在 2001 年發表於《科學》雜誌的一封信中，朱利安・戴維斯教授警告說，解讀人類基因組對於理解人類生物學來說是不夠的，因為人體內有超過一千種細菌物種，它們對人類的生命至關重要。我們之前提到，在身體內部和表面上的細菌細胞比人體細胞還多，但現在我們更進一步談談基因學。超過 99% 的 DNA 來自於微生物。是的，你的基因不到 1% 是屬於人類的！此外，我們的人類基因組幾乎是相同的，相似度高達 99.9%。然而，我們的微生物群可能在不同的人之間有多達 90% 的差異。

除了在基因上佔主導地位外，我們的腸道微生物也通過一種叫做表觀遺傳學的方式對基因表達產生巨大的影響。想像一下，你的腸道微生物就像是控制一個開關，而牆後的電線則是你的基因碼。腸道微生物不會改變牆後的電線，但它可以控制開關的打開或關閉。你無法改變你的基因碼，但你可以影響哪些基因被打開或關閉。這是一個非常強大的觀念。

以乳糜瀉病作為表觀遺傳學的一個例子。乳糜瀉病是一種免疫系統將麩質視為敵人的疾病，而麩質是存在於小麥、大麥和黑麥中的蛋白質。每當患有乳糜瀉病的人攝取麩質時，免疫系統就會攻擊他們的腸道，引起腸道炎症，表現為腹瀉、體重減輕和腹痛。這非常危險，因為繼續攝取麩質的乳糜瀉病患者可能會發展為小腸淋巴瘤，這幾乎是致命的。

乳糜瀉病是一種由基因驅動的疾病。換句話說你必須帶有乳糜瀉基因才會患上該病。大約 35% 的美國人帶有乳糜瀉基因，但只有 1% 表現出疾病症狀。在過去的五十年中，乳糜瀉病的發病率增加了 500%。是什麼導致發病率快速增加？顯然不是在那短暫的時間內基因發生了變化。那麼是什麼決定了最終是否表達這個基因？加拿大麥克馬斯特大學的 Elena Verdú 博士通過一系列精闢的研究向我們展示發展乳糜瀉病必須滿足三個條件：⑴ 遺傳基因，⑵ 接觸到麩質，再來你猜對了，⑶ 腸道微生物群發生改變或受損。

我們曾經認為解讀人類基因組會在醫學領域取得重大突破，因為我們認為人類健康主要由基因構成，但事實並非如此。人體是一個由我們體內無形微生物主導的超有機體。這實際上是件好事！與其擔心你無法控制的那 0.5% 的 DNA，不如通過飲食和生活方式優化我們的微生物組，享受它對我們 99.5% 的 DNA 和表觀遺傳表達所帶來的積極影響。

現在是從內而外改善你的健康的時候了！

曾被忽視的糞便現在成為人類健康的超級明星。是的，破壞腸道微生物組相關的疾病可能讓人感到害怕。但請記住，我們不是無助的疾病受害者。我們擁有科學的力量，並且在人類歷史上，我們已經了解足夠多關於腸道微生物組的知識，可以開始利用它來獲得好處。在這本書中，我將運用飲食和生活方式來重新平衡你的腸道微生物。你將看到你的消化系統、免疫系統、新陳代謝、激素、認知和基因表達都得到最佳的調整，你將轉變成一個受微生物賦能的超級人類。

欲查看本章引用的 55 多個科學參考資料，請訪問我在網上的網站 www.theplantfedgut.com/research/。

2　二十一世紀的生活：過度飽食、營養不良與過度藥物化

現代生活方式正在破壞我們的腸道和健康。
我們這個時代，為什麼變得越來越不健康？

當我第一次見到 Kristen 時，她的肩膀低垂，眉頭緊皺，充滿憂慮。她來找我，希望解決多年來一直困擾她的慢性腹痛和腹瀉問題。然而，當我進一步詢問她的情況時，她開始列舉其他問題：「我整天感覺不舒服，B 醫生。我超重，而且有焦慮和抑鬱的問題。我還有嚴重的偏頭痛和季節性過敏，有時一年要三、四次因鼻竇感染而服用抗生素。最近，我還被診斷出多囊卵巢綜合症。」她深吸了一口氣。「這真的讓我很害怕。」她告訴我，多位醫生開了一大堆藥給她，她擔心可能對麩質和豆類敏感，所以在嘗試過史前飲食後已經將它們排除。不幸的是，她沒有感覺到改善，所以她考慮嘗試生酮飲食，因為她有幾個朋友使用它成功減重。

Kristen 需要一個真正有效的計劃。她明白修復腸道對她的重要性，但「通過消除引起症狀的食物來解決問題」的方法並未奏效。許多專家將像麩質、穀物、植酸、凝集素、碳水化合物等被指責為有害的食物，但 Kristen 渴望能夠享受美食，不受限制地吃她喜歡的食物。她希望能夠豐盛地享用，而不必擔心食物可能對她的健康造成威脅。

對於 Kristen 和所有閱讀這篇文章的人來說，好消息是我知道如何修復腸

道健康。像 Kristen 這樣的患者在我的胃腸科診所中非常常見。每天我都會遇到像她一樣的人，他們有類似的故事：即使在年輕的年齡，他們也面臨複雜的醫療問題，尋求治療消化問題，如過敏性腸症候群（IBS）、胃食道逆流、慢性腹瀉、腹痛、腸氣脹和便秘等。通常這些問題會同時存在。

令人驚訝的是，有多少人同時還患有免疫介導發炎性疾病，如 1 型糖尿病、腹腔炎、多發性硬化症、克隆氏病、潰瘍性結腸炎或類風濕性關節炎，而且通常伴隨抑鬱和焦慮、激素失衡和體重增加等問題。

這種情況不僅在我的診所中普遍存在，全國統計數據也確認了這一點。作為一個國家，我們比人類歷史上的任何其他時期都更肥胖、更不健康，並且依賴藥物的程度也更高。超過 72% 的美國人超重，這基本上等於四分之三的人口，而 40% 的人的腰圍和臀圍超過 30 英吋。美國的預期壽命在一百多年來首次連續第三年下降。上一次出現這種情況是在 1915 至 1918 年，當時美國參與了第一次世界大戰，並且遭遇了現代史上最嚴重的流行性感冒大流行，導致將近一百萬美國人死亡。據我所知，我們目前既沒有參與全球戰爭的動員，也沒有受到流行病的蹂躪，那麼我們的藉口是什麼呢？

雖然醫學取得了進步，我們在醫療保健上的支出遠遠超過世界上任何其他國家，但我們的預期壽命實際上正在縮短。現在，60% 的美國人年滿二十歲或以上正在使用處方藥物。在過去十二年中，使用五種或更多藥物的人數比例已經翻倍。是的，現代醫學為我們提供了一些出色的治療選項，相信我，如果我生病了，我希望我的尊敬的同行們為我提供護理，但我們不能忽視對快速解決問題的藥丸和過度依賴藥物的負面影響。想像一下，僅在 2014 年，就有近 130 萬美國人因藥物不良反應而尋求急診治療，大約有 12.4 萬人死於此類反應。

對我來說，這不僅僅是印在紙上的幾個數字而已，我想對你來說也不是。這些數字背後是活生生的人，例如 Kristen 這樣的人。他們需要的不僅僅是另一個診斷、另一張處方籤，或者基於錯誤科學的又一種時尚飲食。如果你正在與消化問題、自身免疫疾病、心理健康、心臟健康、荷爾蒙失調、體重增加、糖尿病或其他相關問題作鬥爭，或是因多種藥物的副作用困擾，我聽到了你，我看到了你。每天在我的診所中，有許多人坐在我對面，他們眼中常含著淚水，他們也在奮鬥，他們現在需要真正的幫助。我心中燃燒著一把火，希望找到超越局部修補的解決方案。我們需要找到根本原因，逆轉這些疾病並預防新的疾病。

我們預期壽命的趨勢不是壞運氣或純粹的巧合。你知道嗎？至少十大死因中的七個，也就是降低我們預期壽命的原因，都是由生活方式引起的？這些疾病依次是心臟疾病、癌症、慢性阻塞性肺疾病（COPD）、中風、阿茲海默症、糖尿病和腎臟疾病。這些問題是由生活方式引起的，但我們完全（並且莫名其妙地）忽視生活方式作為治療選項，而選擇藥物作為主要治療方法。通過忽視原因，我們永遠無法找到問題的根本所在。

可悲的是，製藥業已經掌控了我們的醫療系統。大型製藥公司主導研究，控制著研究工作，結果我們看到五分之三的美國成年人正在服用處方藥，每年有 2.69 億處方抗生素，1.15 億個質子幫浦抑制劑處方以及 300 億劑非類固醇消炎藥（如布洛芬和萘普生）。與此同時，肥胖和由其引起的所有健康問題似乎成為了新的常態。在許多層面上，無論是我們的健康、飲食還是排便頻率，我們正在將異常視為正常。

藥物僅僅治療症狀，它在人體出現問題時只是人工維持著一些破碎的東西。它不能預防，當然也不能治療根本原因。現在是時候停止等待當我們的健康惡化並迫切需要「疾病護理」時的爆發，而是接受真正的「健康護理」，通過生活方式醫學來預防問題。

所以當像 Kristen 這樣的病人帶著一長串症狀來找我，問道：「醫生，為什麼這些事情發生在我身上？」我不僅僅只看到他們找我治療的消化問題；

我看到了一系列相互關聯的症狀。我看到消化問題與身體內的多個系統緊密相連，包括婦科、內分泌、神經、免疫系統，甚至情緒。而我知道答案不是切除麩質或豆類，也不僅僅是為了治療腸易激綜合症而再添加一種藥物—這些只是掩蓋症狀的方法。答案在於根本—所有這一切的連接點就在腸道中。

現代化和現代流行病的起源

19 世紀末期，人類的平均壽命只有 47 歲，死亡的主要原因是感染疾病。當時，天花、霍亂、白喉、肺炎、傷寒、結核病、斑疹傷寒和梅毒等傳染病盛行，心臟病和癌症雖然存在，但相對於感染病來說只是小問題。感謝路易·巴斯德的發現，我們現在所稱的現代細菌學理論，終於了解到在死亡的主要原因背後是存在著細菌。因此，細菌成為公眾頭號、次號和三號的敵人。那麼你打算怎麼做呢？我們做了與人類歷史上每個階段都一樣的事情—創新，來找到解決眼前問題的方法。進入 20 世紀後，我們開始將氯添加到飲用水中，研發疫苗，改善衛生狀況，開始金屬罐裝和早期的防腐劑使用。好消息是，這些措施起效了：小兒麻痺症幾乎快要消失了，許多其他的傳染病，包括天花，也在減少。然後，亞歷山大．弗萊明（Sir Alexander Fleming）於 1928 年發現了青黴素，並於 1945 年開始商業應用。我們的壽命在接下來的幾年中迅速增長，到了 1969 年，美國衛生局局長威廉．斯圖爾特自信地向國會宣布「感染病的時代已經結束了」。

任何好東西都容易被過度利用。我們對這類方法加倍運用。1928 年，女性被鼓勵使用萊索爾陰道消毒劑（Lysol douche）——是的，就是今天用於擦洗廁所和地板的萊索爾。二戰後，我們開發了合成除草劑、殺菌劑和殺蟲劑。我們在飲用水中添加了氟化物。我們發現抗生素和合成激素可以促進家畜生長，所以我們開始將這些物質注入家畜體內。我們創造了抗菌肥皂、收斂劑和工業清潔產品。如果細菌是敵人，那我們基本上是用核彈對付它們。

毫無疑問：我們贏得了這場戰爭。然後，心臟病和癌症大規模出現。

與此同時，科技在各個領域迅速發展，無論是好是壞。食品添加劑的數量激增至超過一萬種，其中絕大多數從未經過人體測試，因為它們在一個被稱為 GRAS（Generally recognized as safe，公認安全）的漏洞下獲得批准。記住這個縮寫——GRAS——因為我稍後會再提到它。此外，製藥業蓬勃發展，現在超過一千五百種藥物獲得美國食品藥物管理局（FDA）批准，這也解釋了為什麼醫學院沒有營養學的培訓——我們花了所有的時間學習這些藥物、它們的用途和副作用。塑料製品中常含有雙酚 A（BPA），這種化學物質已被證實具有類似雌激素的效應，並被廣泛應用於各種日常用品，如食品儲存容器、牙線、服裝和嬰兒玩具等。我們發展了飛機、火車、汽車和電動滑板車，這些交通工具降低了我們的活動量。電視、電腦、智能手機和電子遊戲的進步，使我們容易放棄運動，並侵佔我們的大腦和日常的睡眠—清醒節奏。為什麼要花幾個小時讀一本書，而看一部電影只需要九十分鐘？為什麼要親手建造堡壘並進行想像遊戲，而一款電子遊戲可以替你完成所有創意？為什麼要在日落時睡覺，而不是整晚刷 Twitter 呢？

1994 年，基因改造生物（GMO）首次出現在我們的商店裡。如今，全球超過 80% 的基因改造作物都被設計成能耐受除草劑。這意味著，當轉基因植物被噴灑除草劑時，它們能夠存活，而周圍的其他植物（以及其他可能的生物）則會死亡。例如，知名的轉基因作物開發公司孟山都（Monsanto）創造了一系列具有抗除草劑特性的作物，尤其是大豆和玉米。美國的動物養殖業需要大量的大豆和玉米來支撐。這對轉基因農業來說是一個利多，因為遺傳工程的利用使玉米、棉花和大豆的產量增加了 20% 至 30%。與此同時，自從轉基因生物首次問世以來，有毒除草劑（例如 Roundup 中的草甘膦）的使用增加了 15 倍。如果增加利潤是底線，那對企業來說是好事。在 2015 年 3 月，世界衛生組織確定草甘膦這種除草劑「對人類可能具有致癌性」。最近的一項研究發現，高暴露於草甘膦的人罹患非霍奇金淋巴瘤（non-Hodgkin lymphoma）的發病率增加了 41%。一項對超過六萬八千名法國志願者進行的前瞻性研究中，主要食用有機食品的人患非霍奇金淋巴瘤和絕經後乳腺癌的機率較低，相比之下，很少或從不食用有機食品的人患病概率較高。

讓我們退一步，從人類演化的廣大背景來考慮現代生活。自從最早的人類出現，微生物就一直是我們故事的一部分。每一個人類生命的故事都是我們與微生物之間的夥伴關係。我們共同興衰，共同進化。在過去的三百萬年間，我們生活在一個充滿飢荒和暴力的世界，暴露在自然環境中。當時，生活是關於生存，大多數人年輕時便因感染、饑餓或身體傷害而去世。我們需要活得足夠久以繁衍後代，繼續我們的物種，否則我們將滅絕。因此，我們的微生物幫助我們發展了免疫系統來對抗感染，凝血因子來止血，以及從食物中高效獲取和儲存能量的方法。例如，2 型糖尿病中的胰島素抵抗實際上是一種保護機制，以在饑餓時維持大腦的燃料。作為物種保存的一部分，我們進化出了對鹽、糖和脂肪的渴望，因為在飢荒中，這些物質能促進生存。我們因此天生渴望這些東西。

現在，考慮一下那些整天躺在沙發上玩電子遊戲、喝著汽水，點外賣披薩的美國大學生。僅僅過去的一百年，人類的經歷已經發生了巨大的變化。我們進入室內，變得久坐不動，迷戀電子產品，把一切東西（包括我們自己）都噴灑著化學物質，並擁有無窮的食物供應，利用了我們對鹽、糖和脂肪的口味偏好。現在，我們為了保持物種的生存所需的發炎、凝血和能量保存機制，卻成為了引發癌症、心血管疾病、肥胖和糖尿病的根源。曾經幫助我們保護物種的東西，現在成為了我們的致命缺陷 *。

---

*這被稱為「對立多效性」，意味著在某些情況下可能有益的特徵在其他情況下實際上是有害的。

為什麼我盡可能購買有機食品

根據定義，如果一種食品獲得了有機認證，那麼它就不是轉基因的，也沒有被噴灑草甘膦。然而，我認為這不是購買有機農產品的唯一原因，我將其視為對我的健康、我們家庭的健康以及地球健康的投資。現代農業中使用的化學物質不僅影響我們，也影響著土壤的健康。如果土壤不健康，就無法種植營養豐富的食物。人類的健康始於土壤，我們需要保護這一寶貴的資源。當你花錢時，你是在發出一種聲音，你在賦予某個產業權力。我個人選擇支持有機農民和再生農業。他們就像我們的醫生一樣是治療者，只有他們，我們才能豐富土壤、增加生物多樣性，並治癒大型生態系統（我們的地球）和小型生態系統（你的腸道）。讓我們團結起來，給予他們應有的支持。

而現在，就在我們說話的同時，我們的微生物正在進化，以適應這個新的環境。考慮到它們在人類健康中的核心作用，我們可以被動地讓它們隨著我們破壞性的生活方式失控，或者我們可以將它們視為我們長壽和健康老化的「秘密武器」。我在這本書中的目標是幫助你擺脫二十一世紀生活的弊端，通過調節你的腸道微生物群，實現健康和長壽。為了做到這一點，我們需要關注任何損害腸道菌群的因素。讓我們更深入地了解我們口腔中所攝取並吞咽的東西——藥物和食物，對你的腸道健康產生的影響。

現代醫療、藥物與你的微生物群落

毫不意外，抗生素會徹底摧毀腸道微生物群。僅五天的環丙沙星治療，就能消滅大約三分之一的腸道細菌，使腸道微生物群再也無法完全恢復到原來的狀態。大多數菌種在四周內能恢復，但有些菌種在六個月後仍然缺失。至於克拉黴素和甲硝唑，它們的影響在治療結束四年後仍然明顯。而僅四天的三種廣譜抗生素治療就能永久性地摧毀九種有益的細菌。所有這些抗生素的結果是一種「新常態」的微生物群，抗生素耐藥菌更多，使我們更易感染、過敏、骨質疏鬆和肥胖。你一定還記得在我們開始使用糞便移植之前，抗生素和艱難梭菌感染問題有多嚴重。當你想到每年美國有 2.69 億張抗生素處方，而最近一項研究表明，23% 的抗生素處方完全不適當，另有 36% 則有待商榷，這真是令人不安。

抗生素並不是唯一引起問題的藥物。一項研究顯示，24% 的藥物對腸道細菌產生影響。例如，質子幫浦抑制劑增加了小腸細菌過度生長和艱難梭菌感染的風險。非類固醇抗炎藥物（NSAIDs）如布洛芬（Ibuprofen）和萘普生（Naproxen）改變了腸道微生物群落，破壞了腸道黏膜以形成潰瘍，並使人易患炎症性腸病和微小性結腸炎。口服避孕藥與克隆氏病和潰瘍性大腸炎的發生有關。坦率地說，這些只是冰山一角，還有許多其他藥物令我擔憂，但相關研究尚未進行。

標準美國飲食（SAD）實際上正在摧毀你的腸道

根據美國農業部的估計，我們的熱量中有 32% 來自動物性食品，57% 來自加工的植物性食品，只有 11% 來自全穀物、豆類、水果、蔬菜和堅果。平均每個美國人每年吃掉 23 磅的披薩、24 磅的人造甜味劑、29 磅的薯條和 31 磅的乳酪。美國也是世界上肉類消費量最高的國家，每人每年約消耗 220 磅的肉類。我們每吃一次肉，印度就吃 32 次。然而，有些時尚飲食正在嘗試說服你加倍追隨這一趨勢，認為現有的飲食還不夠，我們需要更多。

標準美國飲食（SAD）與丹．布特納（Dan Buettner）所描述的藍區居民形成鮮明對比。這些地區的人口與其他地區相比，壽命更長。藍區有五個：日本沖繩、義大利撒丁島、哥斯達黎加尼科亞、希臘伊卡利亞和加州洛馬林達。

等等，什麼？加州？是的，在我們自己的國家，有一群使用相同醫療保健和食物體系的人，他們的平均壽命比大多數美國人長十年。他們還有十倍的機會活到一百歲！這些神秘的人是誰呢？他們就是基督復臨安息日會的教徒，他們的教義教導他們將重生並再次居住在自己的身體中，因此他們強調健康和自我照顧。他們證明了在美國完全有可能保持健康。

這五個分布在世界各地的地理區域有著完全不同的文化特色，但在飲食方面存在共同的主題。所有五個地區至少有 90% 的飲食是以植物為基礎的。他們強調季節性水果、蔬菜、豆類、全穀物和堅果。牛奶不是他們飲食的一部分，肉類則很少食用，僅作為慶祝食物、小份量的陪襯菜或為菜餚調味。相比之下，標準美國飲食重度依賴加工食品、肉類和乳製品，每天三餐加上點心和甜點，對我們的腸道微生物造成重大衝擊。這對我們有什麼影響？讓我們深入探討這些元素背後的科學原理：

◎ 糖和高度精煉碳水化合物

平均每個美國人每年攝取 152 磅的糖和 120 磅的穀物，其中大部分經過高度精煉，去除了纖維，使其在小腸中迅速吸收而不是緩慢消化。想想白麵包、白米飯、義大利麵和含糖的麥片。這些都不是健康的碳水化合物！結果是腸道微生物多樣性的顯著減少，炎症細菌的增加，這些細菌喜歡簡單碳水化合物。然後我們就搞不清楚我們的糖分渴望來自哪裡。

◎ 鹽

加工食品中含有大量鹽。平均每個美國人每年攝取近 3 磅的鹽。我們只需要幾盎司。過量攝取鹽分會產生後果，包括對腸道微生物群的影響，它會誘導幫助性T細胞產生，這可能導致高血壓等自體免疫疾病。

◎ 化學防腐劑、添加劑和色素

我們食物中的上萬種食品添加劑可能正在破壞我們的腸道微生物群。許多食品添加劑已經被證明損害腸道微生物群，而超過 99% 的食品添加劑尚未進行研究。例如，常用的兩種乳化劑——羧甲基纖維素和聚山梨酯 80——會降低微生物多樣性，引發炎症，並在小鼠中促進肥胖和結腸炎。超過 900 種食品中發現的二氧化鈦（TiO_2）納米顆粒會加劇腸道炎症。這些添加劑通過「一般被認為安全」（GRAS）的漏洞悄悄地加入我們的飲食中。

有人認為，基於動物模型的研究結果，這些化學物質在有限劑量下是安全的，但我強烈反對這種觀點。「公認為安全」（GRAS），意味著在沒有證據顯示其危害之前，便假定其安全。這是一個極大的假設，因為動物模型的結果通常無法直接應用於人類。對於這些成千上萬的添加劑，我們缺乏人體研究，特別是長期研究。任何聲稱這些添加劑對人體長期消耗是真正安全的人，都是在沒有充分證據的情況下做出這種聲明。我們對這些添加劑的安全性存在數千種潛在錯誤，而一次錯誤就可能造成嚴重的傷害。與其將這些化學物質納入我們的食物供應並希望一切順利，我認為我們應該保持懷疑態度，直到有確鑿的證據證明其安全。

◎ 人工甜味劑

> 「這些人工甜味劑太棒了！所有的風味，零卡路里！」——B 醫生，2013 年
>
> 「把那垃圾遠離我！」——B 醫生，現在

人工甜味劑在飲料中無處不在，也廣泛應用於其他產品中。當它們進入市場時，我們曾經以為：「零卡路里，一定比糖更好，對吧？」這是直覺的判斷！但事實證明，它們引發的症狀更糟糕，包括導致腸道菌群的變化，促進炎症、胰島素抵抗和肝臟損傷的發生等。使用人工甜味劑實際上會使你對糖的耐受性降低。

而且還有一些極為令人擔憂的事情……還記得第一章中提到的艱難梭狀桿菌（Clostridioides difficile）在過去二十年中的爆發嗎？艱難梭狀桿菌感染在 2000 年代初期相對罕見，只在住院患者中使用抗生素時出現。但十年後，我們每年看到五十萬例感染，其中包括從未住過醫院或最近沒有使用過抗生

素的大學生的死亡人數達三萬人。我們的抗生素已經失效，所以我們不得不絕望地使用人類糞便作為藥物來拯救我們的生命。字面上拯救我們的屁股。為什麼會發生，肯定有一個解釋，對吧？事實來源說明，一種你可能從未聽說過的食品添加劑叫做海藻糖，在 2000 年、2001 年和 2005 年分別被列為美國、歐洲和加拿大的 GRAS 食品，被加入食品供應中。

海藻糖是一種食品業喜愛的甜味劑，它能改善食品的穩定性和口感，它被用於義大利麵、冰淇淋，甚至牛肉中，你也可以在亞馬遜上購買一公斤的海藻糖，加入咖啡中。但是，2018 年《自然》雜誌上的一篇研究指出：(1) 海藻糖促進了惡性的艱難梭狀桿菌株在動物模型中的生長；以及 (2) 海藻糖在我們的食品供應中的利用期間與這些具有相同菌株的困難梭狀桿菌 C. diff 流行病在全球範圍內的出現相吻合。我們花了十八年的時間才確定這個問題。那麼，由於安全擔憂，海藻糖是否已從市場上撤出？不幸的是，沒有。「你只是顯示了一種關聯性，沒有證據證明對人體有害。」你看，這是如何運作的？要撤銷 GRAS 批准的萬種食品添加劑將非常困難。

我不認為每一種食品添加劑在長期使用中都有害，但我們不知道，而且很可能永遠也不會知道。保護自己免受飲食中潛在毒素的唯一可靠方法只有一個——擺脫它們！

不是所有脂肪都是不健康的，但不幸的是，美國飲食中的大部分脂肪都是不健康的。多項動物模型研究顯示，高脂飲食會導致微生物群的不平衡，損害腸道屏障功能，並釋放出細菌內毒素。正如你在第一章所記得的那樣，這是菌相失調的模式，細菌內毒素已與自體免疫疾病、肥胖症、冠狀動脈疾病、充血性心力衰竭、2 型糖尿病、阿茲海默症、酒精性肝炎、非酒精性脂肪肝、骨關節炎甚至男性的「睪固酮低下」有關。

這些動物模型的結果是否適用於人類？是的。最近的一項人類研究中，在保持膳食纖維不變的情況下，改變了飲食中脂肪的比例——20%、30% 或

40％的熱量。六個月後，他們發現當脂肪攝入量較高時，微生物群逐漸轉向更具炎症性的樣式，這與更高的系統性炎症樣態一致。脂肪越多，問題越多。

哪些脂肪是好的，哪些是壞的呢？上述研究所使用的是植物油，這種油通常經過部分氫化並含有高量的反式脂肪。其他反式脂肪的來源包括烘焙食品、薯片、油炸食品、罐裝餅乾、非乳製奶精和人造黃油。人們普遍一致認為反式脂肪是不健康的，所以請檢查產品標籤是否含有反式脂肪，如果有的話就不要購買！

另一方面，單元不飽和脂肪酸（MUFA）和Omega-3多元不飽和脂肪酸（PUFA），主要存在於植物性食物中，被普遍認為對健康有益。微生物組的研究也證實了這一點，顯示油酸（存在於橄欖油中的單元不飽和脂肪酸）以及三種多不飽和脂肪酸能促進有益微生物的生長，修復菌群失調，並減少細菌內毒素的釋放。這些脂肪酸甚至還能增加微生物多樣性，實際上保護了腸道菌群的健康。

至於飽和脂肪，主要存在於動物性食物及椰子油和棕櫚油等熱帶油中。心臟病專家警告說，飽和脂肪可能引起肥胖、心臟病和糖尿病。雖然低碳水化合物飲食者對此持不同意見，《時代雜誌》也曾稱「奶油再次流行」，但從微生物組的角度來看，結果是一致的。飽和脂肪會促進像雙形螺旋菌（Bilophila wadsworthia）這樣的炎症微生物的生長，改變腸道通透性，也就是所謂的「腸漏症」，並導致細菌內毒素的釋放。總結來說，飽和脂肪會導致菌群失調，甚至會以促進肥胖的方式擾亂我們的生物節律。如果你關心微生物組的健康，那麼「奶油不應該再流行」，我們可能需要重新考慮在咖啡中加入酥油和椰子油的風潮。

畜牧蛋白質

「那你從哪裡獲得蛋白質？」當我與患者討論植物性飲食時，這是他們總是

結束加工食品的時代

加工食品的問題在於你拿一種本來就健康的食物，然後對其進行改造，隨著你逐漸改變這種食物，它的營養價值越來越低。在某個時刻，原本健康的食物變成了毒物。

回到一百年前，這根本不是我們飲食的一部分。想一想吧：我們將多少人造化學物質放入我們的身體中，並且不切實際地期望我們的微生物群能夠在沒有任何損害的情況下處理和排除它們。令人震驚的是，我們並沒有因為這些東西而立即死亡，這完全證明了我們微生物群的適應能力，即使這很可能導致大規模細菌滅絕。

你知道嗎，每增加 10% 的超加工食品消費量，與癌症風險增加超過 10% 和早死風險增加 14% 有關。那麼，當你的飲食中超加工食品的比例達到美國的水平——50% 或 60% 時，會發生什麼呢？

問這個問題。我明白，我們被灌輸了蛋白質是營養的全部和終極目標的觀念。我們對蛋白質的著迷驅使我們成為全球肉類消費最多的國家。但有趣的是，「你從哪裡獲得蛋白質」對腸道健康非常重要。

蛋白質的來源，無論是植物還是動物，對微生物組有非常不同的影響。例如，植物蛋白質增加了抗炎物種如雙歧桿菌（Bifidobacterium）和乳酸桿菌（Lactobacillus）的生長，同時抑制破壞性菌如脆弱桿菌（Bacteroides fragilis）和梭狀桿菌（Clostridium perfringens）的生長。結果是修復了腸道滲漏。

另一方面，高動物蛋白質的飲食一直與炎症微生物如雙形螺旋菌（Bilophila wadsworthia）、奧列斯特匿菌（Alistipes）和多形桿菌（Bacteroides）的增長有關。這些細菌產生胺、硫化物和次級膽酸等毒素。胺在基礎水平上會引起食物敏感，然後當你燒烤肉類時，它們會轉化為致癌的雜環胺。硫化氫與潰瘍性結腸炎有關。所以，毫不奇怪的是，動物蛋白質的消費導致腸道通透性增加和炎症反應是有關的。

動物蛋白質和三甲胺基氧化物（TMAO）之間存在關聯，這重新定義了我們對美國頭號殺手——心血管疾病的理解。當人們攝入肉毒鹼（豐富於紅肉、某些能量飲料和補充品）或特定膽鹼（存在於紅肉、肝臟、蛋黃和乳製品中）時，腸道細菌會產生三甲胺基氧化物（TMAO）。三甲胺基氧化物水平升高意味著患心臟病、中風、阿茲海默症、2 型糖尿病、慢性腎臟病、周邊動脈疾病、充血性心臟衰竭和心房顫動的風險增加。不健康的食物餵養不健康的微生物，進而產生不健康的化合物。這是一個惡性循環，只有通過將不健康的食物替換為健康的食物才能打破這個循環。

好消息是，以植物為基礎的飲食促進了一種腸道微生物群，它根本不知道如何生成三甲胺基氧化物。研究顯示，在放棄紅肉約四週後，人們的三甲胺基氧化物水平顯著下降。這解釋了為什麼在德恩·奧尼許（Dean Ornish）博士的《生活方式心臟試驗》中，通過低脂素食飲食、戒煙、壓力管理和適度運動，患者實際上逆轉了冠狀動脈疾病。與此同時，對照組的病情越來越糟。

有趣的是，增加動物蛋白質可能會在短期內導致減重，但長期來看，這對我們的腸道健康產生了不良的微生物群變化。我想現在是時候談一談那些以大量肉食消費換取減重的時尚飲食了……

讓我明確表明……我不輕視遵從時尚飲食的人。事實上，我對他們為了更健康而改變飲食而鼓掌。但關鍵的問題是，「這些飲食對你體內的微生物有益嗎？」

讓我們從史前飲食開始，這是我們當今最受歡迎和最常推薦的飲食方法。這個理念暢導我們應該像我們的祖先一樣進食，因為現代農業與我們的祖先的生物學不一致。這意味著肉類、雞蛋、蔬菜、水果、堅果和根莖類食物會在菜單上，而奶製品、糖、穀物、豆類、加工油、鹽、酒精和咖啡則不在其中。而這些食物，有些我喜歡，有些我不喜歡。

但誰在乎我的想法呢？讓我們看看科學研究。在最近的一項研究中，長期遵從史前飲食與極高的氧化三甲胺（TMAO）水平有關，包括減少了能抵抗炎症性腸病的羅斯氏菌群（Roseburia），減少了能預防腸易激症和肥胖的雙歧桿菌（Bifidobacterium）菌群，並增加了能產生氧化三甲胺（TMAO）的梭狀芽孢桿菌科 Hungatella 的菌群。換句話說，史前飲食使微生物群從健康轉向疾病。儘管研究中的各實驗組都攝取了相似的肉類量，但在產生氧化三甲胺的量上有顯著差異，最嚴格遵循史前飲食的人產生的氧化三甲胺水平最高。 而全穀類的刪除是增加梭菌科（Hungatella) 和氧化三甲胺水平的主要因素，這說明了刪除整個食物分類可能會產生意想不到的、潛在的嚴重後果。

有人猜測一種更嚴格的酮／肉食飲食對微生物群有什麼影響嗎？在勞倫斯·大衛博士和彼得·特恩博博士的一項開創性研究中，一組人在「完全植物性飲食」（富含穀物、豆類、水果和蔬菜）和「動物性飲食」（由肉類、雞蛋和奶酪組成）之間循環。這種「動物性飲食」也可以被稱為「酮飲食」—極低碳水化合物、高脂肪。它也可以被稱為「肉食飲食」，100% 動物產品，沒有植物。

那麼發生了什麼呢？在不到二十四小時的時間裡，研究參與者的微生物群發生了劇變。這並不需要太長時間。動物性飲食導致了炎症性細菌如嗜膽菌屬（Bilophila wadsworthia）、腐爛別樣桿菌（Alistipes putredinis）和類桿菌屬（Bacteroides）的增加。這在高飽和脂肪和動物蛋白質的情況下是預料之中的。請記住，這些細菌會產生像胺、硫化物和次級膽酸鹽這樣的毒素。與史前飲食類似，這導致了健康向疾病的轉變，同時，有助於修復的微生物，如羅斯氏菌屬（Roseburia）、真桿菌（Eubacterium rectale）和普拉梭菌（Faecalibacterium prausnitzii）則處於餓餓狀態並減少。也許最令人不安的是嗜膽菌屬的迅速增加，這種細菌會產生促進炎症性腸病的氫化硫。令人擔憂的是，以這種飲食方式，在不到五天的時間內就為克隆氏病或潰瘍性結腸炎的發展奠定了基礎。

但這些低碳水化合物、高脂肪的飲食方式確實有助於人們減重，對吧？不過，朋友們，我們必須明白，你可以減重，外表看起來很好，但內在卻處於崩潰的狀態。這叫短期的得益，長期的痛苦。你知道職業健美運動員的平均壽命嗎？只有四十七歲。減重並不總是轉化為更好的健康狀態。

要查看本章中引用的 55 多個科學參考文獻，請在線訪問我的網站 www.theplantfedgut.com/research/。

3　纖維解決方案：短鏈脂肪酸和後生元是健康法寶

我們的腸道太需要膳食纖維了

那麼，我們該怎麼做才能恢復腸道的秩序，發揮腸道益生菌的最佳效果呢？如果我們想要治癒腸道，逆轉或預防疾病，應該從哪裡開始呢？是益生菌嗎？是骨湯嗎？

好吧，如果你坐在我的對面，我會立刻拿出我的秘密武器——纖維。我知道你在想什麼，「纖維？真的嗎？纖維是地球上最無趣的東西，B 醫生。」或者「你是說那種我奶奶每天早上混在水裡喝的無味白粉，用來幫助她排便的東西？」

對於這些想法，我可以理解。纖維的聲譽不佳，那些沒有味道的纖維補充劑只是部分原因。更重要的是，直到最近，我們對於纖維對腸道益生菌的好處幾乎一無所知。你很可能對它抱有先入為主的觀念，讓我很難讓纖維變得酷或性感。最近一段時間，飲食談話一直圍繞蛋白質，最近則是脂肪。沒有人在談論那無聊的老纖維。但我在這裡告訴你，纖維是恢復腸道益生菌健康的第一個，也是最強大的解決方案，從而促進整體健康。

然而，要讓這一切奏效，我需要你放下你所認為已經知道的一切。我所說的纖維並不是你所熟悉的那種纖維。現在是時候進行重新啟動、復興和重新塑造形象了。是時候不再把纖維視為平淡無奇的東西，而是用一種全新的眼光來認識它。纖維遠比你以前所認知的更加重要。是的，女士們和先生們，纖維是真材實料的。如果在本章結束時，你故意錯讀它為「FIRE」，我也不怪你。在這本書中，我會克制住這種衝動，但如果我們有機會親自見面，我希望你能和我握手，告訴我這個秘密代碼：「纖維就是火焰（Fiber is FIRE）」。

你知道嗎，我們中有97%的人攝取的蛋白質超過了需要，然而我們仍然經常問自己：「我要從哪裡攝取蛋白質呢？」我們生活在一個對蛋白質病態迷戀的國家。與此同時，我們在纖維方面卻處於飢餓狀態，這既是在象徵上也是在字面上的。你說：「飢餓？在這個國家？在這裡幾乎三分之二的人超重？」絕對如此。你的腸道對纖維完全處於飢餓狀態。想像一下，你的腸道就像一片乾涸的末日廢土，只有一株風滾草在其中漫無目的地滾動。那株孤獨的風滾草代表著你所缺乏的纖維！不到3%的美國人達到建議的最低每日攝入量。這意味著97%的美國人沒有達到每日最低建議的纖維攝取量，更不用說我所認為的理想水平。在所有必需營養素中，這可能是我們最大、最普遍的缺乏。然而，我們卻沒有談論它，似乎沒有人關心。蛋白質病態的迷戀真的夠了，是時候將我們的注意力轉向這個重要的問題了：「我要從哪裡攝取纖維？」

纖維，鳳凰之火：讓我們燃燒它，看它更強大地重生吧！

好的，從頭開始談起：什麼是纖維？在自然界中，纖維是植物細胞結構的一部分。植物對這種營養素擁有完全的壟斷地位，如果你想要它，只有一種自然的方式可以獲得：從植物中獲取！從營養學的角度來看，纖維是一種碳水化合物，確切地說，是一種複合碳水化合物。當你把多個糖分子連結在一起，就形成了纖維。但這並不意味著纖維的作用與糖相同，事實上完全不同。精製糖的消化從口腔開始，大約二十分鐘內便已在小腸被吸收。而纖維則不然，它在經過口腔、胃部，甚至是長達十五到二十英尺的小腸時，始終保持不變。當它到達大腸時，仍然是最初進入口中的那個分子。

關於纖維有兩個最大的誤解：一是認為所有纖維都是一樣的，二是認為纖維只是在進入身體的一端後如魚雷般從另一端排出。讓我們深入探討一下。

迷思一：所有纖維都是一樣的，只需計算克數。

你被教導說所有的纖維都是一樣的，無論是在早餐麥片中、姐母喝的奶粉裡，還是營養穀棒，所有的纖維都是可以互換的。你只需要計算纖維的克數就可以。但事實上，這種說法是完全錯誤的。

你攝取的纖維來源至關重要。早餐穀片或早餐餅乾中的纖維，與你食用的藜麥中的纖維有所不同。這就像脂肪和蛋白質的來源對我們微生物群的影響一樣，纖維的影響也不僅僅是數量上的簡單加總。將纖維簡化為幾克數，並假裝所有克數的效果都是相同的，實在是過於簡化。正如你在第四章中將了解到的，我提供了更有效的方式來獲取纖維。

我們被教導計算纖維克數的原因主要有兩個。首先，這樣做很簡單，我們喜歡簡單明瞭的方式。其次，我們對自然界中實際存在的纖維種類知之甚少。分析膳食纖維的化學結構非常複雜，而地球上有四十萬種植物，其中三十萬種可供食用。因此，自然界中可能存在數十萬甚至數百萬種不同的纖維，我們對這些纖維的了解仍然不夠深入。

鑒於分析膳食纖維的複雜性，我們通常將其簡化為兩種基本形式：可溶性纖維和不可溶性纖維。你可以通過將纖維浸入水中來判斷它們的類型。如果纖維溶解在水中，那麼它就是可溶性纖維；如果不溶解，那就是不可溶性纖維。雖然我偶爾會提到這兩種纖維的區別，但需要明白的是，這兩種類型只是大類別中的一部分。大多數植物中的纖維實際上是兩者的混合物。

你是否對碳水化合物感到恐懼了？

如果只是看到「碳水化合物」這個詞就讓你心跳加速、臉紅，那麼這種情況可能已經發生了。但不用擔心，這不是你的錯。碳水化合物一直以來都受到了很多負面評價。它們已經不太受歡迎了，而且這種情況已經持續了很長一段時間。你被教導碳水化合物對你有害，它們會使你的血糖飆升，增加你對食物的渴望，如果你想減重，就需要避免它們。這是真的嗎？

有時候是的。但是這僅限於全食形式的碳水化合物。 是的，像白糖或高果糖玉米糖漿、白麵包或白麵粉這樣的精製、加工碳水化合物會使你的血糖飆升，引起食物成癮、體重增加和持續的飢餓的惡性循環。這是因為它們被去除了纖維。正如你即將了解的那樣，纖維直接負責平衡我們的血糖，觸發我們的飽食激素，讓我們知道什麼時候該說「夠了，謝謝」。

未經精製的複雜碳水化合物存在於完整的植物食物中，其中富含纖維、維生素和礦物質。與上述惡性循環相比，複雜碳水化合物實際上可以降低血糖，甚至預防糖尿病，減少體重和體脂肪。重點是，我們不應該根據宏量或微量營養素對我們的食物進行假設，我們需要看整個食物。對於精製食品中的精製碳水化合物，人們對碳水化合物的恐懼是合理的，但對於完整植物食物中的未經精製碳水化合物，這種恐懼完全是不合適的。說真的，水果實際上是最容易獲得的碳水化合物來源！

迷思二：纖維只是經過我們的身體而已

當你快速在Google上搜尋有關纖維的資訊，你會發現纖維的主要健康益處包括：糾正腹瀉和便秘，增加大便的重量和體積，降低膽固醇，控制血糖，並促進良好的腸道運動。這些都是非常正面的效果，我們當然應該為纖維的健康益處而感到高興！然而，我們還是低估了纖維的真正價值。

我們一直被教導，纖維基本上是進入口中後，通過腸道，然後...嗯，你知道的，清理一些東西。雖然這些說法有一定的真實性，但我們對這種極其複雜的營養素過於簡化。因此，我們需要仔細重新認識纖維的真正作用。

人類缺乏自行消化纖維的能力。確實，我們擁有一些稱為糖苷水解酶的酵素，可以幫助我們分解複雜的碳水化合物，但我們只有 17 種這樣的酵素，僅僅 17 種！而且其中沒有一種是專門用於分解像纖維這樣的大分子的。換句話說，我們這些強壯的人類從本質上就無法自行消化纖維。

現在，如果我們生活在一個沒有細菌的無菌環境中，我們永遠不會知道纖維的真正力量。但是我們在微生物的幫助下解決了難關。猜猜你可以在哪裡找到大量的纖維和複雜碳水化合物分解酵素？是的，就在我們的腸道微生物中。相比我們自身不足的 17 種酵素，我們的腸道微生物卻令人震驚的擁有多達六萬種有用的酵素。

我們的微生物群擁有如此驚人的消化酵素數量是非常合理的，因為我們的飲食中包含三十萬種可食用植物，它們代表數百萬種纖維類型。通過將纖維的消化工作外包給腸道裡的微生物，我們充分發揮了它們的適應能力。每種植物和每種纖維都需要一組獨特的微生物團隊來協作完成消化。這是一項艱鉅的任務，但隨之而來的成果卻非常神奇。腸道細菌在分解纖維的過程中釋放出我認為是大自然中最具療效的營養素——（鼓聲，請！）短鏈脂肪酸（SCFAs）。

短鏈脂肪酸（SCFAs）來救援

我們之前已經瞭解了何謂「益菌」。那麼，這些強大的微生物究竟是如何完成其令人難以置信的工作呢？重點來了，優秀的細菌能夠將某些類型的纖維轉化為如電能般的有機能量，這些能量稱為短鏈脂肪酸（SCFAs）。

短鏈脂肪酸主要有三種類型：醋酸鹽、丙酸鹽和丁酸鹽。它們的命名正如字面上：短鏈，意味著分別由兩個、三個或四個碳原子連接在一起形成醋酸、丙酸和丁酸的化學化合物。這三種 SCFAs 在身體中作為一個互補的群體起作用。為了更好地理解它們，我們通常單獨研究它們，但始終要記住研究

膳食纖維之外的管道存在有益的益生菌

許多植物的療效，包括可可、綠茶和紅茶、石榴、蘋果和藍莓，至少部分歸因於植物化學多酚，即抗氧化化合物。百分之九十到九十五的多酚進入結腸，並在那裡被我們的腸道微生物神奇地轉化成具有促進健康作用的形式。同樣地，核桃中的奧米加-3 多元不飽和脂肪酸也被證明具有益生菌特性。健康脂肪，太好了！因此，雖然多酚和奧米加-3 脂肪酸不像纖維那樣產生短鏈脂肪酸，但它們對我們的腸道微生物有影響，並引起促進健康的化合物的釋放，也被稱為後生元。

和現實生活是不同的。在現實生活中，這些分子應該以適當的平衡方式一起運作，維護你的健康。

當我們攝取的每種纖維被有益的細菌處理時，會產生不同的短鏈脂肪酸混合物。無需擔心要針對特定的健康問題尋求特定的短鏈脂肪酸，關鍵在於攝取多樣化的纖維來源，也就是各種植物的多樣化攝取，以獲取所有這些纖維所帶來的好處。這一點將在第四章中詳盡介紹。

腸道健康的不同「生物」：益生元、益生菌和後生元。

在我們深入探討短鏈脂肪酸（SCFAs）的科學之前，我想先解釋一些基本概念。我相信你一定聽說過益生菌，像那些優酪乳廣告經常提到的。益生菌一直受到廣泛關注，但你是否聽說過益生元或後生元呢？簡單來說，益生元是指那些能促使益生菌生長或具有有益特性的物質。它們本質上是益生菌的食物。至於後生元，則是指細菌代謝過程中產生的健康化合物。

換句話說：

益生源＝提供給健康腸道微生物的食物

益生菌＝具有有益特性的微生物

後生元＝腸道微生物所產生的化合物

再更進一步……

益生源＋益生菌＝後生元

「益生源（prebiotic）」這個詞於 1995 年才正式出現，但如今逐漸成為美國人的常用詞彙。它的定義是「被宿主微生物選擇性利用並對宿主帶來健康益處的基質」。換句話說，益生源（基質）被微生物（益生菌）利用，透過產生後生物來提供健康益處。這只是以學術術語表達的方式，而我的公式則是：益生源＋益生菌＝後生元。

並非所有的纖維都具有益生菌特性。大部分的可溶性纖維具有益生源特性，而大部分的不可溶性纖維則沒有。我們通常將不可溶性纖維稱為粗纖維。粗纖維是我們的消化系統和腸道微生物無法消化的部分，因此它在體內通過並從底部排出，就像一枚魚雷一樣。

然而，益生源不僅限於纖維！抗性澱粉是一種在燕麥、米飯、馬鈴薯和豆類等食物中存在的物質，嚴格來說它並不是纖維，但它的作用方式非常類似可溶性纖維。它在小腸中通過而不被消化，然後被結腸的微生物發酵。母乳中還含有人類乳寡醣（HMOs），它們的作用方式類似可溶性纖維，可以為嬰兒的腸道微生物提供營養。因此，如果我們想要後生物的短鏈脂肪酸（SCFAs），就應該在飲食中攝取可溶性纖維和抗性澱粉，同時母乳哺育幼兒。

所有的證據都指向短鏈脂肪酸對人體健康至關重要。它們是腸道健康的主要推動者，並且對全身具有益處。

營養的因果和正向的力量

現在讓我們回到短鏈脂肪酸、你的良好腸道細菌和纖維的話題。健康的細菌無法在沒有纖維的情況下存活。事實上，研究顯示攝取纖維會增加健康細菌種類，如乳酸菌、雙歧桿菌和普雷沃特氏菌的生長。攝取纖維還會增加腸道中菌種的多樣性。這些有益效果使其具有益生元的資格。纖維的益生元效應可以滋養腸道中的健康微生物，讓你的腸道細菌由疲憊不堪轉變為精力充沛、堅定有力。

這些恢復活力的微生物會從纖維中釋放 SCFAs 以修復結腸。首先，短鏈脂肪酸按其名稱的意思，使結腸更酸性。這種變化可以阻止炎症性的病原菌，也就是壞菌的生長。接下來，短鏈脂肪酸更進一步直接抑制危險的菌株，如大腸桿菌和沙門氏菌。在第一章中，我們了解到失調的特點是健康微生物和炎症微生物之間失去平衡。透過抑制炎症性微生物——短鏈脂肪酸有助於恢復這種平衡。

現在，我們正為更健康的腸道建立動力。纖維為健康的微生物提供營養，使它們得以增殖。隨著這些微生物數量的增加，它們會產生更多的短鏈脂肪酸，即使你攝取的纖維量保持不變，你的腸道已經學會了如何有效地生成短鏈脂肪酸，並且這方面的效率也在提升。

這些短鏈脂肪酸能夠抑制炎症微生物，使健康微生物在與炎症微生物的競爭中佔據更有利的位置。這是一個積極的健康循環，隨著健康微生物的增多，短鏈脂肪酸的產量也會增加，健康狀況會不斷改善。

然而，請記住，這一切的關鍵在於纖維。所描述的一切都取決於使用益生元纖維來為你的腸道微生物提供必要的燃料。

正如你所見，定期攝取纖維不僅可以訓練你的腸道微生物處理纖維，還能讓你獲得更多有益的後生物。這就像我們在運動中所說的肌肉記憶一樣。在日常生活中，我們稱之為練習。無論用什麼方式，我們的微生物並沒有不同。如果你定期在飲食中加入纖維，它們會適應這種定期的曝露，並變得非常擅長於為你提取短鏈脂肪酸。這將帶來一系列好處，我現在只是開始介紹其中的一些。

但反過來，情況也是真的：缺乏纖維的飲食會耗盡你的腸道提取纖維的能力，使其無法有效從食物中獲得後生物。如果你不練習，你就會失去你的技能，對吧？僅僅兩週的低纖維飲食就會改變腸道微生物群，逐漸侵蝕腸道黏膜，破壞保護屏障，並增加罹患疾病的風險。這是非常不利的。還記得我之前提到的 97% 的人甚至未達到最低纖維攝取量嗎？還記得美國十大死因中有六項與營養有關，而其中大多數與腸道菌群失調有關嗎？你現在開始對纖維產生一些興趣了吧？

這是我想要傳達的一個非常重要的觀點。你可以稱之為營養的因果報應——「行善必得善報」。或者你可以這樣說：你吃的食物其實是你的腸道微生物在吃。重點是，你的飲食選擇在你的腸道微生物中留下了痕跡，這些選擇要麼訓練你的腸道細菌照顧和保護你，要麼讓邪惡的微生物傷害你。這是你的選擇。

短鏈脂肪酸還能做什麼呢？它們還修復你的結腸細胞，這些細胞構成了你結腸的內壁。也許你曾經被誤導認為纖維不提供能量，因為它不能被吸收？信不信由你，我們每天 10% 的熱量需求是通過由纖維產生的短鏈脂肪酸作為能源來滿足的。事實上，我們結腸細胞的主要能量來源就是短鏈脂肪酸，能量供應量則高達 70%。具體而言，結腸細胞似乎特別喜歡攝取短鏈脂肪酸丁酸鹽，所以大部分丁酸被腸道壁吸收，有助於保持健康的結腸。就像將一座美麗的古老房屋修復到原本的輝煌一樣，丁酸修復了腸道的內壁。

「醫生，我該如何治療漏腸症？」這裡是你的解決方案

在第一章中，我們討論了腸道菌群失調（dysbiosis），這種情況是由於腸道菌群的損害導致腸道通透性增加，進而釋放有害的細菌內毒素。請記住，腸壁的作用是作為一道物理屏障，控制哪些物質可以進入您的血液。畢竟，腸道是你身體最容易接觸外部世界的地方。這種血管—腸道屏障旨在保護身體，

但有時腸壁上可能出現孔洞，使細菌、抗原和細菌內毒素等有害物質穿過腸道壁，刺激免疫系統。這種增加的腸道通透性，有些人稱之為「漏腸」，發生在本應保持細胞緊密連接的緊密連接蛋白被破壞，導致細胞之間產生間隙。好消息是，短鏈脂肪酸（SCFA）中的丁酸鹽可以通過增加緊密連接蛋白的表達來修復漏腸，並且已經顯示能夠減少內毒素的釋放。

在這個話題上，增加腸道通透性引起的炎症會影響腸道壁的功能，包括神經和肌肉功能。這導致腹瀉或便秘、脹氣和腹痛。不幸的是，即使只有暫時的腸道炎症和腸道過度通透性，也會導致過敏和蠕動異常，這些問題會在炎症解決後持續存在。你可能還記得第一章中提到過，過敏性腸症候群的特點是腸道運動異常和內臟過敏。研究已經證實，短鏈脂肪酸（SCFA）中的丁酸鹽能夠增加結腸蠕動並減少內臟過敏。如果你患有過敏性腸症候群，那麼你會非常需要這種成分。

讓我們回顧一下，我告訴你的是，短鏈脂肪酸是腸道健康的重要營養素，它們是結腸的主要能源，支持健康的腸道菌群，修復漏腸，減少細菌內毒素的釋放，促進腸道蠕動，並減少內臟過敏感。再讀一遍那句話：讓它深入你的心中。我剛剛描述了對抗腸道菌群失調的方法。我相信，腸道菌群失調是大多數現代疾病的根源。短鏈脂肪酸可以糾正腸道菌群失調，這只是它們所提供的健康益處的開始。

如果糾正腸道菌群失調、支持健康的腸道菌群、修復結腸和逆轉漏腸還不夠，這種超級能量還會傳遞到全身，施展其治療魔力。讓我們來看看短鏈脂肪酸在腸道以外的一些令人印象深刻的功能。

免疫系統和炎症

在你的腸道壁之外，有你 70% 的免疫系統。這就是你的小軍隊。當感染或甚至是癌細胞出現時，你的免疫系統負責清除它們。聽起來很簡單，但事實並非如此。當你的腸道中有 390 兆個微生物、身體中有 30 兆個人類細胞，而你的「主人」每天吞下 3 磅食物，其中大部分都是一些奇怪的真實食物時，你該如何將朋友與敵人分開？這是一項巨大的責任。免疫系統稍微一點點的混亂就會導致身體出現問題，過度反應會導致過敏或自體免疫問題，反應不足會導致感染甚至癌症。那麼，我們該如何使它達到恰到好處的狀態呢？

嗯，短鏈脂肪酸（SCFAs）是我們的腸道微生物群與免疫系統之間的橋樑，負責它們之間的溝通。SCFAs 就像危機談判專家一樣，當免疫系統過於激烈時，它們能夠使其冷靜下來。

腸道微生態失衡和細菌內毒素的釋放會促進發炎反應，當你受到感染或受傷時，這是一件好事，但如果是持續且不需要的發炎反應，就不好了。這對身體包括免疫系統而言是持續不斷的低強度壓力。幸運的是，短鏈脂肪酸同時解決了腸道微生態失衡和細菌內毒素釋放的問題，這使它們成為調節所有發炎情況根本原因的很好的第一步。

除此之外，短鏈脂肪酸也已被證實能抑制三種炎症指標：核轉錄因子（NF-κB）、γ 干擾素（IFN-γ）和腫瘤壞死因子－α（TNF-α）。我聽過一句這樣的話：「你的基因負責上膛，你的生活方式負責扣動扳機。」如果情況真是這樣，那麼短鏈脂肪酸所做的就是從你手中收繳這桿槍。短鏈脂肪酸能提高免疫細胞對腸道細菌的耐受度，還能減少腸道炎症的「製造者」。信不信由你，它們甚至能提高免疫細胞對你吃下去的食物的耐受度，有效防止食物過敏和食物敏感。短鏈脂肪酸還能直接與我們免疫系統裡一個很重要的部分——調節性 T 細胞聯繫，你可以將其理解為一種「抑制器」，它可以讓免疫系統平靜下來避免反應過度，可以提高你自身細胞的耐受度，還能預防自身免疫性疾病的發生。我們很快會再詳細聊回這個話題。

在研究患有克隆氏症（一種消化道的慢性發炎疾病，IBD）的患者時，我們看到了纖維供能的短鏈脂肪酸對抗發炎的更多證據。克隆氏症患者的免疫系統攻擊腸道，引起發炎。它可以影響消化道的任何部分，從嘴唇到臀部。克隆氏症的發炎狀況可能非常嚴重，甚至可以侵蝕腸道壁，引起膿瘍或兩部分之間本不應存在的連接，我們稱之為瘻管。不用說，克隆氏症是一種可怕而令人傷殘的疾病，在西方世界越來越常見。

讓我們來看看克隆氏症是如何發展的，你會明白短鏈脂肪酸如何起作用。在患有克隆氏症患身上，我們觀察到腸道細菌的多樣性減少，丟失了產生丁酸鹽的菌群，特別是普拉梭菌（Faecalibacterium prausnitzii），並且有病原性細菌的過度生長，特別是大腸桿菌（E. coli）。但這不僅僅是普通的大腸桿菌……這是一種特別邪惡的變種，稱為黏附侵入性大腸桿菌。光是打字就讓我感到毛骨悚然，可見它有多邪惡。無論如何，這種大腸桿菌的行為就像剛剛越獄的瘋子，一旦繁殖就立即像火焰噴射器一樣釋放炎症蛋白，進一步加重了腸道紊亂和更多大腸桿菌的增長。腸道的平衡喪失、益菌減少和大腸桿菌增加影響了緊密連接，導致腸道通透性增加。F. prausnitzii 的減少與免疫系統不再容忍腸道微生物群有很強的關聯，這意味著免疫系統開始失控。同時，腸道屏障的漏洞使得大腸桿菌可以佔據腸壁，導致免疫系統攻擊大腸桿菌。這就是炎症性腸道疾病的形成。

正如你所看到的，在生活中，當身體出現問題時，往往是一連串事件的結果。如果我們運作在商業世界中，我們會進行根本原因分析，找出問題的來源並加以解決。一個缺乏纖維的腸道是否可能是克隆氏症的根本原因呢？

是的，從機制層面上來看，短鏈脂肪酸（SCFAs）與預防克隆氏症方面有關，因為它們使免疫細胞對腸道細菌更加耐受，有助於抑制過度活躍的免疫系統，修復腸壁的通透性，並培養保護性細菌以維持腸道健康。此外，在最近的一項研究中，半素食高纖維飲食在保持患有克隆氏症的人免於疾病活動和緩解方面表現優於雜食飲食。在一項前瞻性試驗中，採用半素食飲食的受試者維持了 92% 的緩解率，而雜食者僅為 33%。

這表明增加纖維攝入量並採用富含植物性高纖維食物的飲食對於患有克隆氏症的人群可能有顯著的益處。

同樣地，如果高纖維、以植物為中心的飲食對其他自體免疫、炎症性疾病有益，該怎麼辦？事實上，確實如此。在人類中，素食飲食已經多次證明對類風濕性關節炎的疾病緩解有益。例如，在一項隨機對照試驗中，41% 的素食飲食患者顯示出類風濕性關節炎的臨床改善，而僅有 4% 的非素食飲食患者有此改善。

因此，短鏈脂肪酸不僅可以糾正腸道紊亂和修復漏腸，而且還在腸道菌群和免疫系統之間建立了一個強大的聯繫，使免疫系統正常運作。充足的短鏈脂肪酸為免疫系統提供能量，讓它能夠自信且有效地完成工作。沒有短鏈脂肪酸，免疫系統會變得不安全、困惑、多疑和虛弱。換句話說，免疫系統依賴腸道微生物提供短鏈脂肪酸的支持。而腸道微生物則依賴於你提供可以轉化為短鏈脂肪酸的纖維燃料。再次強調，這些腸道微生物不僅僅是被動地存在。它們在我們的健康中扮演著積極而核心的角色。

癌症

正如我們已經了解到的，短鏈脂肪酸（SCFAs）可以糾正腸道菌群失調、修復漏腸、逆轉細菌內毒素血症並優化免疫系統。這些效果為預防癌症奠定了良好的基礎。第一章提到過，腸道菌群失調與多種癌症有關，例如結腸癌、胃癌、食道癌、胰腺癌、喉癌、膽囊癌，甚至乳腺癌。但除了「修復腸道」之外，SCFAs 是否還有其他特別之處，可以幫助我們對抗癌症呢？

讓我們從基本前提開始，癌症的發展需要細胞不受控制地增殖和生長。為了實現這一點，惡性細胞的 DNA 需要能夠在分裂成兩個細胞之前完成自我複製。組蛋白去乙醯酶（HDACs）是這一過程所必需的。因此，如果能通過阻斷 HDACs 來關閉 DNA 複製過程，就等於是拉緊了失控癌症列車的緊急制動闇。

自 1970 年代以來，我們就知道丁酸鹽能抑制 HDACs，改變惡性細胞的基因表達，從而抑制癌症形成的根源——不受控制的增殖。然而，當面對危險細胞時，僅僅減慢其生長速度是不夠的。我們需要徹底阻止它們，這種方法就是誘導細胞凋亡，或稱為程序性細胞死亡。這聽起來很激烈，但實際上是細胞調控的正常部分，並非罕見。每天有五百億到七百億個細胞以犧牲自己的方式來保護整體生物體的健康。SCFAs 通過專門消除可能變成癌症的細胞，幫助我們對抗癌症。

再一次，研究顯示高纖維、以植物為中心的飲食能降低癌症風險，證明這些原則在現實生活中確實有效。讓我們直接從最具影響力、最受尊敬的研究開始談起。這是由 Dr. Andrew Reynolds 在《柳葉刀》發表的一項研究。他收集了 243 項前瞻性研究的數據。這樣的規模在臨床研究中極為罕見，同時，他將數據限制在高質量的研究中：前瞻性隊列研究和隨機干預試驗。最終結果顯示，來自全食物中的纖維對結腸直腸癌、乳腺癌和食道癌具有保護作用。此外，研究中的高膳食纖維攝取量仍然相對較低，每天僅 25 至 29 克。在西方世界，我們的纖維攝取量如此之差，即使是高纖維攝取者也未達到目標。然而，研究結果表明，隨著膳食纖維攝取量的增加，對結腸直腸癌和乳腺癌的保護效果會更大。

結直腸癌目前在美國是第二大導致癌症死亡的原因！這可是第二名！儘管我們在結直腸癌篩檢計劃上花費了數十億美元，但結直腸癌的發生仍然居高不下。多項研究反覆顯示，膳食纖維可以保護我們免受結直腸癌的侵害。例如，在一項對 1,575 名非轉移性結直腸癌患者進行的前瞻性研究中，攝取更多膳食纖維有助於延長患者的生存時間。每增加 5 克膳食纖維攝入量，結直腸癌相關死亡風險降低 18%，總死亡風險降低 14%。

而且，還有三項重要的研究——一項大型 2017 年的統合分析、前瞻性的

EPIC一牛津研究和基督教徒健康研究——在飲食和癌症風險方面得出了相同的結論：以植物為基礎、以膳食纖維為燃料的飲食方式可以降低患癌風險。這就像是無可辯駁的結論。所以結論就是，膳食纖維可以保護我們免受結直腸癌的侵害。結直腸癌在美國的死亡率居高不下，而高纖維的植物為基礎飲食可以降低發生癌症的風險。完美收官！

心血管疾病、中風、糖尿病和減重

短鏈脂肪酸（SCFAs）和纖維能提供防癌保護，而癌症是美國第二大死因。那麼心臟病和中風呢？這是美國第一和第五大死因。在同一篇發表於《柳葉刀》關於膳食纖維的巨型綜合分析中，Reynolds 博士及其科學團隊發現，膳食纖維的攝取與較低的體重、降低的 2 型糖尿病發病率、較低的總膽固醇及較低的收縮壓有關。這些正好是冠狀動脈疾病和中風的風險因素。

短鏈脂肪酸透過協同作用影響多種組織，改善血糖調節。它們有助於防止葡萄糖耐受不良，改善胰臟的胰島素反應，並抑制肝臟和外周組織中的脂肪酸。這並不是什麼革命性的概念。自1980年代以來，就有研究表明可溶性纖維可以保護免受2型糖尿病的侵害。但現代研究，如最近由趙立平博士在《科學》上發表的文章，更深入地揭示了高纖維飲食能促進SCFA生成微生物的生長，從而改善血糖調節。

這不僅是你吃了什麼，而是這些食物對你微生物群的影響決定了你的糖尿病風險。有一個最初被稱為「扁豆效應」的現象，現在我們稱之為「第二餐效應」，很好地說明了這一點。如果你給兩個人吃相同熱量的麵包或扁豆作為午餐，當然會看到吃扁豆的人血糖尖峰較低，這不令人驚訝。但當這兩個人晚餐都吃白麵包時，吃扁豆的那個人血糖尖峰仍然較低。晚餐相同，但午餐的不同使得晚餐的效果不同。我們現在明白，這是因為午餐時我們增強了某些細菌的功能，這些細菌在晚餐時發揮了它們的短鏈脂肪酸（SCFA）魔法來保護我們。所以，如果你在記分的話，給豆類加上一分。

短鏈脂肪酸也能透過直接調控膽固醇生成的關鍵酶來降低膽固醇，並增加膽汁中膽固醇的排泄。此外，短鏈脂肪酸還能直接啟動脂肪細胞中的受體，減少脂肪酸的吸收，從而抑制脂肪的累積。

這些機制每一個都能保護你免於肥胖。此外，短鏈脂肪酸（SCFAs）還能促進飽足激素的釋放，讓你知道何時已經吃夠了。這是一項在我們當前高度加工、低纖維飲食中被嚴重低估的好處。這使你能夠感到飽足，而不會過度飽腹，避免需要穿上寬鬆的運動褲、小睡三小時，還得喝能量飲料才能繼續一天的情況發生（運動褲本身沒什麼問題！）。當你吃真正的食物時，自然會按應有的方式運作，你會在適當的時候停止進食，不需要計算卡路里，也不會暴飲暴食。作為概念驗證，最近一項隨機交叉研究顯示，與吃豬肉和奶酪漢堡相比，人們在吃了含有豆腐的植物性漢堡後感到更飽足，且飽足激素增加，儘管兩餐的能量和宏量營養素相同。同樣的卡路里，同樣的宏量營養素，但植物性飲食提供了更好的食慾控制。

最後，研究發現有症狀的冠心病患者的腸道中產生丁酸的細菌水準較低。在動物模型中，短鏈脂肪酸已被證實可預防充血性心力衰竭和高血壓。更近期的研究顯示，短鏈脂肪酸透過維持腸道屏障功能和限制細菌內毒素的釋放來預防動脈粥樣硬化，從而減少血管炎症。一項針對充血性心力衰竭患者的最新研究發現，這些患者體內缺乏產生短鏈脂肪酸的微生物，卻增加了產生三甲胺氧化物（TMAO）的微生物。這些患者的血液中丁酸較少，而三甲胺氧化物較多。因此，我們至少部分了解了為什麼以植物為中心的飲食對心臟有益。短鏈脂肪酸與三甲胺氧化物是對立的。

認知

就像羅馬戰士投擲長矛一樣，我們腸道中的超級細菌也將短鏈脂肪酸

（SCFAs）一路傳送到大腦。有趣的是，許多分子無法穿越血腦屏障，這是一道保護牆，阻止大部分分子到達大腦，就像被擋在紐約市最排外的 VIP 俱樂部門口一樣。（我不知道那是什麼感覺，因為我是個書呆子，從來沒去過，但我看過足夠多的《明星夥伴》來至少假裝一下。）想像一下，當短鏈脂肪酸到達時，絨繩被撤下，它們獲得了自由進入這個最熱門的俱樂部——我們最珍貴的器官——大腦的權限。

在絨繩的另一端，短鏈脂肪酸繼續發揮其神奇作用。這種能夠逆轉紊亂、修復腸道滲漏、增強腸道微生物群、優化免疫系統、調節食慾和新陳代謝的化學物質還將腸道微生物群與大腦功能聯繫在一起。其效果再次廣泛而強大。

你知道嗎，許多患有腸道滲漏的人也抱怨腦霧嗎？而且正如上面所討論的，短鏈脂肪酸可以促進緊密連接蛋白來修復腸道的增透性，它們對血腦屏障同樣產生類似的魔力。

短鏈脂肪酸丁酸鹽已被證明對改善學習和記憶有著深遠的影響。這在阿茲海默病、重金屬中毒、創傷性腦損傷甚至神經感染（聽起來令人恐懼）的模型中得到證明。我可以第一手告訴你，自從改變飲食以來，我在思緒清晰方面的改善對我來說是改變生活的。說實在，在調整飲食前，我根本沒辦法寫這本書。我沒有耐力、沒有專注力，也沒有神經可塑性。

談到阿茲海默症，其中一個明顯特徵是腦神經細胞之間積聚了類澱粉斑塊。目前，研究人員正致力於開發治療阿茲海默症的方案，以阻止類澱粉的產生，這些研究投入了數億甚至數十億美元。在這個持續的追尋中，我希望你知道，實驗室研究表明，短鏈脂肪酸（SCFAs）能夠干擾這些類澱粉的形成。

實驗室研究還顯示，丁酸在帕金森氏症模型中能夠保護大腦。這一點相當有趣，因為人類研究發現，帕金森氏症患者的腸道中產生短鏈脂肪酸（SCFAs）的細菌水平較低，並且他們的大便中 SCFAs 的含量也較低。值得一提的是，帕金森氏症患者幾乎都存在消化問題，其中便秘最為常見。

此外，高纖維飲食的孩子在認知控制（如多任務處理、工作記憶和專注力）方面表現更佳，與低纖維飲食的孩子相比。因此，SCFAs 可能對注意力不足過動症（ADHD）有所幫助。我寧願讓孩子吃沙拉，也不願意讓他們服用利他能（Ritalin）這類中樞神經系統興奮劑。

讓膳食纖維回歸飲食

根據賈斯汀・桑登伯格博士的研究，西方飲食導致了腸道微生物多樣性的喪失。他的研究比較了坦尚尼亞亞的哈扎人與美國人。哈扎人是地球上最後幾個獵人-採集者社會之一，他們提供了我們對原始時期生活和腸道菌群的一些了解。他們每天攝取 100 克或更多的纖維，一年中的飲食中約有六百種植物。而普通美國人每天僅攝取可悲的 15 克纖維，飲食中的植物種類也不到五十種。這些腸道菌群的差異是顯著的。哈扎人的多樣性比普通美國人多約 40%，比普通英國人多約 30%。

考慮到非洲裔美國人患結腸癌的概率比非洲鄉村居民高 65 倍，這是一個令人感興趣的數據。一項有趣的研究中，一組非洲裔美國人和非洲原住民在兩週內交換了飲食。非洲原住民接受高脂肪、低纖維的飲食，而非洲裔美國人則接受高纖維、低脂肪的飲食。你想猜猜發生了什麼嗎？

當非洲原住民開始食用美式飲食時，他們的短鏈脂肪酸丁酸鹽水平下降，而氧化三甲胺水平則上升。對於非裔美國人而言，情況剛好相反。「非洲化」的飲食使丁酸水平增加了 2.5 倍，而「西方化」則將丁酸的含量減少了一半。還記得前文提到次級膽酸（secondary bile acids）被認為會引起結腸癌嗎？一種典型的非洲飲食將結腸中的次級膽酸減少了 70%，而西方飲食則激增 400%。

還有一個讓人驚訝的發現：桑登伯格博士還進行了一項小鼠研究，顯示西方飲食會引起腸道微生物多樣性的損失，而這種損失可能在幾代人中累積。如果你的祖母在童年時期有 1200 種腸道微生物，但到你母親出生時只剩下了 900 種，那你的母親就只有 900 種。然後，如果你母親失去了 300 種微生物，那麼你的體內一開始就只有 600 種微生物，只有你祖母的一半。儘管這只是動物研究，無法完全重現在人體上，但這確實合乎邏輯。

如果某事聽起來太美好以至於讓人難以置信，那可能僅僅是因為我們忽視了它。

後生元短鏈脂肪酸的好處可能看起來好到讓人難以置信，但這是真實的科學事實。短鏈脂肪酸不僅重要，對腸道健康來說更是至關重要，它們為失調的腸道提供解決方案，修復漏腸和減少細菌內毒素血症。它們餵養並賦予你腸道中健康的微生物力量，讓它們能夠履行自己的職責！它們還在整個身體中發揮著重要作用，它們能夠保護我們免受美國最致命的疾病的侵害。這一點本身就應該成為熱門話題，成為我們追求更好健康的全國對話的焦點。然而，這位超級明星卻是默默無名。所以，是時候改變這種狀況了。我想製造一個膳食纖維的風潮。誰願意加入？邀請你的朋友，帶上你的家人，讓我們高聲宣揚，讓他們能夠聽到我們的聲音。是時候讓我們注滿纖維的燃料了。

Part 2

纖維營養法

4　一定要牢記的黃金飲食法則

為什麼每次進食時都應該考慮植物的多樣性

既然我們已經確定了纖維營養法的驚人健康益處，是時候計算每日攝取的纖維克數，補充全麥穀片、營養穀棒和纖維補充劑了，對吧？但朋友們，別那麼急！

2017年，我坐在芝加哥的一場座無虛席的演講前排。那是消化系統疾病週（Digestive Disease Week），這是世界上最大規模的胃腸科醫生、外科醫生、營養師和研究人員的聚會，來自 150 個國家的將近兩萬名狂熱者（像我一樣）參加。我來這裡是為了聽羅伯・奈特博士的演講。在我看來，奈特博士是腸道健康的權威，他在 2012 年創立了美國腸道計劃（American Gut Project），這是工業化國家中最大、最多樣化的微生物和微生物群研究計劃。當奈特博士站在講台上，宣布使用他美國腸道計劃數據庫的全部，以前所未有的強大力量揭示健康微生物群的最大預測因子時，我知道這是一個將重新定義我們對腸道健康認識的重要時刻。那麼，他的研究發現究竟是什麼呢？

> “健康的腸道微生物群最大的預測因子
> 是飲食中植物的多樣性。”

沒錯，就是這樣。重點不是使用纖維補充劑，也不只計算吃了多少纖維克數，而是你飲食中植物的多樣性。更具體地說，奈特博士發現在一周內攝入三十種不同的植物是腸道微生物多樣性的最大預測因子。不管你自我定義為「純素」、「素食者」還是「雜食者」，這個發現都比任何一種飲食主義更有力量。為什麼呢？因為你可以是吃垃圾食品的純素者，攝入極少的植物，也可以遵循強調植物多樣性的原始人飲食法，但在進行適當的調整下，都能變成一種健康的飲食方式。一切都歸結於植物的多樣性。

如果你仔細關注，我敢打賭，接著談到的結果對你來說並不太令人驚訝。第2章中，我們看到了植物基飲食對腸道健康的影響，僅僅以五天植物性飲食或動物性飲食來相比，效果都非常顯著。我們還從第3章中了解到，纖維（植物中所含）對腸道健康有多麼重要，特別是益生元纖維的重要性，因為它可以被我們的益生菌腸道微生物轉化為後生物短鏈脂肪酸（SCFAs）。我們也知道，大自然中有無數種類型的纖維，每種植物提供了獨特的混合物，需要一種獨特的微生物組合來加以處理。最大程度地攝入各種膳食纖維和抗性澱粉，支持多樣的微生物群落，這對於處理這些食物至關重要。就像哈茲達族人的研究證實的那樣，攝入越多的纖維和植物多樣性，微生物群落的多樣性也越高。為什麼多樣性重要呢？因為腸道微生物的適應能力能夠發揮短鏈脂肪酸的治療作用。我們需要一支微生物團隊來獲得所有的好處。

奈特博士的美國腸道計劃研究還發現，攝入更多植物種類的人有更多產生短鏈脂肪酸的細菌。還記得上一章中曾談到如何通過攝取纖維來鍛煉腸道嗎？定期運動能夠促使肌肉適應並變得更強壯。同樣地，通過經常攝取纖維，你的腸道也能增加代謝纖維、產生短鏈脂肪酸的微生物的比例，這些微生物在萃取短鏈脂肪酸方面極其高效。可以這麼說，你的腸道經過適應和鍛煉後變得更強壯。多練習，你會變得更好，不是嗎？你的腸道也是如此。

正如我們在第2章中所了解的，我們的微生物群的組成在很大程度上取決於我們所吃的食物。飲食選擇導致我們腸道內的微生物每分每秒都在不斷變化。每種植物類型都有一個腸道微生物群落，當這種食物存在時，它們會茁壯成長，如果這種食物被移除，它們則會凋零。因此，我們微生物群內的多樣性與我們飲食中植物的多樣性成正比。更多的植物多樣性=更強大、更健康的微生物群落=更強壯、更健康的你。

雖然我們的食品技術不斷迅速發展，食物供應也越來越充足，但我們的飲食多樣性卻在急劇下降。地球上大約有四十萬種植物品種，其中約有三十萬種是可食用的。但全球總共只有約兩百種植物被人們食用，也就是說，我們只在地球上的每一千五百種可食用植物中食用了其中的一種。

更不用說只有三種作物——水稻、玉米和小麥——提供了人類從植物中獲得的近 60% 的卡路里和蛋白質。比起支持多樣性，高產量作物的集中種植對食品生產系統來說要容易得多。僅在過去的一個世紀裡，我們就在農業實踐中丟棄了 75% 的植物多樣性，因為全球的農民受到壓力，被迫使用基因均勻、高產的品種。換句話說，我們現代的食品體系以犧牲營養和生物多樣性為代價，高效地生產卡路里。

這表示你的飲食中的植物多樣性不會偶然發生。這需要你將這視為核心的飲食理念，回避我們食品體系希望你走的路徑。好消息是，在接下來的頁面中，我將幫助你最大程度地提高植物多樣性，慶祝大自然的恩賜。

植物多樣性：讓它成為黃金法則

實際上，植物多樣性是如此強大，如此能夠改變生活和健康的足以成為我們的飲食黃金法則。通過遵循這一個黃金法則，你可以擁有一切——你所愛的食物的風味、氣味和質感，這些食物也恰好能夠帶給你更多的活力和健康，而不是剝奪它們。這種飲食不僅能讓你活得更長、看起來更好、感覺更佳，還能療癒並改善你的腸道微生物群。我親身經歷過，也在我的病人身上見證過這一切。

當你最大程度地提高植物多樣性時，你做出了一個選擇，給你帶來更好的健康——你選擇了滋養和維護你最佳健康的食物，而不是那些耗盡你的能量，破壞你的腸道微生物群落，直至引發疾病根本原因的食物。利用植物的多樣性，你最大程度地提高了食物所含的不同營養素，扭轉可能的醫療問題，甚至治癒你尚未意識到的但已存在的健康問題。當你選擇植物多樣性，你正在為體內微生物群提供已被科學證實有關健康腸道的頭號決定因素，並在整個身體中釋放短鏈脂肪酸的治療力量。

我們讓健康變得過於複雜，列出了大量需要避免的食物，計算脂肪和碳水化合物的比例，實施排除飲食、計算卡路里，甚至稱重食物——儘管如此，我們的健康狀況卻沒有改善。事實上，根本不需要如此複雜。植物多樣性，僅此而已，這就是你需要記住的全部內容。結束了，不再需要討厭的食物清單。如果你遵循這一條規則，它將引領你邁向更好的健康。不論未來發生什麼變化，這一核心健康原則始終不變。

你可能會聽到「植物多樣性」這個詞，並想知道：「但是純素者——那些以植物性蛋白為主，包括大量豆類的人——是否會出現營養不足？」人們對於純素或植物性飲食的一個大擔憂是，我們將錯過關鍵的微量營養素。請放心：2014 年的一項研究比較了多種不同飲食（純素、素食、半素食、偏素食和雜食）的綜合營養價值，結果發現純素飲食在營養上是最完整的，而雜食飲食的營養價值得分最低。

植物性飲食方式總是超越期望——例如，你可能因糖尿病而開始嘗試這種飲食，但在這過程中，你也在修復其他所有問題，包括那些甚至還沒有成為問題的事情。植物多樣性的黃金法則既具有治療作用，也是預防性的。它極其強大。

如果你將其作為你每天選擇進食的核心理念，這一個簡單的法則將為你開啟無限可能。不再需要計算卡路里，吃無味的減肥食品，或限制飲食份量。你可以隨意進食，仍然能夠保持理想的體重和更好的健康。讓我重申一遍：你可以隨意進食，並且保持理想的體重。是的，我說的沒錯。我知道在我們的健康和飲食文化主導了幾十年的背景下，這似乎是一個瘋狂的概念，但它是真實的，而且有效。想一想所有你可以無限制地吃下那些促進健康的植物食品的草藥、風味、質地和多樣性——那不是太棒了嗎！

植物化學物質：超越纖維的遊戲變革者

每種植物都為你提供獨特的營養組合：纖維、植物蛋白、碳水化合物、健康脂肪、維生素、礦物質等等。我們已經談了很多關於纖維，但不應忽視植物化學物質的好處。看到英文「Phyto–」這個表示「植物」的前綴詞時，更值得提醒：植物化學物質是你只能在植物食品中找到的獨特營養素，至少有 8,000 種，其中大部分我們幾乎一無所知，只有約 150 種實際上被研究過。但經過不斷發現，研究也接踵而來，證明植物化學物質對我們有益。

讓我舉個例子。大家常說：「一天一蘋果，醫生遠離我。」這句古老的諺語可能是真的嗎？最近的研究明確地說：「是的！」這不足為奇，因為蘋果是纖維的極佳來源。一顆中等大小的蘋果含有 4.4 克纖維，其中約三分之二是不溶性纖維，三分之一是可溶性纖維。然而，這還只是開始。蘋果還含有多種植物化學物質，如槲皮素3–半乳糖苷、槲皮素3–葡糖苷、槲皮素鼠李糖苷、兒茶素、表兒茶素、原花青素、花青素3–半乳糖苷、香豆酸、綠原酸、沒食子酸和根皮苷等。蘋果的每個部分都有不同的植物化學物質組合，無論是果皮、果肉，甚至果核。

這些植物化學物質各自具有獨特的療效。例如，槲皮素可以防止肺癌和結腸癌、冠狀動脈疾病、第二型糖尿病、氣喘和肝損傷。兒茶素則有助於預防肺癌、冠狀動脈疾病、中風和慢性阻塞性肺病。

你知道蘋果也含有益生菌嗎？放下膠囊，拿起蘋果，因為一個蘋果可能含有多達一億個細菌。植物也有微生物群落！就像在人體中一樣，這些微生物對於從花朵到果實的蘋果的健康和長成做出了重大貢獻。蘋果具有極大的多樣性，品種繁多，數以千計。事實上，有機種植的蘋果不僅擁有更多的微生物多樣性，而且還增加了對人類健康有益的微生物水平，比如益生菌乳酸

每種植物都有其獨特的腸道修復纖維組合

- 大麥含有一種叫做β–葡聚醣的益生元纖維，促進健康微生物的生長，降低總膽固醇和低密度脂蛋白膽固醇，有助於調節血糖。此外，大麥還富含硒，對甲狀腺健康很重要，可能預防自體免疫性甲狀腺疾病。
- 全穀物燕麥也含有高含量的β–葡聚醣。此外，燕麥還含有酚類酸，可以提供額外的抗氧化和抗炎保護。
- 亞麻籽含有20%至40%的可溶性益生元纖維，來自黏膠膠質，讓你擁有愉悦的腸道運動。它們還可以活化你的腸道微生物。我對亞麻籽的愛更多，我們稍後會再回來談談。
- 小麥糠具有一種特殊的纖維，由阿拉伯木聚醣寡糖組成，已被證實可以促進健康的腸道微生物，如雙歧杆菌，並減少腸道症狀，如腸氣腫和腹痛。它還具有抗氧化和抗癌效果。我們這一代偉大的科學家之一，北卡羅來納大學的巴爾富爾·薩托爾博士多年來一直在讚揚麩皮的好處，即使其他人在批評小麥。麩皮是保護種子的硬外殼，在食品加工中通常會被去除。因此，如果你選擇精製穀物或不必要的無麩質飲食，你就無法享受到這些好處。我們稍後會在本章更多地談論麩質。我知道你很好奇。
- 馬鈴薯！馬鈴薯是抗性澱粉的極好來源。是的，白馬鈴薯。薯條和薯片顯然不太好，但我的愛爾蘭微生物喜歡一份美味的土豆泥。它們是益生元抗性澱粉的很好來源！在一項研究中，它們比菊苣根中的菊粉提高了更多的短鏈脂肪酸（SCFA）水平。這裡有個小貼士：如果讓馬鈴薯冷卻，冷卻過程會產生更多的抗性澱粉。如果你多次加熱和冷卻，效果會更好。有剩下的馬鈴薯泥嗎？
- 海藻！海藻含有50%至85%可溶性益生元纖維。這可能解釋了日本人壽命長的原因，因為他們經常食用海藻。我會在第8章中更多地談論海藻。它是增加纖維營養食品飲食的絕佳選擇。

桿菌。科學家們現在認為，植物微生物群落與人體腸道微生物群落之間的這種交流對於人類健康至關重要，是我們腸道微生物的重要來源。這又是我們如何成為生命循環中的一部分的另一個例證，我們宇宙中的一切都是相互關聯的。

不過，並不是每個蘋果都一樣。我們現在知道，每個品種都有其自己獨特的促進健康的成分組合。但在所有情況下，纖維、植物化學物質和微生物在某種程度上對人類健康有所貢獻。這解釋了為什麼蘋果被發現能夠減少患癌症、心臟病、哮喘和 2 型糖尿病的風險。

那麼，我們應該每天吃掉一簍蘋果嗎？絕對不是。這只是水果和蔬菜的魔法的一個窗口。蘋果只是其中一種水果，我與你分享這個案例研究，向你展示了蘋果中一些驚人的特性。但每種水果、蔬菜、全穀物、豆類、種子和堅果都有其獨特的纖維、植物化學物質和微生物組合。

你在植物中看到的許多顏色都是其植物化學物質的結果。所以當你聽到人們說：「吃進彩虹」，這就是原因。這是「植物多樣性」的最高機密代碼。

就是這樣，植物種類越多越好。兩種不同的植物可以產生協同效應，就像自然界的天作之合一樣。例如：

- **番茄和酪梨在酪梨醬中**：番茄富含茄紅素，可以降低癌症風險和心血管疾病。酪梨中的健康脂肪還能使茄紅素更容易被吸收。想想，健康脂肪是不是太棒了！
- **混合水果盅**：康乃爾大學的一項研究發現，水果的組合產生了更多的抗氧化活性，效果是附加和協同的。基於這一點，研究的作者建議「為了改善營養和健康，消費者應該從多樣化的飲食中獲取抗氧化劑。」
- **羽衣甘藍和檸檬**：羽衣甘藍是植物性的鐵來源，是非血紅素且生物利用率較低的。血紅素鐵來自動物產品，生物利用率更高，但也更具有炎症

吃下彩虹植物的好處

顏色	植物	植物化學物質	益處
紅色	西紅柿、西瓜	番茄紅素	提供抗氧化劑；預防前列腺癌
橙紅色	胡蘿蔔、紅薯、南瓜	β-胡蘿蔔素	對皮膚、免疫系統和眼睛有益
橙黃色	橙子、檸檬、桃子	檸檬苦素類似物、類黃酮	預防癌症和心臟病
綠色	菠菜、羽衣甘藍	葉綠素、葉黃素	預防癌症，護眼
淺綠色	西蘭花、球芽甘藍、捲心菜、花菜	吲哚、異硫氰酸酯	強抗癌功能
白中透綠	大蒜、洋蔥、小蔥、蘆筍	烯丙基硫醚	降低膽固醇和血壓，減少胃癌和心臟病風險
藍色	藍莓、黑莓	花青素	提供抗氧化劑，改善記憶力，預防癌症
紫色	葡萄、李子	白藜蘆醇	降低膽固醇，防止血液凝塊
棕色	全穀類、豆類	膳食纖維	參見第三章

性，並與冠狀動脈疾病、結腸癌和2型糖尿病有關。檸檬中的維生素C可以提高鐵的吸收，讓你從非心臟病/結腸癌/糖尿病引發的來源中獲得所需的鐵，即植物。

• **薑黃和黑胡椒：**薑黃的活性成分是姜黃素，一種有效的抗炎物質，對關節疼痛的人非常有效。在咖哩中加入黑胡椒，可以將姜黃素的生物利用率提高2000%。

想像一下，每餐坐下來享用你絕對喜愛的食物。你的盤子充滿了色彩——明亮的綠色和紅色，舒緩的藍色和紫色，陽光明媚的黃色和橙色。所有的味道都在那裡——甜、鹹、苦、酸和鮮味。氣味簡直是神聖的，喚起了你有史以來最美味的自家製餐食的回憶，讓你的肚子感到溫暖，口水流淌。

質地上有大量的變化，有脆脆的口感和柔軟的口感。吃完後，你感覺很棒。沒有食物宿醉，不需要服用大量咖啡因來彌補。你感到充滿活力和輕盈——成為了最好的自己。如果你能在享受這樣的一餐時不用擔心遵循複雜的規則或食品清單，而是被顏色、味道和質地所驅使，那將感到多麼解放！

這就是我為你所設想的生活，充滿生氣的色彩，有趣而新鮮，輕鬆健康。植物多樣性是分類性飲食限制的反面。近年，有一種趨勢是越來越鑽牛角尖的飲食限制，但這並不奏效，因為真正的解決方案是激進的豐富，而不是極端的剝奪。在這種情況下，我想帶你深入了解一些飲食限制的目標背後的科學，並向你展示，將這些食物重新引入我們的生活中，體況會變得更好。

全穀類食物的力量

許多人一直以來都認為全穀類食物會引起發炎作用，是現代農業的不健康產物。這種看法讓我感到不悅，我們真的不應該將全穀類食物與像糖這樣的精製穀物混為一談，它們完全不同。全穀類食物是優質的益生元纖維來源，絕對要納入在植物多樣性的飲食中。如果你對此抱有懷疑態度，讓我分享一些研究結果。

從四十五項研究進行系統性回顧和統合分析中證實，每天增加兩片全穀麵包的全穀物攝取量，會使參與者減少冠心病、心血管疾病、總癌症的風險，同時降低因各種原因而死亡、呼吸系統疾病、傳染病、糖尿病以及所有非心臟和非癌症原因的死亡機會。你現在是否相信？

我還會再多給你一些資訊：在護士健康研究和健康專業人士追蹤研究的綜合分析中，他們發現每日攝取一份全穀物可降低 5% 的死亡風險，以及降低 9% 的心血管原因死亡風險。

- 在另一個包括近 25 萬人的統合分析中，攝取最多種全穀類食物的人比攝取最少種的人中風的風險降低了 14%。

• 一項於 2011 年的前瞻性研究統合分析發現，每天攝取三份全穀類食物可以使結腸直腸癌的風險降低 20%，並且隨著攝取量的增加，風險甚至更低。

• 另一個統合分析，這次包括十五個研究和近 12 萬人，發現每天攝取三份全穀類食物與較低的身體質量指數和較少的腹部脂肪有關。

• 一項對 16 個序列研究的系統性回顧和統合分析發現，每天至少攝取三份全穀類食物可以降低三分之一罹患糖尿病的風險！順便說一句，攝取精製穀物並沒有這樣的好處。事實上，研究發現，全穀類麵包、全穀類穀片、小麥麩皮和糙米在次級分析中都有保護作用，白米則會增加風險。

我沒辦法寫一本關於腸道健康的書，卻不向你展示當攝取全穀類食物時，你體內的微生物會發生什麼變化。在一項隨機對照試驗中發現，把研究對象攝取的精製穀物換成全穀類食物後，觀察到短鏈脂肪酸（SCFA）產生的細菌——毛螺菌屬（Lachnospira）的增長、短鏈脂肪酸水平的增加以及促炎症的腸桿菌科（Enterobacteriaceae）的減少。他們還注意到免疫系統的改善，並且對腸道炎症沒有影響。換句話說，全穀物對腸道有益。你可能還記得第二章提到，長期堅持古飲食使腸道微生物變得不健康，氧化三甲胺（TMAO）增加，短鏈脂肪酸（SCFA）減少，研究者將其歸因於從飲食中刪除了全穀物。

關於發炎呢？全穀物會引起發炎嗎？在一項隨機對照交叉研究中，那些攝取全穀物的人看到他們的發炎指標——C–反應蛋白，下降了 21%，而那些排除全穀物的人則看到他們的發炎指標上升了 12%。在一項為期十年的飲食模式研究中，全穀物飲食者在 37 個研究的食物群體中具有最強的抗發炎效果。證據是明確的：全穀物具有抗發炎作用。

當我們討論碳水化合物時，讓我們區分有害的精製穀物和有益健康的全穀物。全穀物是纖維的優質來源，正如我們在第3章中所了解的，它有助於滋養腸道微生物，釋放出對抗肥胖、心臟疾病、中風和 2 型糖尿病的 SCFAs。全穀物並不具有發炎性；恰恰相反。如果你想貶低「碳水化合物」，那麼請貶低精製穀物，支持腸道微生物和促進健康的全穀物被獨立看待吧！

那麼麩質呢？

近年來，關於麩質的討論不斷增加，那麼讓我們來深入了解一下。麩質是一種存在於三種特定全穀物中的蛋白質：小麥、大麥和黑麥。當然，任何包含這些穀物的產品中都含有麩質。由於大多數人可能從未見過生小麥，所以幾乎所有含麩質的食物都是加工食品——例如麵包、義大利麵、披薩和穀類食品。這也是為什麼很多人在戒掉麩質後感覺更好的主要原因之一。去除包括精緻碳水化合物在內的超加工食品是我百分之百支持的。但是否有必要完全排除所有含麩質的產品，或者這樣做是否會導致我們因噎廢食呢？

對於患有腹腔疾病的人來說，麩質的確是一個問題。這些人完全不能攝取麩質，這是毫無爭議的。另外，有些人認為麩質具有發炎性，會引起腸道滲漏和自體免疫疾病，認為我們都應該選擇無麩質飲食。這個趨勢始於一些試管研究，現在已經漸漸演變成普遍現象，因為美國三分之一的人正積極限制攝入麩質。那麼，如果這些試管研究是正確的，麩質確實會引起腸道滲漏，那麼我們應該能在無麩質飲食下看到腸道健康的改善，對吧？但事實並非如此。

在健康的非腹腔患者經過一個月的無麩質飲食後，健康細菌如普拉梭菌（F. prausnitzii）、乳酸菌和雙歧桿菌的數量下降，而大腸桿菌和腸桿菌則增加。在一項隨機對照的交叉研究中，發現「低麩質」飲食者減少了健康的雙歧桿菌和丁酸鹽，卻產生了革蘭氏陽性細菌（Anaerostipes hadrus）和霍氏真桿菌（Eubacterium hallii）。對於麩質是否會引起發炎、影響免疫系統、甚至引起腸漏症增加的問題，研究人員對人類進行測試時，找不到與攝取麩質相關的發炎、免疫活化或腸漏症增加的證據。然而，試管中的免疫反應差異確實存在。實驗室中的測試並不一定能轉化為人類研究的結果。

另一項研究發現，全麥食物增加了健康的雙歧桿菌，並產生有益於腸道完整性和減少腸道通透性的代謝物。換句話說，全麥改善了腸道完整性，降低了腸道通透性（或稱為腸漏症）。

實驗室和人體研究之間存在差異。在實驗室中，你可以提取感興趣的分子，然後對其進行單一研究，通常在試管中以濃縮形式進行。顯然，這與一個人在現實生活中食用含麩質食物時的情況大不相同。對我來說，我對這些實驗室研究持懷疑態度，更相信顯示我們在自然環境中所看到的人體研究。當健康的人食用小麥或其他含麩質的食物時，我們發現他們的腸道實際上變得更加健康。無麩質或受限飲食似乎會減少短鏈脂肪酸（SCFA）產生的微生物並增強發炎反應。

不吃含麩質食物還會產生其他負面影響。一種「低麩質」飲食會導致碳水化合物代謝基因的損失。回到第 3 章，我們提到，我們人類僅擁有17種糖苷水解酶，這是我們用於消化複雜碳水化合物的酵素，而我們的腸道微生物可能擁有六萬種或更多的酶。一旦剝奪麩質的攝取，實際上等於失去了碳水化合物處理機制的一部分。因此，腸道變得脆弱，處理和分解複雜碳水化合物的能力下降；結果，當你未來再度攝取複雜碳水化合物時，會遇到食物敏感的問題。

最後但同樣重要的是，當我們從飲食中排除麩質時，要面對的最大問題是我們要拿什麼取代它？我們已經討論過全穀類食物的重要性，而含有麩質的食物是美國飲食中全穀物的主要來源。在一項對 6,500 人進行了長達 2,273,931 人年的前瞻性隊列追蹤研究中發現，隨著人們攝取更多種類的含麩質食物，他們患缺血性心臟病的風險下降，這被歸因於含有麩質的食物中的全穀物。換句話說，如果你切斷麩質攝入，會增加患缺血性心臟病的風險，這是美國的頭號殺手。值得注意的是，這與患有乳糜瀉的人恰恰相反，這些人攝取麩質會引發一個炎症級連鎖反應，可能增加他們患心臟病的風險。

我承認麩質並不是一個簡單的話題。這就是為什麼你需要像我這樣有資格並且深入研究過科學的人，來給你提供正確選擇的見解。在第五章中，我會引導你經由我的麩質方案，來決定你是否應該繼續攝取麩質。這裡先透露一下：大多數人應該繼續攝取麩質！但我並不是在倡導把麩質當作飲食的核心。我提倡的是以植物為基礎的多樣化飲食，而不是把有益健康的食物排除在外，因為當你縮小飲食中的植物範圍時，也會縮小你的微生物群的多樣性。即使是對於小麥，這一點也是成立的。

豆類：體積小，益處大！

一般美國人每年只吃 6.3 磅的豆類，這比五十年前減少了 20%。然而，有些人卻聲稱豆類是現代各種流行病的根源，這真是無稽之談。豆類富含纖維，例如一杯青豆含有 7 克纖維，一杯扁豆高達 16 克，而斑豆每杯則含有 30 克纖維。

確實，大量攝取豆類中的纖維對某些人來說可能難以消化，但豆類的好處是不容否認的。當你採用高豆類飲食時，體重會下降，腰圍變小，血壓和膽固醇下降到可以減少藥物使用的程度，血糖平衡，糖尿病消失，心臟病發作和結腸癌的風險減少了一半。

支持豆類的研究有數百個。分享一個例子：在一項隨機對照試驗中，研究人員比較了富含豆類的飲食和不含豆類的飲食，並保持卡路里數量相同，確保研究重點是營養而非卡路里。結果顯示，在豆類組中，C 反應蛋白（一種炎症標誌物）下降了 40%，血壓和膽固醇也降低了。最令人著迷的是，儘管豆類組攝取的卡路里數相同，他們的體重減輕得更多。你可能記得我們在第一章討論過，腸道微生物群在體重控制中起著巨大作用，這不僅僅是卡路里的問題。

那麼豆類對腸道微生物群有什麼影響呢？在一項小老鼠模型研究中，海軍豆和黑豆都能增加有益的短鏈脂肪酸（SCFA）生成細菌的數量，並隨之增加短鏈脂肪酸的產生，促進結腸屏障的完整性，並降低細菌內毒素的水平。

在一項隨機交叉研究中，參與者除了正常飲食外，攝取鷹嘴豆三週後，短鏈脂肪酸產生細菌（Faecalibacterium prausnitzii）增加，病原性和腐敗性細菌（Clostridium histolyticum和C. lituseburense）減少。研究作者得出結論，鷹嘴豆「有潛力調節腸道微生物組成，促進人體腸道健康」。

總之，這些研究表明，豆類有助於促進腸道微生態系統的健康，增加有益細菌的數量，減少有害細菌的生長，並提高短鏈脂肪酸的產生，這對於維持腸道完整性和健康非常重要。

豌豆蛋白已被證實可以促進有益細菌 Lactobacilli 和 Bifidobacteria 的生長，伴隨著細菌代謝物短鏈脂肪酸（SCFAs）水平的相應增加。研究作者得出結論：「這種微生物組成的變化可能對腸道環境產生有益影響，對人體健康產生促進作用。」

這真是神奇，對吧？當你把這些資訊綜合起來，就不難理解在一項全球飲食模式的重大研究中，有一種食物——而且只有一種食物——被證明能讓人們活得更久，那就是豆類！

讓我們來談談豆類和穀物吧。你知道嗎？當你將豆類與全穀物結合在一起時，你就創造了一個完整的蛋白質組合，增加了纖維，並從低卡路里、高營養的植物來源獲取蛋白質。我們的蛋白質來源很重要，當你用植物來源取代動物蛋白質時，你會發現人們更健康，並且活得更長。想想看，哥斯大黎加主要以豆類和米飯為主的飲食，其預期壽命竟超過美國，但醫療費用僅是

該吃豆類嗎？

關於大豆存在一些爭議，這是因為人們認為它含有雌激素，但我希望你理解植物雌激素並不等同於人體雌激素，也不像人體雌激素那樣作用。相反的，植物雌激素是大豆中獨特的植物化學物之一，被稱為異黃酮。實際上有三種大豆異黃酮：槐黃素、大豆黃素和甘草黃素。它們具有多種健康益處，包括：降低膽固醇、增強骨質、治療更年期症狀、降低冠心病風險，以及降低得前列腺癌、結腸癌、乳腺癌、卵巢癌的風險。

想要更多關於大豆的好消息嗎？有些腸道細菌可以將大豆異黃酮轉化為一種更有益的化合物，稱為大豆黃酮。這就像一種超級異黃酮，為你提供更多心血管、骨骼和更年期健康益處。不幸的是，你需要擁有這些細菌才能實現這一轉化。亞洲人口中約有 50% 至 60% 的人可以產生大豆黃酮，但西方人中只有 30% 可以。就其價值而言，高碳水化合物（實際上是指纖維）低飽和脂肪的飲食與大豆黃酮的生成有關，而抗生素似乎會妨礙它的生成。

我建議只食用非轉基因和有機大豆，以其天然的形式食用：毛豆、豆腐、味噌、豆餅、淡醬油和無糖豆漿。將你的大豆攝取方式模仿亞洲的做法。關於如何美味地食用大豆，可以查閱第 10 章中的食譜。

美國的一小部分。他們不是唯一的例子！豆類和全穀物在所有五個藍區的飲食中都受到讚揚。這些是長壽食品，它們是腸道健康的基礎。

一切歸結於黃金法則——植物的多樣性！

你是否同意，健康的飲食應該是最大限度地提供營養，以達到身體功能的最佳需求？這就是「營養密度」的概念，也就是說我們希望每消耗一卡路里都能攝取到盡可能多的營養。但單單靠營養密度還不足以描述一個理想的飲食，換句話說，你整天只吃羽衣甘藍，而沒有其他東西，你會健康嗎？

絕對不會。羽衣甘藍是一種超級食物，但如果它是你唯一的食物，你將過度攝取羽衣甘藍提供的營養，但錯過其他植物提供的營養、纖維和微生物。例如，如果你每天攝取 2000 卡路里的羽衣甘藍，你所攝取到的銅會比你實際需要的高出 30 倍、維生素 A 則高出 80 倍、維生素 C 則多出 80 倍，以及維生素 K 超過 360 倍。這時，希望你只是將它們排出體外，但任何事物過猶不及，過多的好東西有時也會對健康造成傷害。於是，你將錯過蕃茄中所含的茄紅素、巴西堅果中的硒以及酪氨酸的維生素 B5。最終，營養素缺乏症會開始出現。若你只是在意每天攝取近 150 克的纖維，但只要這些都是同一類型的，而沒有包含植物的多樣性以及內含纖維所提供的微生物多樣性，你將錯過其他植物類食物所包含的所有微生物群。

在我們的文化中，很容易相信所謂的超級食物。超級食物就像食物界的名人，我們把它們擺在一個神壇，讚美它們的菁英型的營養密度和食物特性。在第8章中，我將分享一些我最喜愛的食物，它們對我來說很重要，但如果你只吃第8章中的食物，你的飲食將導致你的健康比不上那些在飲食中極大程度地實現植物多樣性的人。而我的計劃，首要專注於最大程度地實現植物多樣性，然後再添加超級食物。

總結一下：

每次你去超市：想到多樣性的植物！

每次你做飯：多樣性的植物！

當你坐在餐桌前，開始裝滿你的盤子：多樣性的植物！

作為一名醫生，我會知道有人正瀕臨死亡，即使他們還活著，我也知道。你可以看到一個器官如何影響另一個器官，當一個器官失能時，它會拖累另一個器官，引發連鎖反應，導致多器官衰竭和最終的死亡。如果我們能逆轉病況，同時提升所有器官的功能，會怎麼樣呢？透過以植物為核心的飲

凝集素又是什麼呢？

那麼，凝集素是什麼呢？嗯，凝集素並不是單一的物質；實際上，它們是一大類在自然界中發現的蛋白質化合物，以與碳水化合物結合而聞名。它們在自然界中無所不在——人類、動物、植物、真菌和微生物都有它們。不同食物中的凝集素含量各不相同。一些含有較高量凝集素的食物包括牛奶、雞蛋、豆類、花生、扁豆、番茄、馬鈴薯、茄子、水果、小麥和其他穀物。

近年來，有越來越多的人認為凝集素具有發炎作用；具體來說，它們會損害你腸道的內襯並過度刺激你的免疫系統——因此，人們認為，凝集素可能是造成我們二十一世紀流行病的原因之一。根據這種觀點，對抗這種情況的方法是減少或消除所有穀物（包括偽穀物）、豆類、豆類、堅果、水果和許多蔬菜——在某些情況下是大規模的、甚至是分類的剔除。但這是否合理呢？

認為凝集素可能導致疾病的想法並不新穎。幾十年來，這個想法一直在邊緣醫學文獻中流傳，主要基於 1970 年代和 1980 年代的試管和動物模型研究。如果你只提供這些研究，凝集素聽起來可能非常可怕。 但是，有一個原因使得備受尊敬的期刊、世界頂尖的醫生和營養師們不會因為凝集素而感到恐懼或避開豆類和穀物。首先，還有另一方面的故事，那就是小麥、蠶豆、大豆、蘑菇、香蕉、蕎麥和菠蘿蜜等植物中的凝集素都被認為對預防癌症有益。

但更重要的是，專家們知道試管和動物研究通常無法很好地轉化為現實生活。與我們對於麩質的研究相似，我們需要在人群中確認這些結果。否則，我們就有可能發現一些非常古怪的事情，這些事情會誤導我們，有時甚至會傷害我們。

那麼，當我們在人群中研究豆類和全穀物時，我們會發現什麼呢？嗯，你已經知道了。體重減輕。血壓和膽固醇下降。胰島素抵抗逆轉。發炎減少。腸道微生物群產生更多短鏈脂肪酸的轉變。對心血管疾病和癌症的保護。壽命更長。研究顯示，豆類和全穀物對你的健康和你的腸道健康至關重要。它們是纖維的強大來源，它們獨特的特性使它們無法替代。請記住：什麼是健康腸道微生物群的最大預測因素？你飲食中植物的多樣性。

食方式，你不僅可以解決一個問題，還可以解決所有問題，並在過程中優化器官的健康，不僅是治療疾病，不僅是避免疾病，而是實際優化你的身體，使它變得更好，成為最好的自己。

攝取一種飲食，充滿了大自然所提供的所有色彩、風味和營養，這就是你所需要的。請記住永遠不會改變的黃金法則：

“多樣性的植物，多樣性的植物，多樣性的植物。”

要查看本章引用的45多個科學參考文獻，請連結我的網站 www.theplantfedgut.com/research/。

5 為敏感的腸胃找到讓你熱衷的植物飲食

為緩解脹氣、腸氣、胃痙攣和排便異常提供的個性化方案

我猜想你們許多人現在心裡正在想：「我該怎麼做呢？當我吃那些食物時，我感覺很糟。如果我的身體討厭纖維怎麼辦？」根據統計數據，這佔了 15 到 20% 的人口，但既然你正在閱讀這本書，你很有可能患有過敏性腸症候群。50 到 80% 的過敏性腸症候群患者都有食物敏感，但恰恰這些最需要纖維的人，也往往是最難攝取纖維的人。這是一個巨大的諷刺，你必須修復腸道，才能獲得更好的健康，而要修復腸道，我們知道我們需要纖維和植物的多樣性。

那麼，如果你很難處理纖維或某些類型的植物，這代表什麼呢？這說明了你的腸道已經受損。當然，消化系統出問題的人會更難處理這些食物。不僅如此，這對於患有過敏和免疫系統疾病的人來說至關重要，甚至包括頭痛、焦慮、抑鬱等一系列疾病。坦白說，這些問題都與我們在第一章中學到的菌群失調有關。菌群失調的地方往往會出現食物敏感。如果你屬於這種情況，你就是我最想幫助的人，因為我們可以糾正你的問題根源，幫助你重新享受美食。

這並不代表過程會很容易。你一直在尋找解決方案，過去十五年提供給你的解決方案是：「好吧，那就拿掉。」當你這樣做時，可能會在短期內感

覺好一點。但長期會越來越好嗎？通常不會。完全不吃某些食物，尤其是完全排除某個食物類別，帶來的短期好處，卻會造成長期的痛苦。

很明顯，黃金法則與捨棄整個植物類別的想法直接衝突。我們在第四章中了解到，當你不吃整個植物類別時，你剝奪了自己的健康益處，改變了腸道菌群的平衡，又使得菌叢失調。

那麼，為什麼人們要這樣做呢？為什麼人們還要不吃豆類、不吃穀物和茄科植物呢？

部分原因是這類食物讓他們的腸道情況更糟——氣脹、腸胃痙攣、疼痛和奇怪的聲音。我確定你在網路上見過這樣的照片，同一天拍的照片中，一個是凸出的，像懷孕一樣的肚子，另一個是平坦的肚子。我無法告訴你有多少患者把這些照片帶到我的辦公室，當作是問題的證據。它們並不像排便自拍照那麼有幫助，但我理解你想表達發生了多大的問題。

問題在於，這些消化不良的症狀往往被誤解了。我在網路上看過許多人，甚至有些醫生聲稱由植物類食物引起的胃脹氣和排氣增加反應這些食物是代有炎症性的。但正如我們在第四章中所討論，這些食物已被反覆證明——具有抗炎性。我也照顧過許多患者，他們認為由於他們有這些症狀，所以無法食用這些植物類食物。然而，認識真正的問題，消除觸發因素，然後繼續前進是有義意的。

這麼想吧：如果你的膝蓋有關節炎，這是否意味著你應該買一台電動車和停止走路？如果你停止走路，你就永遠不會再感受到膝蓋的不適了，對吧？但是你的運動量會減少，你的腿會萎縮，你會增加體重，最後你會因為需要控制血壓、膽固醇或糖尿病而服用多種藥物，你會感到沮喪和虛弱。所以，嘿，你的膝蓋不疼了！這值得嗎？

如果你付出努力，決定「我要走路，做一些物理治療，運動我的腿和膝蓋」，實際上就能夠減輕疼痛，同時保持全身的健康。對於有關節炎的人來

傳播這個訊息

還有許多其他人需要聽到關於植物多樣性對腸道健康的訊息。我的意思是，我希望我可以回到年輕的自己。把這本書敲在我的頭上，當然是紙質版本。我不會浪費那些年來經歷痛苦。所以我要說的是，你可以成為積極變革的力量。如果這本書只是放在書架上，那什麼都沒改變。但是對於讀者來說，這是一個非常強大的東西，如果你感受到了這種力量，請與他人分享，討論它，推薦它，分享你的書，送給別人，讓他們去圖書館，將你最喜歡的知識發布到社交媒體上。我們都可以在飲食選擇上促進意識，幫助人們康復。想想如果你讓一個人讀這本書並改變他們的健康，你已經取得了很大的成就！我們都可以成為一個讓世界更美好的工具。

說，剛開始透過運動和治療進行康復是痛苦的。但經過初期的不適後，你將擁有更強壯的膝蓋、增加的功能能力以及整體更好的健康狀況。對於食物敏感的人來說，情況也是一樣的——如果你接受這個過程，雖然短期內可能不容易，但長期來看會更好，我們可以一起克服短期的影響。重點是，不健康的生活習慣會帶來意想不到的後果，但當我們選擇健康並選擇植物多樣性時，將會帶來意想不到的好處。

在接下來的幾頁中，我將解釋人們為什麼會出現食物敏感的科學原理，並提出解決方案。如果你慢慢來，並花時間逐步添加植物性食物，你將獲得長期的回報：更強壯的腸道、更廣泛的植物多樣性飲食，以及不僅僅是腸道健康，而是整體更好的健康狀況。

為什麼我們會對食物敏感？為什麼肉類不會引起這種情況？

這是因為你的腸道微生物！當你看著你的朋友盡情享受那碗混和烤肉醬的六種豆子，而你試圖保持鎮定的臉，不表現出你所感受到的不適時，你只需知道……知道……這不是你的錯，這是你的腸道細菌的問題。就算你與坐在對面的那個人基因上 99.9% 是相同的，你的腸道微生物群則完全是另一回事，完全是獨一無二的。它就像你的指紋一樣個人化。這世上沒有任何一個人的腸道微生物群和你的一模一樣。即使你有一個同卵雙胞胎，你們的腸道微生物群也只是接近，但依然各自不同。

你獨特的腸道微生物群有著獨特的優勢和劣勢。它可能非常擅長處理豆類，但對大蒜和洋蔥卻非常困難。在一個完美的世界裡，如果你的飲食能完美地配合你腸道的優勢和劣勢，那麼你就不會有任何食物敏感了，一點也不會。

由於你的飲食和你的腸道微生物群完全是交織在一起的，所以你的飲食也需要像你的微生物群一樣個性化。你需要經歷一些嘗試和錯誤來發現你個人理想的飲食。現在，可能看起來矛盾的是，我在剛剛定義了「更健康的一條黃金法則」後，又說「沒有一個通用的方案」。但這其實很簡單：你遵循黃金法則，即每餐盡量多樣化植物，但要認識到這對你而言的具體形式會與坐在你旁邊、從同類食物選擇中進食的人不同。

目標是找到那個甜蜜點，當你的飲食選擇與你腸道的優勢和劣勢完美匹配，奇跡就會發生：沒有消化困擾，最大限度地攝取植物，治癒腸道和身體。我們將幫助你識別腸道的一些優勢和劣勢，以便我們可以開始微調，不是透過不吃那一種食物，而是適量慢慢的吃。我們會帶你找到那個甜蜜點。

要記住，這無關完美的飲食狀態。有時你會感到脹氣、腹脹、不適或腸道變化。我們都有這樣的時候，包括我自己。但我們要做的是優化你的腸道，使這些症狀變得罕見，直到它們不再引起你的注意或影響你的生活品質。

我們達到這個目標的方法是把你的腸道當作肌肉來對待。每次坐下來吃飯，就像是你的腸道在健身房鍛煉。身體健康是通過營養、運動和充足的休息來實現的，目的是優化某種功能，無論是運動還是日常活動。如果我們的腸道是肌肉，那麼腸道健康就是通過纖維供應的消化健康，並通過植物多樣性來訓練腸道。

在健身房，如果你總是鍛煉你的二頭肌而不鍛煉三頭肌，你會有一些不平衡、滑稽的手臂。如果你不鍛煉某個肌肉群，它就會萎縮。你不使用它，就會失去它，對吧？同樣的規則適用於腸道。如果你排除某個食物群，你對那種食物的耐受能力就會減弱。

如果你因為受傷而幾個月無法運動，該怎麼辦呢？如果你第一天去健身房就試圖舉起三百磅的重物，你會傷到自己。同樣地，如果你一直沒有吃豆類，然後一口氣吃下一大碗六種豆類的辣豆，你會感受到不適，因為你的身體對你所做的事情沒有適應或訓練。

那麼，在健身房裡最好的方法是什麼呢？鍛煉每一個肌肉群，剛好足夠促進成長而不至於受傷，並且經常鍛煉以保持或增長肌肉群。這正是我們面對食物應採用的方法。我們需要利用每種植物類別來鍛煉腸道，適量而不過度，並且經常鍛煉以建立耐受性。把每一種植物品種都當作是在鍛煉不同的肌肉群。經由植物的多樣性，為你的腸道提供它所渴望的動態鍛煉。所以，所有的植物類別都需要時不時地出現在菜單上，不一定每天都吃，但要足夠頻繁地保持我們的腸道健康。

我們都知道肌肉的組成要素。這就是我們得到太多卻仍然擔心不足的東西——蛋白質。但如果我們把腸道當作肌肉來對待，我們應該認識到這種肌肉的組成要素——纖維。沒有纖維，你就無法建立一個健康的腸道。

還有一個有趣的地方：就像運動一樣，你的腸道會變得更強壯，更適應你想要做的事情。這是這本書的一個重要觀點：你的腸道具備很強的適應性，能根據你的飲食選擇調整狀態。

回顧這個例子：還記得第 2 章我們討論過坦尚尼亞的哈扎部落嗎？他們每天攝取超過 100 克的纖維，每年吃下約 600 種不同的植物，腸道多樣性比一般美國人多 40%。事實證明，他們的飲食方式有季節性變化，這導致他們的腸道菌群也有季節性變化。在濕季，從 11 月到 4 月，他們更有可能採摘野果。在乾季，從 5 月到 10 月，他們狩獵動物。同時，他們全年都攝取塊莖和各種植物，以致每天有 100 克或更多的纖維。

當研究人員研究了哈扎人的微生物群時，他們發現許多細菌物種會在一個季節消失然後再次出現，於是他們體內的微生物群的功能及能力也相應改變。研究人員發現經常食用的食物會豐富需要消化它們的酶。在濕季，當哈扎人攝取更多的野果時，他們注意到豐富了處理野果特定成分——果寡糖所需的酶。把這句話牢記在腦海中，因為我們馬上就會回到這個問題。

再舉一個例子：考慮一下乳糖，一種存在於乳製品中的短鏈碳水化合物（或糖）。當我在這裡使用「糖」這個詞時，我指的不是白糖或葡萄糖，而是指一種簡單碳水化合物，與纖維或澱粉相對。要處理乳糖，我們需要乳糖酶，但全球 75% 的人口都缺乏這種酶，因此會對乳製品不耐受。因此，四分之三的人在食用乳製品時可能會出現氣腹、脹氣、消化不良和腸道習慣改變的情況。

但人們能不能讓自己對乳糖不耐受程度降低？有可能訓練腸道來處理乳糖嗎？

首先，在這些情況下有一個可以耐受的乳糖量。如果我用藥滴管在某人舌頭上滴兩滴牛奶，他們不會因此發生爆發性腹瀉，沒有人會對乳糖不耐到那種程度。所以，需要跨過某個閾值才能觸發症狀。

其次，腸道會隨著經常接觸乳糖而適應。例如，經常攝取乳糖十天後，結腸中的細菌會適應，產生更多的乳糖酶，從而減少消化不適，並且氣體生成顯著減少。在另一項研究中，十天的定期乳糖攝取顯示乳糖消化效率提高，氣體生成減少了三倍。

這一切代表什麼呢？首先，每個人的腸道存在一個耐受的閾值，一旦越過這個閾值，就會出現症狀，只要我們保持在這個範圍內，感覺應該是好的。其次，你的腸道會適應你所提供的食物，換句話說，你的腸道可以經由訓練來容忍敏感食物。第三，你的腸道需要被餵養才能被訓練。換句話說，禁止某一類食物就會加劇對該食物的敏感度。

讓我們回顧一下。還記得在第三討論過人類只擁有十七種稱為醣苷水解酶的碳水化合物處理酶嗎？幸運的是，我們的腸道細菌擁有多達六萬種這類消化酶！這表示我們把碳水化合物的處理工作外包了。為什麼要外包？因為這使我們能夠適應多變的飲食和環境。

這也代表包含碳水化合物的處理，包括纖維，需要一個健康的、適應良好的腸道微生物群。當我們損害腸道並減少多樣性時，也減少了我們腸道中的消化酶的數量和類型。這就是為什麼現在有那麼多人在努力因應碳水化合物適應性的問題。我們沒有攝入足夠多的碳水化合物來訓練我們的腸道，跟著因為生活方式的其他方面——加工食品、肉類和乳製品、抗生素、藥物、

不喝牛奶嗎？

就從記錄上來看，你不應該喝牛奶。我並不建議訓練你的腸道來適應乳糖。在第二章中，我們已經學到了動物蛋白質和飽和脂肪對腸道的影響：它們減少了產生短鏈脂肪酸（SCFA）的細菌，增加了引起炎症的細菌，促進了三甲胺氧化物（TMAO）的生成，增加了腸道通透性，並增多了細菌內毒素。當我們檢查整個食物而不是其成分時，我們發現乳製品與前列腺癌和帕金森氏病的發病有關。此外，與骨骼健康的聯繫實際上是一個神話。一項針對九萬六千人的長達二十二年的前瞻性研究表明，青少年時期的牛奶攝入量並不能在以後的生活中保護他們免受髖部骨折的風險。事實上，在研究中，青少年時期飲用更多牛奶的男性實際上髖部骨折的風險更高。在瑞典的一項針對女性的研究中，高牛奶攝入量與骨折、心臟病、癌症和過早死亡的風險增加有關。

我的許多患者都有脹氣、腹瀉或腹痛的問題，我的第一步建議就是讓他們停止攝取乳製品。你無法想像有多少人僅僅藉此就得到了改善。很遺憾的說，牛奶對身體其實並沒有什麼好處，諷刺的卻是，長期被認為有害的乳糖可能反而是乳製品最有價值的成分，因為乳糖實際上是一種益生元，對腸道微生物有益。

高度的無菌、和久坐——來損害我們的腸道。

諷刺的是，我們的飲食其實非常需要複雜的碳水化合物。它們是益生元所需的食物，能為我們的身體提供纖維燃料，並帶來短鏈脂肪酸的療癒效果。然而，現在存在一種惡性循環：當複雜的碳水化合物導致消化不良，我們就會減少攝入，甚至將其排除在飲食之外，從而削弱微生物群，反而讓人更無法有效處理碳水化合物，當你再嘗試這類食物時，消化不適會變得更嚴重，於是，我們將所有碳水化合物標記為具有發炎性的不利食物。但事實上，碳水化合物是真正的解決方法，這個常見的錯誤觀念，被多種時尚飲食所推崇，為人們帶來的只是短期的效果，卻導致健康的長期損失。

如何才能打破這個惡性循環？始於攝取碳水化合物的干預要破解之前，得先清除一些障礙。

先治好便秘，再調整膳食

首先，如果你有腹脹感、噯氣的問題，你得先確定自己有沒有便秘的情況。

細究腸道中的炎症性食物

多項研究反覆證實，水果、蔬菜、豆類和全穀物中的複合碳水化合物根本沒有致炎性，反而具有抗炎性。我們需要依賴腸道菌群來處理並消化它們。如果腸道受損，那麼在處理碳水化合物的過程中也會出問題，導致消化不良。但這並不是炎症，只是處理不當。除了急性症狀之外，複合碳水化合物並無更多傷害。

真正會傷害你的是攝入動物性食物後的影響：能產生短鏈脂肪酸的好菌減少，致炎菌增多，腸道通透性增加，細菌內毒素被釋放，並產生致癌的次級膽汁鹽、多環芳烴、N–亞硝基化合物、雜環胺和三甲胺氧化物（TMAO），這些都會誘發血管疾病。對我們的身體來說，消化和處理肉類確實比較容易，因為我們不需要深度依賴腸道菌群來處理它。所以你可能完全感受不到不適，但請知曉你身體裡正在發生的變化。致命的往往是沉默的。

據我在診所裡的觀察，便秘是目前為止造成腹脹感、噯氣的首要原因。這裡也有一個惡性循環——甲烷氣體會減弱腸道動力，導致便秘，接著便秘又會增加我們分解、攝入食物後產生的甲烷氣體。也就是說，甲烷導致便秘，而便秘導致更多甲烷的產生。我在問診時發現，如果我的患者建立了排便規律，治癒了便秘，相關的症狀會改善很多，腹脹感、噯氣問題也會隨之消失。但首先你要知道，無論你目前有沒有便秘，因便秘所產生的不適比大多數人以為的要常見多了。

即使你覺得自己現在沒有便秘，但如果你有過便秘史，曾經排便困難，排出來的大便是一小塊一小塊的，或有時候一整天都不排便的情況，你也得豎起耳朵仔細聽。還有一點很驚人的是，即使你出現腹瀉，你還是有可能會便秘。最嚴重的便秘就表現為腹瀉，大體情況就是有一串壓得緊實的糞便被堵在結腸裡的某個位置，這些硬硬的東西在阻塞處越堆越多，但液體狀的東西還是能從縫隙中通過，直到從消化道的尾端排出。醫生和患者雙雙覺得疑惑，因為嚴重的便秘顯現出了稀質糞便的樣子，我們將它稱為溢出性腹瀉，治療方法是清空結腸，掃除堵塞。所以如果你的排便習慣發生了任何改變，或者顯現出了便秘的可能性，你應該讓你的醫生給你拍個腹部 X 光片，來排除便秘的可能，或者你可以在醫生的指導下喝一杯檸檬酸鎂來做結腸清潔，以便讓腸道有個全新的開始。

如果你是在便秘的情況下嘗試增加膳食纖維的攝入量，那你的植物性飲食法是不會成功的。在我的診所裡，如果患者的便秘沒治好，我們是不會考慮調整膳食的。我推薦你在開始調整飲食前，先去諮詢家醫科醫生或者腸胃科醫生，把便秘治好。

食物敏感與食物過敏

接下來，我們需要瞭解的是，你可能正在經歷食物敏感還是食物過敏。我聽到很多人把他們的腹脹、脹氣、噯氣描述為食物過敏。對我來說，這不僅是語義問題，因為如果你有一個你已證明對其過敏的特定食物，那麼你確實有醫學理由不吃那種食物。儘管從技術上講，為食物過敏者培養耐受度是可行的，但這是一個需要在醫生監督下進行的脆弱且複雜的過程，因此大多數人只會不碰這種食物。

食物過敏是你的免疫系統受到特定食物刺激時做出的反應。最常見的食物過敏包括對牛奶、魚、貝類、雞蛋、堅果和花生、小麥和大豆的過敏。患有過敏的人吃進這些食物時，免疫系統會發動攻擊，釋放免疫球蛋白 E（IgE）抗體來攻擊過敏原，這個過程會釋放出引起過敏反應的化學物質，可能包括搔癢、蕁麻疹、嘴唇腫脹、喉嚨緊閉、呼吸困難，甚至失去知覺。這與對食物敏感大不相同，食物敏感可能會導致腹脹、脹氣、腹瀉、腹部不適和疲勞。這是一個重要的區別，因為如果你真的有食物過敏，那麼你絕對需要在飲食中移除那種食物。但如果是食物敏感，那麼不是你的免疫系統在反應，你可以訓練你的腸道來處理它。如果有任何疑問，你需要與醫生合作，確定是否是食物過敏。沒有一個單一的測試是足夠可靠來回答這個問題的，因此你需要一個合格的專業人員的幫助。

探索麩質攝取：誰該避免？誰應該攝取？

讓我們最後一次討論麩質。有三大類人不應該攝入麩質，還有兩大類人應該攝入麩質。所有人都能歸入這五類之一。值得一提的是，後兩類人至少占美國人口的 90%。我將描述每一種情況，並引導你確定自己是否符合這些標準。

如果你有以下情況，就不應該攝入麩質：

患有乳糜瀉：患有乳糜瀉需終身避免攝入麩質。對於這類患者來說，攝入含麩質的食物不僅有害腸道，甚至危險到導致小腸 T 細胞淋巴瘤，這是一種幾乎致命的疾病。而美國約有 1% 的人患有乳糜瀉。這種疾病的典型症狀包括腹瀉、腹脹、噯氣、腹痛和體重減輕。偶爾，便秘的人也可能同時患有乳糜瀉。每當我遇到體內含鐵量低下的人，我會評估其是否是乳糜瀉患者。乳糜瀉對腸道的損害會影響到負責吸收鐵質的小腸，如果你出現上述任何症狀，或擔心自己可能有乳糜瀉，以下兩個測試能幫助你確認診斷：

1. **基因檢測是否攜帶乳糜瀉易感基因 HLA-DQ2 或 DQ8**：乳糜瀉必須滿足 3 個標準：具有相關基因、攝入麩質、腸道菌群的失衡促進了相關基因。換句話說，如果你沒有這兩種基因，你就不可能得乳糜瀉。所以你可以通過血液分析查一查有沒有乳糜瀉易感基因，如果沒有的話，你就沒有乳糜瀉的煩惱了。如果有相關基因，也並不代表你當下或者未來會得乳糜瀉。實際上，就算具有乳糜瀉基因，仍舊有 97% 的概率不會患病。如果你的檢測結果顯示你具備相關基因，只等於你有得乳糜瀉的可能性，因此，需要做一些額外的檢查來判斷目前是否已經患上了乳糜瀉。

2. **上消化道內視鏡檢查並進行小腸活檢**： 這是確診乳糜瀉的標準檢測方法。基本上，你需要去看像我這樣的腸胃科醫生來安排這個檢查。當你被麻醉後，醫生會將一根小指粗的軟管（非常可愛的小指，不會太大）帶著燈光和攝影鏡頭進入你的胃和小腸。這樣可以從小腸取樣——從十二指腸的第一段取兩個樣本，第二段取四個樣本。整個過程通常只需五分鐘。進行檢查前的幾天，你需要攝取麩質，因為這是唯一能確定麩質是否損傷腸道的方法。這些活檢最終會揭示真相。病理學家會使用一種評估乳糜瀉的特殊標準，稱為馬氏分類法（Marsh classification），來判定是否有損傷。馬氏分類的等級從 1 到

4 級，其中第 4 級最為嚴重。傳統上，第 3 或 4 級被歸類為乳糜瀉，但這只能表示一個範圍，近年來的研究顯示第 1 和 2 級也屬於乳糜瀉。我之所以詳細解釋這一點，是因為乳糜瀉的血液檢測通常對第 3 或 4 級病變呈陽性，但對第 1 或 2 級呈陰性。所以血液檢測結果可能是陰性，卻是錯誤的！因此，如果你懷疑自己有乳糜瀉，應跳過血液檢測，改做基因檢測或直接進行上消化道內視鏡與活檢。經我診斷的許多乳糜瀉患者都屬於馬氏 I 級，這些人在我引導他們實行無麩質飲食後效果非常好。如果我只做傳統的血液檢測，就會錯過這些患者。

小麥過敏： 這不一定是對麩質過敏，但確實是對小麥中的蛋白質過敏。類似於其他食物過敏，結果通常是劇烈的：蕁麻疹、嘴唇或喉嚨腫脹、呼吸困難或過敏性休克，也可能出現如腹瀉和腹痛的腸胃症狀。小麥過敏幾乎總是在兒童期發展，影響美國 0.4% 的兒童。除非你有職業接觸，否則成年後發展小麥過敏的情況極為罕見，因此需要注意。如果你有小麥過敏，也應完全避免食用小麥。由於這不一定是麩質過敏，所以大麥和黑麥可能仍可食用。檢測小麥過敏並不像檢測乳糜瀉那樣簡單和明確，因此最好求助於合格的醫士人員解決這個問題。儘管如此，如果你在食用任何食物後出現蕁麻疹、嘴唇或喉嚨腫脹、呼吸困難或過敏性休克，我建議你停止食用該食物。這是很明確的建議。

非乳糜瀉型麩質敏感症伴隨腸外症狀：在我描述的五個類別中，這是我們最努力研究的一種。挑戰在於，我們用一種診斷來描述一堆不同的情況，而這些情況都極其罕見。研究這樣一個異質性的極罕見組群是非常困難的。它們比乳糜瀉還罕見。這些情況可能發生在腸外，可能與麩質有關，並且在無麩質飲食中可能會改善。我提到的具體症狀有關節或肌肉疼痛、腿或手臂麻木、或神經症狀如精神狀態改變、失去平衡或肌肉控制、或皮疹。典型的皮疹稱為疱疹樣皮炎，其特徵是在肘部、膝蓋、臀部和軀幹對稱出現的瘙癢性水泡疹。牛皮癬也可能與乳糜瀉有關。如果你或你的醫生懷疑是乳糜瀉，絕對有必要進行乳糜瀉測試。例如，85%的疱疹樣皮炎患者實際上患有乳糜瀉。同樣，85% 患有麩質相關神經病症的人體內會檢測出麩質抗體，通常與小腸活檢中的馬氏檢測1型組織學相關。如果你測試的結果為乳糜瀉陰性，但懷疑麩質可能引起你的關節炎、腿或手臂麻木、神經症狀或皮疹，那麼嘗試幾個月的無麩質飲食做為你的麩質反應評估就是有意義的。如果你有了改善，可以重新吃些麩質，看看症狀是否復發，如果復發，你就有了答案。當然，這應該在合格的醫師指導下進行。

若你符合以下情況，就應該攝取含麩質食物：

毫無症狀：直接了當地說，如果你絲毫沒有症狀，也絲毫沒有理由懷疑自己患有乳糜瀉或任何相關疾病，你就不該採用無麩質飲食。我們在第 4 章裡討論過，無麩質飲食會無意間損害你的腸道，增加你患上諸如冠心病等嚴重疾病的風險。說到這裡就夠了！

只有消化系統症狀的非乳糜瀉麩質敏感：如果你僅在攝入含有麩質的食物後出現消化症狀——脹氣、腹脹、腹部膨出、腹痛、腹瀉或便秘——那麼你絕對需要進行測試以排除乳糜瀉的可能。如果這些測試明確顯示你並未患有乳糜瀉，那麼我們需要重新評估。

最近的研究顯示，對於大部分的人來說，麩質可能並非真正的元兇。

一項研究中，研究人員一周內每天給患有「麩質敏感」的人一根燕麥棒，燕麥棒中隱藏三種成份中的一種：安慰劑（糖）、麩質或果寡糖。果寡糖是你在含有麩質的食物（小麥、大麥和黑麥）中找到的短鏈碳水化合物。每個實驗對象都會吃一周的燕麥棒，然後暫停一周，好讓他們的身體系統能沉澱下來，然後換成另一種燕麥棒。每一周，研究人員都會為每個受試者評估胃腸症狀的平均分數。他們有了如下發現：與吃安慰劑燕麥棒那一周相比，患者們在吃麩質燕麥棒的那一周的胃腸症狀分數更低，換句話說是症狀更少！與安慰劑燕麥棒和麩質燕麥棒相比，當受試者們吃下果寡糖燕麥棒時，研究人員觀察到了消化系統症狀則顯著增多。換句話說，大多數沒有乳糜瀉麩質敏感的人，並不對麩質敏感，他們是對果寡糖敏感。他們之所以出現症狀，是因為他們有潛在腸道菌群失衡和腸易激綜合症（IBS）的症狀。那麼，果寡糖是什麼呢？我們將在下一節中介紹。

談談 FODMAPs

就在幾頁前，我們聊到了腸道微生物群展現出對乳糖暴露的適應能力。我們還談到了哈札人的飲食季節變化，以及當他們吃更多的漿果時，便訓練了體內的微生物群來處理果寡糖。然後我們發現，大多數以為由麩質食品引起腸道症狀的人其實與麩質無關，反而可能是由果寡糖引起的。所以我現在想介紹的是什麼呢？就是 FODMAPs。也許你聽說過這個術語，FODMAPs 是指植物性食物裡的單一或短鏈碳水化合物。FODMAPs 代表發酵低聚糖（Fermentable oligosaccharides）、二糖（Disaccharides）、單糖（Monosaccharides）和多元醇（Polyols）的縮寫。你可得記牢了，一會兒我會抽查。開玩笑的說這不是玩笑。

總之，這些 FODMAP 食物本質上是可發酵的。它們難以被吸收，於是它們會將水分吸引到腸道，可能導致腹瀉。由於未被消化，它們會到達腸道下

無麩質飲食如何同時滋養腸道？

怎樣才是攝入麩質的明智方法呢？如果你不得不採用無麩質飲食，建議特別關注你對全穀物的攝取，小麥在美國是全穀物的主要形式，但好在還有一些美味又不含麩質的全穀物食物，可供你日常選擇：如藜麥、蕎麥、小米、高粱、燕麥和糙米。把它們吃下肚！如果麩質已經在你的日常飲食中，那我不推薦你再去食用更多加工食物，大多數不含麩質的食物都是經過加工的食物。我推薦你吃更多未經處理或輕度加工的小麥、大麥和黑麥。也可以試試全穀物食物，例如全穀物麵包和全穀物意麵。但記住不要吃太多，適度就行。

部，這裡是腸道細菌的聚集地。這些腸道細菌會以這些碳水化合物為食，並在過程中產生氫氣和其他可能的副產品。我們依賴腸道菌群的魔力，利用其糖苷水解酶來處理食物。而那些腸道菌群受損的人，例如患有腸易激綜合症的人，消化能力的喪失就導致消化不良、產氣、腹脹、不適和腹瀉。

FODMAPs 食物被分成了五個類別。如果你本身對食物敏感，或對一種以上的食物敏感，那麼你可以從某個特定類別裡尋找適合自己的食物。

乳糖——牛奶、冰淇淋和起司等奶製品裡常見的一種二糖。基於前述原因，我贊成在飲食中去掉乳糖。這一個小小的變動，就足以讓許多人的消化症狀得到改善。

果糖——一種單糖，常見於多數水果（櫻桃、西瓜、蘋果）、部分蔬菜（蘆筍、洋姜）、高果糖玉米糖漿和蜂蜜。

果寡糖——許多食物中都有的一種寡糖，包括含麩質食物（小麥、大麥、黑麥），以及水果和蔬菜（大蒜、洋蔥）。

低聚半乳糖（GOS）——存在於豆類中的複合糖。

多元醇——諸如甘露醇和山梨醇這樣的糖醇，常見於人工甜味劑和一些水果、蔬菜。

既然 FODMAPs 食物會導致消化系統症狀，那我們就該避開它們對不對？朋友，別這麼急呀！在貶低這些食物的時候，你可得小心分辨，它們其實是可以為我們帶來健康益處的。舉個例子，果寡糖和低聚半乳糖都是益生元！我們在第 3 章裡也提過，益生元可以為我們腸道裡的健康菌提供「燃料」，能有利於健康菌的生長和活躍，並最終產生更多後生元短鏈脂肪酸。

或許你之前聽說過低 FODMAPs 飲食法？它的核心理念是合理減少 FODMAPs 食物，使那些有腸躁症的人減輕消化不良問題。對某些有腸躁症的患者來說，這種方法確實是奏效的。但問題是，包括醫生在內的很多人都錯誤地以為應該從膳食中把 FODMAPs 食物永久禁止。這是與我們的黃金法則相悖的。植物性飲食多樣性是預測腸道健康與否的最佳預測器。再重申一遍，FODMAPs 食物實際上是對健康有益的，而且它們中的大多數都含有益生元。

那麼，如果我們長期限制 FODMAPs 會發生什麼呢？在低 FODMAPs 飲食的情況下，這種限制可能會對有益細菌造成傷害，並導致總細菌數量下降。因此，導致我們只能以更少的短鏈脂肪酸（SCFA）產生細菌，也就限制了益生元的生成。這樣的情況會導致後生物產物 SCFA 的減少，這顯然是不好的。

最後，低 FODMAP 飲食的限制性可能會導致微量營養素的缺乏。在一項研究中，低 FODMAP 飲食顯著降低了幾種重要的微量營養素，包括視黃醇、硫胺素、核黃素和鈣。換句話說，若我們希望腸道健康，其實是需要攝取一些含有果聚糖和半乳糖寡糖等食物的。

由澳大利亞莫納什大學提出的低 FODMAPs 飲食，從來就不是一種提倡永遠消除某種食物的飲食。恰恰相反，它的操作方法是先進行 2～6 周的暫時性 FODMAPs 食物攝入限制，然後再用系統性的方式把 FODMAPs 食物加回日常膳食中。這種飲食方式的重點是，我們對不同類別的FODMAPs食物有不同的食物敏感表現，這種意識越牢固，我們就越能成為聰明的消費者。這就是FODMAPs分類最該被運用的地方：如果你的身體不太能接納某一特定食物類別，那你一下就能知道自己腸道的弱點在哪裡，以及日後該如何慢慢地讓這一方面變得更好。

現在回過頭來再看，我們已經能明確遵循黃金法則和植物性飲食多樣性對腸道健康的重要性。因為唯有保持飲食的植物性多樣性，才能讓有利於平衡和多樣性的益生元膳食纖維和微量營養素得到擴充。這就是健康所需的纖維燃料。如此，我們才能得到強大的腸道菌群，一旦它們火力全開，就會強大到讓我們身體的健康水平更上層樓。

但我們許多人在處理植物性碳水化合物，尤其是纖維和FODMAPs時，會遇到困難。原因在於，我們幾乎完全依賴腸道微生物來完成這項工作，因此如果腸道受損，這種掙扎就會變得非常真實！

了解我們所需的植物性食物，同時也是那些對受損腸道造成消化困擾的食物，這點非常重要。的確，這讓人感到沮喪，但這就是事實，我們需要結果，因此了解遊戲規則是很重要的。

那麼，我們如何打破這個惡性循環，恢復腸道健康，並在飲食中開始享受更多植物性食物呢？我們必須像訓練肌肉一樣對待我們的腸道。想像一下洛基在費城街頭跑步，爬上藝術博物館的階梯。他不是一覺醒來就能做到這些的。這需要時間和努力來建立那樣的體能，推動他取得冠軍。這就是《纖維燃料四週計劃》（見第十章）將為你帶來的效果：以一個結構化的植物基四週飲食計劃，從零開始，幫助你重建腸道健康。

最終，這一計劃將幫助你瞭解你的腸道與什麼樣的FODMAPs食物契合，以及在處理哪一類FODMAPs食物時需要外援。正如我們一步步把膳食纖維和FODMAPs介紹給你一樣，4周計劃也非常需要從小劑量開始緩慢加量。這也許是這一節裡最重要的一句話了，千萬要記住。為了以恰當的方式訓練腸道，我們應該從小劑量攝取膳食纖維和 FODMAPs 開始，然後慢慢加量。從零開始慢慢成長——這是我的格言。你懂我的意思嗎? 這才是搭建腸道健康的洛基之路。你能做到的，我也會隨時在你左右提供協助。

6 發酵食物的崛起

發酵食品對腸道健康的益處及起步之處

做好準備來解鎖食物的完整營養價值，讓植物性多樣性的效果提升到你不知道的高度了嗎？讓我向你介紹我的其中一個秘密武器——發酵食品。

我對發酵食品非常著迷。它們非常神奇，因為它們在多個層面上為我們的食物進行完整的改造。你從一些本來就美味的東西開始，撒上一些發酵的魔法（或科學），食材就變成了一種新的健康食品。

在我們的腸道微生物和食物的交叉路口存在著發酵食物。發酵的酸菜罐裡發生的事情是我們腸道內部正在發生的一個微觀世界。這是相同的過程和概念，但它發生在我們的廚房料理台上，就在我們眼前：數百萬個看不見的微生物協同合作，就在我們面前像以一種協調的交響樂在工作。我們看不見它們，但我們能夠看到和品嚐它們努力工作後的差異。真是令人驚嘆。

人類歷史上的每一個文化都將發酵食品視為其飲食傳統的一部分。你有來自德國的酸菜，俄羅斯的卡瓦斯，韓國的泡菜，日本的納豆和味噌，印尼的豆餅，如果你曾品嚐過衣索比亞的食物，你會知道那種海綿狀並帶有酸味的發酵麵包——因傑拉的酸麵包，是由麵粉發酵而製成，源自拓荒時代的加州和克朗代克淘金熱時期，是山中的人們的食物。如果你研究任何文化的飲食傳統，你都會發現發酵是其核心。但遺憾的是，我們放棄了傳統食物，放任我們的食物工業去追求高產量、滿滿化學成分的方便食物。但是現在是時候說「夠了！」今天，我們可以將發酵食品視為我們追求植物性多樣性的下一個風潮。每天食用一點發酵食品即會有很大的好處。

我對發酵食品的初次接觸

小時候，我從來沒想過發酵食品會成為我未來的愛好。但隨著我對短鏈脂肪酸、腸道微生物和植物對腸道健康的影響力的了解越來越多，我對發酵食物產生了更多的好奇心。我的一位患者對德國酸菜和酸黃瓜改善他消化問題的效果贊不絕口，這真是一個意外發現。我簡直等不到第二天，必須馬上試一試。

所以我開始製作我的第一批德國酸菜，我發現這個食譜和過程非常簡單，只需水、鹽和高麗菜，就是如此簡單，你所需的微生物已經是高麗菜微生物群的一部分，所以無需添加任何發酵劑。當我把手浸在切好的捲心菜裡，擠出一些汁讓它們變軟的時候，讓我感到與食物產生了聯繫，這真是一個活的食物。

我把裝有水、鹽和高麗菜的梅森玻璃罐放在廚房台面上，靜置了幾周。是的，好幾周！老實說，我和我的妻子有點怕它，對我們來說，製作一個長期不放在冰箱的食物總感覺很奇怪。這樣吃會安全嗎？

幾個星期後，我們嘗試了一下。真的……非常脆！我沒想到會這樣，它也有點酸，味道很好。於是我咬了更多口、很多口。我感覺我已抵達發酵天堂。自從那次以後，它就成了我日常生活的一部分。

發酵和健康土壤背後的細菌藝術

也許你沒有花太多時間思考食物腐爛問題，但這正是路易・巴斯德（Louis Pasteur）在 1860 年代發現現代細菌理論時思考的內容。藉著研究葡萄釀造葡萄酒的過程以及牛奶變質的原理，他開始明白微生物是這一切的核心。了解食物分解過程是評估我們食物營養價值的重要部分。

負責我們易腐食品分解的這些細菌——它們難道不是一種壞東西嗎？當然，當我們錯過那種牛油果完美狹窄的時間窗口時，或者當我們在冰箱後面找到一些我們忘記的生菜，它現在看起來像一種噩夢般的科學實驗時，確實令人沮喪和討厭。所以，是的，當我們的食物變得不能吃的時候，實在有點惱人，但實際上這是大自然在說：「嘿，我給過你吃它的機會，現在只不過是收回你的選擇權罷了。」

不過這不僅是「收回」而已，當我們分解食物的時候，我們實際上是在賦予大自然發揮其作用並進行回收的權力：與消化相似，團隊作戰的微生物們運用多種酶來分解和轉化我們吃下去的食物。讓已死植物的自然生命週期延續，產生腐植質——腐植酸、黃腐酸和胡敏素。這些腐殖質奠定了健康土壤的基礎，而健康的土壤裡又能長出健康的植物，接著健康的植物又能讓我們人類變得更健康。這是生命循環裡非常美妙的一部分。

土壤健康被大大低估了，我們應該非常重視它，因為它關係到我們自身和地球的健康。根本原則是：你的食物的健康程度取決於你的土壤，而你的健康程度也取決於土壤，我們迫切需要富含微生物和腐殖質的土壤。然而，在轉變為腐殖質的過程中，食物最終會變得不可食用。然而，我們不需要恐懼這一點；我們只需接受這個事實：食物的生命週期已經超過成為人類營養的窗口期，開始轉為向土壤提供營養。

但這就是魔法發生的地方：微生物引起降解，但當你調整這些微生物時，你可以戲劇性地改變這個過程。這就是發酵的要點。與其讓食物腐爛分解，不如引入一種不同的細菌群，實際上會延長食物的壽命並改變它。我們使用自然存在於植物上的細菌進行這個過程。它們已經是植物微生物組的一部分；你只需要創造出成功的條件。

讓我們以德式酸菜為例。白菜進行發酵時，首先發生的是厭氧菌開始產生健康的酸，以降低溶液的 pH 值。厭氧的意思是它們在沒有氧氣的地方生長良好，所以將白菜浸泡在水下，創造出適當的條件，使厭氧菌得以生長。隨著這一過程的發生，酸度對許多細菌來說變得太高，使腸膜明串珠菌（Leuconostoc mesenteroides）在二十四小時內佔據主導地位，產生更多健康的酸以進一步降低 pH 值。如果你在家裡做酸菜，當你看到氣泡形成時，你就知道明串珠菌（Leuconostoc）是存在的。接下來的一周，酸性環境越來越高，導致了植物乳桿菌（Lactobacillus plantarum）的生長，這是將含鹽的白菜變成酸菜的主要細菌。

微生物沒收到一聲感謝的情況下，是如何幫我們清理爛攤子的？

微生物在大自然是清潔力和治癒力的一個示範，回憶一下 2010 年墨西哥灣漏油事件，這次墨西哥灣外海油污外漏事件被排放了約 420 萬桶石油。各位，這相當於超過十億杯裝滿石油的中杯（Venti）星巴克被倒入大海。對我來說，倒入一杯中杯的石油都是一種恥辱。這是一場環境災難，對從海床到表面的海洋生態系統造成了廣泛的損害，從深水到沿海潮汐沼澤地都受到了波及。這是美國歷史上最大的近海油污事件，老實說，場面非常令人作嘔。但我們再也看不到墨西哥灣的水域或海灘上有石油了。那麼，海洋是如何自我修復的呢？

勞倫斯伯克利國家實驗室（Lawrence Berkeley National Laboratory）的一組研究人員最近表明，某些細菌物種在石油煙圈中存活下來，這些細菌共同協作，接受了降解 420 萬桶石油的挑戰。研究發現，一群對的細菌在適當的時間點上，以合作的方式完成海洋清潔。就我個人而言，我認為我們應該停止破壞這個星球，寄希望於地球上的微生物來幫助我們擺脫困境。目睹這些微生物的治癒力量確實令人讚歎，不是嗎？這種細菌團隊協作的概念，正是你會在發酵、健康的土壤生成，甚至是你的腸道中的碳水化合物消化中找到的相同過程。無形的微生物無處不在，即使我們甚至都沒有意識到，也在進行著令人驚嘆的事情。

在第 3 章裡我們討論過短鏈脂肪酸降低結腸 pH 的方式，從而抑制病原細菌並促進短鏈脂肪酸共生細菌的生長。這一套邏輯也可以放在發酵過程上——pH 的下降抑制了致病原細菌和和負責分解的細菌的數量，同時，那些負責發酵的細菌種類得到了充分增長。這是發生在玻璃瓶裡模擬腸道實況的發酵過程的第一個例子。通過調整細菌的數量，我們就能抑制食物的腐敗；延長食物的可食用周期，這不是令人驚奇嗎？

發酵和食物保存的簡史

發酵食物在人類起源故事中扮演著核心角色。我們的祖先面臨一個重大問題：他們無法保存食物。這種困境阻礙了部落的發展，使得他們必須不斷尋找食物，並迫使他們過著遊牧生活。要使人類文明向前發展，建立有組織的社會、城市和經濟，我們需要擺脫饑荒，找到一種能夠儲存食物並保障食物安全的生存方式。這時，微生物站出來拯救了我們。

我們並不清楚發酵被人類發現的準確時間。最近在約旦的一個納圖菲安獵人-採集者營地發現了一個一萬四千年歷史的麵包。以色列有一個洞穴，發現了一個有一萬三千年歷史的小麥/大麥混合的啤酒。在瑞典，有一個九千兩百年歷史的坑，用於保存大量的魚。在中國，研究人員發現了一個九千年歷史的米、蜂蜜和與米酒類似的祭祀水果酒。重點是，發酵在世界各地的文化中開始出現，似乎是促使人類文明興起的主要發展之一。

數千年來，發酵成了我們儲存食物的主要形式和古老傳統，也是我們值得讚頌的古老傳統之一。在十九和二十世紀，我們開發了新的食物保存方法：罐裝、巴氏殺菌、各種防腐劑、冷藏和冷凍。我們對發酵的依賴被邊緣化，特別是在像美國這樣的熔爐國家，包括發酵食品的飲食傳統被遺忘了。轉而採用新的食物保存形式是一個重大的錯誤嗎？我會說是的。

所有食物保存技術都是通過改變微生物而起作用的。例如，罐裝是通過滅菌實現的。食物被加熱來破壞細菌，然後密封在真空包裝中。密封的無菌內容物不暴露於微生物及食物分解酶之下，因此在打開罐子之前保持完好的狀態。但這完全無害嗎？我們之前了解到，蘋果的微生物群中有一億個微生物，其中許多被認為對人類有益。滅菌摧毀了植物微生物群及對健康有用的微生物。

那麼，我們加工食品中的數千種化學防腐劑呢？考慮一下在熟食店冰箱中放置數月，偶爾切下幾片的火雞或火腿。可以在幾周內保持柔軟的麵包不變硬也不發霉。裝在盒子裡的餅乾，像是剛製造出來的一樣新鮮。由於加工食品是我們日常生活的一部分，我們並沒有花足夠的時間去質疑它們或考慮它們是多麼不自然。

我想你知道我要說什麼。巴氏殺菌法是瞬間殺死微生物，以達到給食物消毒的目的。但當今大多數食物都已經到了一個新階段——不僅僅接受消毒，而且還與那些抑制微生物、食物加工酶的化學添加劑交織在一起。

美國美國食品藥物管理局將它們標記為對消費者「無害」或「無毒」。我不禁想到，這些抑制微生物的化學品在進入我們結腸充滿密集微生物群的環境時會產生什麼影響。在一項研究中，亞硫酸鹽損害了這四種益生菌：雙歧桿菌屬、植物乳桿菌、嗜酸乳桿菌和熱帶鏈球菌。這只是其中四種被測試的菌株，所以我們不知道其他菌株會發生什麼情況。肯定還需要進行更多研究，來幫助我們了解如何在不損害腸道微生態的情況下會有什麼保存食物的最佳方法。屆時，我會高興地咀嚼我的有機水果和蔬菜。

發揮食物的全部潛力

食物保存並非只能採破壞微生物這種方法。發酵是食品加工中少數實際使食物更加健康的例子之一。當你想到發酵時，請把它看作是一種轉變。口感和外觀得到了更新。我們正在繁殖新的微生物，轉化纖維，並產生生物活性肽和多酚，讓食物的所有部分都有改變的可能。科學界才剛開始去瞭解這一個絕對會令人著迷的領域。

你可能注意到，發酵食物通常會呈現出不同程度的酸度吧？正如我們談到的德式酸菜，發酵會釋放出降低pH值並改變細菌平衡的酸。這類酸性通常具有促進健康的特性，不僅僅是改變細菌平衡。例如，乳酸已被證明可減少腸道炎症並在腸道中具有抗氧化特性。因此，發酵的產物中只要有一部分乳酸進入小腸，就會帶來好處。研究顯示，醋，即酒精發酵的產物，可以提高胰島素敏感性，增進餐後的飽足感以促進減重，並可能降低血壓和膽固醇。

酸性環境能讓微生物成長得更好。含有活性乳酸菌的發酵食品可能每克或每毫升食品中包含多達十億個微生物。與西方世界的過度滅菌飲食相比，食用發酵食品可能使飲食中的微生物數量增加多達 10,000 倍。在比較植物性與動物性飲食的五天研究中，勞倫斯大衛（Lawrence David）教授和彼得．特恩博（Peter Tumbaugh）教授驚奇地發現，食源性微生物在過境過程中倖存並具有新陳代謝活性，這表明食物中自然存在的微生物實際上可能對人體有益。

但在這些微生物開始在我們的腸道中進行令人難以置信的旅程之前，它們首先要著手發掘我們食物中隱藏的營養。微生物以團隊的形式合作，它們會充分運用自身的酶，就像技工使用工具一樣。例如，乳酸菌屬含有一些特定的酶，如糖苷水解酶、酯酶、脫羧酶和酚酸還原酶，用以加強漿果類和花椰菜中有益健康的類黃酮轉化為生物活性代謝物。這與你攝入益生元纖維後腸道內產生的乳酸菌屬是同一種。我們之前提過糖苷水解酶能分解纖維的酵素，現在在發酵食物裡也發現了它的身影。關鍵是，微生物在發酵過程中的行為正好就反映了它們在消化過程中會做出的舉動。

這些酶(也稱酵素) 能讓我們體內的微生物創造出之前並不存在的營養。例如，這些微生物魔法師能夠從非維生素前體中合成維生素 K 和 B 族維生素——葉酸、核黃素和B12。褪黑激素和γ–胺基丁酸英語（簡稱GABA）也都是由它們合成的。褪黑激素是一種強大的抗氧化劑，我看到它有助於幫助患有酸逆流的人。GABA對大腦有鎮靜作用，並有助於調節血壓。

微生物酶可作為天然藥物

納豆是日本的一種傳統食物，由煮沸發酵的大豆而成，過程中產生了一種稱為納豆激酶（Nattokinase）的酶。幾百年來，納豆被用作治療心臟病和血管疾病的民間偏方，如今我們終於知道原因了。最近的研究發現，納豆激酶具有強效的溶塊、降壓、控制膽固醇、抑制血小板和穩定斑塊的特性。基本上，它就像是一次性服用阿司匹林、肝素(heparin)、降壓藥和史他汀（Statins）這類降血脂藥物的效果。這是一種完美的心臟藥物組合，毫不奇怪，藥廠正在努力找出如何將其轉化為藥丸。但我認為，為什麼我們不乾脆食用納豆呢？

在發酵過程中，食物的任何部分都可以被轉化。例如，微生物創造了一種被稱為胞外多醣的超級纖維形式。它們被證明能夠抑制不健康的微生物，調節免疫系統，壓制炎症，降低膽固醇，甚至防止癌症。如果這聽起來很像第三章中所顯示的益生元纖維和短鏈脂肪酸（SCFAs）的功能，那是因為事實就是如此——在發酵過程中產生的益生胞外多醣然後被腸道微生物發酵以釋放後生原短鏈脂肪酸。重點是，我們的腸道需要多樣性的纖維來支持我們的腸道微生態系統，飲食中的發酵過程就能創造胞外多醣，暨創造腸道所需的多樣性。這是非常強大的機制。

我們正走在研究發酵食品以及微生物如何創造生物活性分子的初始階段。食物中的蛋白質、植物化學物質和多酚在發酵過程中都可能經歷轉化。以下是研究結果的一小部分：

- 紅參的發酵會增加生物活性皂苷的數量，有助於血糖的控制。
- 在不同類型的酸麵包中發現了 25 種不同的抗氧化肽。
- 用副乾酪乳桿菌副乾酪乳桿菌（學名：Lactobacillus paracasei）和胚芽乳酸桿菌（Lactobacillus plantarum）來發酵豆漿，可以活化異黃酮，從而增加骨體積和骨厚度，抵抗骨質疏鬆症。

發酵也可以透過減法實踐加法，這意味著它可以通過減少抗營養因子來增強食物的營養品質。具體而言，發酵已知可以降低麩質、植酸和發酵性碳水化合物(發酵性寡糖、雙糖、單糖及多元醇)的含量。出於這個原因患有過敏性腸道症候群（IBS）的人，對酸麵包的耐受程度，普遍高於傳統小麥麵包。哦，還有你一直聽說的那些兇猛的、會危及生命的凝集素（Lectins），95% 的凝集素都能在發酵過程中被去除。

就像細菌可以幫助我們清理石油泄漏一樣，它們也可以幫助我們生物降解和減少植物上的殘留農藥。接著，你應該可以預測我會說什麼：正由於自然界中一直存在一個共同的主題，就是微生物團隊擁有水解酶，使它們能夠分解殘留的農藥。

關於發酵，你要瞭解的幾個問題

既然發酵食物有這麼多好處，為什麼我們尚未大量採用呢？讓我回答一些擔憂。

◎ 吃發酵食品安全嗎？

只要發酵過程得當，發酵食品是完全安全的。這不是在製造不健康、受污染的食物，而是在實際上對其進行清理。人們擔心感染壞菌或胃腸炎，但實際上並不存在報告的食物中毒病例。你聽說過的大規模沙門氏菌或大腸桿菌爆發事件都與生菜類蔬菜的污染有關。要理解這些爆發事件的兩個重要事實：首先，發酵的過程會消除這些病原性細菌。請記住，這就是古代為什麼在水中加入葡萄酒的原因。但第二點更為重要，這些是工業化畜牧業的後果。沒有一個理想的處理動物糞便的方法，最終大量的糞便在下雨時流失。

◎ 肉毒桿菌中毒呢？

肉毒桿菌中毒（botulism）是一種罕見但非常嚴重的神經系統疾病，由一種叫做梭狀芽孢桿菌引起。人們通常錯誤地將其與發酵聯想在一起，因為他們知道肉毒桿菌中毒可能是食物保存出了問題的結果。但要明確的是，肉毒桿菌中毒與罐頭有關，而與發酵無關。梭狀芽孢桿菌可以產生一種孢子，對高溫具有抵抗力，在罐頭的巴氏殺菌步驟中倖存，然後在罐內缺氧的環境中繁殖。

相反地，發酵刻意避免高溫，因為高溫會殺死包括有益細菌在內的所有細菌。發酵過程中，友好的微生物會產生酸，從而摧毀梭狀芽孢桿菌。

◎ 我如何知道我正在正確執行並培養正確的細菌呢？

實際上相當簡單。只需使用你的感官，在觀察過程中保持聰明和直覺。你是否看到類似黴菌的東西——模糊而圓形，可能呈藍色、黑色或粉紅色，通常出現在發酵物表面？從技術上講，你可以撇去它，但我傾向於選擇重新製作。如果在發酵過程中有任何異味或外觀怪異的東西，我也會重新開始。重點是，我採取較為保守的態度。

◎ 發酵食物會引起癌症嗎？

如果我們討論所有的發酵食物，是的，加工肉類或魚類已被證實與結腸、鼻咽、食道、肺、胃和胰臟癌症有關。至於發酵蔬菜，主要的擔憂是胃癌。來自東亞的流行病學研究發現，食用腌製蔬菜與胃癌之間存在關聯。胃癌在東亞是一個重大問題，是當地第二常見的癌症。大多數胃癌病例是由幽門螺旋桿菌引起的，這是一種生存在 60% 到 70% 日本和韓國人胃中的致癌細菌。然而，其中只有相當少數的人才轉變成胃癌。那麼，發酵蔬菜在這其中扮演什麼角色呢？原來，鹽及其副產品實際上會加速胃黏膜的發炎和癌症的發展，那麼我們應該擔心並避免攝入帶有鹽分的發酵蔬菜嗎？答案是否定的，適度攝取鹽分是一個明智的做法，這些食物在東亞幾乎每餐都被食用。此外，美國的幽門螺旋桿菌感染率較低，而且大多數菌株與癌症無關。

　　這裡有兩個主要觀點：首先，過度攝取任何東西都對身體有害。我們需要氧氣來生存，但純氧實際上是有毒的。其次，讓我們都深呼吸一下，部分是為了稍事放鬆片刻，部分是為了強調氧氣在正常劑量下是完全安全的，即使我們知道如果攝取過多也可能危險。任何好事物都可能有太多的問題。

發酵食品中的經典之選

既然我們已經談到了一些發酵食品的重要主題，讓我向你介紹一些發酵的超級之星：

◎ 德式酸菜

你會將高麗菜排在全球最健康食物的榜單上的什麼位置？是前十名嗎？甚至前五名嗎？我們已經知道高麗菜對我們非常有益——低卡路里，富含維生素 C，富含支持健康腸道並在全身釋放短鏈脂肪酸的益生元纖維。高麗菜是十字花科家族的一部分，就像花椰菜，椰菜花，花椰菜，羽衣甘藍一樣。這是一個全明星名單，部分原因是十字花科蔬菜含有芥子硫苷，這是強效的抗癌植物化學物質。問題在於芥子硫苷需要轉化為異硫氰酸酯的活性形式，以對抗癌症。2002 年，一組芬蘭研究人員表明，發酵高麗菜可以產生釋放這些異硫氰酸酯所需的酵素。這是發酵將已經健康的食物提升到另一個層次的有力例子。

◎ 辛奇

辛奇和酸菜之間的區別不大；它們實際上只是兩種受歡迎來自世界兩端文化的發酵高麗菜。辛奇通常與其他蔬菜混合，如洋蔥、大蒜、辣椒和蘿蔔，生成一種辛辣的發酵沙拉。再一次，微生物在這裡是主角，在轉化的過程中，泡菜用植物化學物質、健康酸、揮發性化合物和游離氨基酸回報給我們。

辛奇在韓國是一種受歡迎的傳統小菜，每個地區都有自己獨特的做法。韓國人的餐桌上幾乎每餐都有一小碟泡菜，平均每年每位韓國人食用48磅。48磅！以下是一些辛奇的已證實的好處：

- 產生多種能夠在胃酸中存活並在結腸中提供健康益處的益生菌菌株。
- 降低膽固醇。
- 促進減肥！
- 具有抗炎和潛在的抗衰老特性。
- 提高胰島素敏感性，防止和逆轉糖尿病。
- 通過多種機制提高我們免受癌症侵害的可能性。

製作自己的酸菜吧！

這不僅有趣、美味，還有益健康！在開始之前，讓我說製作發酵食品的一部分就是進行實驗，嘗試新事物。與其在網上搜索具體的比例，我真的鼓勵你像埃米利爾一樣大膽嘗試，將一些材料扔進玻璃罐中，看看會發生什麼。這樣更有趣。以下是製作酸菜的方法：

1. 輕輕沖洗高麗菜，不要使用會殺死細菌的強力水流。剝掉頂部兩層葉子。
2. 根據你喜歡的酸菜厚度切碎高麗菜。我喜歡切得厚一點！用雙手揉動高麗菜，使其碎裂和變軟。感受與食物的聯結。

3. 將高麗菜壓入 1.1 公升的玻璃罐中。隨意添加大蒜瓣、莳蘿籽或香料。這裡沒有固定的食譜！嘗試實驗是有趣的。我使用木製的酸菜搗碎器將其壓實。將罐子填滿約 75%。

4. 在頂部添加一個發酵重物。市面上有玻璃發酵重物供應。有些人從院子裡找一塊石頭，有些人使用幾片高麗菜葉子。關鍵是使用足夠重的東西使一切都浸沒在水中。

5. 通過將 1 杯水與約 1¼ 茶匙海鹽混合製作海鹽醃漬液。老實說，我不測量，我只是靠口味。它應該帶有鹹味，但不至於太鹹，以至於你不會嚐一口。水必須無氯，所以要使用蒸餾水，或者將水煮沸並讓其回到室溫。鹽必須無碘，這就是為什麼我使用海鹽的原因。

6. 將海鹽醃漬液倒在切碎的高麗菜上，並覆蓋發酵重物。你希望完全覆蓋高麗菜和重物，但仍然在頂部留有一些空間。我會去掉浮在表面的任何高麗菜碎片。

7. 蓋上玻璃罐，最好使用可以真空密封並自行排氣的氣密器。如果不使用氣閥允許氣體逸出，你需要每天「排氣」一次，以釋放積聚的氣體壓力。

8. 放在溫度低於攝底21度的涼爽地方靜置1至4周等待它發酵。通常約一週後可以開始試味道，發現隨著時間的推移味道更好。

9. 如果你注意到表面有一層白色粉狀酵母，那就是白酵母。這是常見的，不是黴菌，對健康無害。只需用紙巾撇去表面即可。如果它看起來模糊，呈藍色或綠色，並且看起來像黴菌，有些人會將其去除並繼續食用，我個人會將整批丟掉並重新製作。

10. 影響發酵的兩個重要因素是儲存溫度和鹽度。溫度越低，發酵進展越慢，這通常是好事。進行得太快可能導致黴菌生長。同樣，增加鹽度也會減慢過程並防止黴菌生長。

如果你隨時決定停止發酵的進程，只需將其放入冰箱。這就像對微生物大喊「凍結發酵！」酸菜在冰箱中可以保存數月。

在食用泡菜方面，我喜歡它的辛辣味，但我承認這並不適合每個人。我的妻子喜歡德式酸菜，但她永遠不會成為一個愛吃辛奇的女孩，因為她不像我喜歡辛辣口味。對我來說，我喜歡辛奇作為調味料，或者我喜歡將其放入湯或飯碗中，增添獨特的風味和額外的辛辣味。少量即可產生很大的效果。

◎ 味噌

我是極為喜愛味噌的粉絲！味噌利用大豆與一種稱為曲霉的真菌（Aspergillus oryzae）發酵製成的醬料。如果你以前從未吃過它，那你根本不知道你錯過了什麼。它的味道雖鹹卻又鮮美，同時帶有豐富的鮮味。在寒冷的日子裡，只需加熱一些水，加入一大勺味噌，即可簡單製作一碗速食的味噌湯。如果有一些新鮮的韭菜可以切碎放在上面，再加點海帶，就更棒了。味噌具有以下功效：

- 預防癌症。味噌可能有助於預防乳腺、結腸和肝癌。這實際上是其大豆含量和異黃酮的副產物，異黃酮是一種有人譴責的可怕的「植物雌激素」。有必要澄清這一點。
- 如果你擔心鹽分含量和血壓問題，請不用擔心。研究表明，儘管味噌含有鹽分，但它並不會升高血壓。
- 保持健康的骨骼！鈣、維生素K和異黃酮都有助於預防骨質疏鬆症。

在下午想要健康提神時，何不喝味噌湯，來取代能量飲料、另一杯咖啡，甚至茶呢？你會發現這是我們在《纖維力飲食 4 周計劃》（參見第 10 章）中做的事情之一，如果你喜歡的話，今天就可以開始。只需購買發酵的有機味噌。味噌有不同的顏色——深色意味著更濃郁和鹹味。白色更甜，黃色有土地風味，紅色則充滿鮮味。我個人最喜歡紅色，但有些食譜需要溫和的味道。作法只需將味噌加入溫水中，攪拌至其溶解成美麗的湯汁，就可以喝了！有益的味噌湯關鍵是在溫水時添加味噌，如果水太燙，就會殺死味噌中的活菌，只要加入的水是溫熱但不是滾燙的，味噌對人的益處可以保留下來。

◎ 天貝

天貝（Tempeh）是印尼的另一種發酵大豆產品，具有濃郁的質地和淳厚的風味。使用 tempeh 烹煮是一種樂趣，因為它往往能吸收你添加的任何香料或醬汁的風味。因此，這是合適多種烹調方式、美味可口且營養豐富的食品。由於 天貝也是由發酵大豆製成，其健康益處與味噌相似。然而，天貝的獨特之處在於它的用途，因為它是一種能保持形狀的優質蛋白來源，可以蒸、煎、燻烤，或者只是在沙拉或湯上生吃。它適合製作美味的辣椒、炒菜、三明治、燉菜、沙拉和湯品。其中，我最喜歡的之一是或煎或烤的天貝魯賓三明治（tempeh Reuben），搭配美味的黑麥麵包、千島醬和一些酸菜。

◎ 酸種麵包

我喜歡酸種麵包的其中一點是它製作起來相當簡單。只需要麵粉和水。你可能會問，酵母在哪裡呢？確實，烘焙麵包通常需要烘焙酵母，或者是酵母菌（Saccharomyces cerevisiae），用於發酵。製作酸種麵包，使用的是一個含有野生酵母的酸種啟動劑，而不是馴化的商業酵母。有趣的地方在於：如果你不想買如生麵糰的酵母起動劑也沒問題。野生酵母無處不在——在空氣中、在你的麵粉中、在葡萄的表面上。因此，你可以只使用水和麵粉來製作自己的生麵團，這將自然被野生酵母所定居，再用於發酵麵包。一旦你做出了一個生麵團，基本上就可以一直使用下去。例如，舊金山著名的布丁麵包店仍然使用由伊西多爾・布丁在 170 多年前發好的的相同的酵母。

　　還有幾個我喜歡酸種麵包的原因。首先，它非常美味！包括那酸味濃郁的口感、柔軟的麵包和酥脆的外皮。其次，發酵去除了一些讓一些人擔憂的抗營養物質。例如，植酸減少了62%。正如我們之前討論的，酸種麵包中的麵筋也較少，通常更容易被麩質不耐受者所接受。最後，與其他類型的麵包相比，酸種麵包的血糖指數較低，這意味著它引起的血糖飆升和胰島素反應較小。我並不刻意增加麵包在我的飲食中的攝入量，但當我吃麵包時，我通常會選擇酸種麵包，此外，黑麥和有機全麥也是不錯的選擇。

發酵乳製品呢？

為什麼對於發酵的乳製品，如優格、發酵奶、和其他乳製品缺乏熱愛呢？讓我們仔細研究一下這些食物。我們知道，發酵改變了我們的食物，在許多情況下使其更容易消化。這在乳製品中特別明顯，因為發酵會去除大部分乳糖。實際上，大多數硬質乳酪、發酵奶和優格通常都能被乳糖不耐受者所耐受。還有一些研究表明，發酵奶、優格和其他乳製品可能具有健康益處。然而，這些研究往往充滿了方法上的限制，或者明顯是由乳業贊助的。

那麼，對於由企業贊助的研究，它本質上是一種行銷手段，只有在食物看起來好吃且結論受到精心保護以保護產品時才被發表，我們應該怎麼看待呢？從我的角度來看，當你可以找到美味的發酵非乳製品優格和發酵奶時，為什麼要冒風險呢？特別是我喜歡加拿大提供的椰奶發酵奶。無論你選擇什麼，請注意糖分含量，這是所有這類商業產品的一個重大問題。同時，需要注意的是，一種內容為益生菌氣泡飲的水克非爾（water kefir）絕對與牛奶無關，它與康普茶更相似。

◎ 康普茶（Kombucha）

康普茶是一種發酵的、帶有輕微氣泡的茶飲，目前非常流行。隨著人們將健康期望與這款時尚飲料關聯在一起，因此康普茶的銷售額正在飆升。我很喜歡康普茶，但我不喜歡過度的商業炒作，人們對這款飲品的熱情也要有所節制，因為康普茶不是人們吹捧可以拯救生命的靈丹妙藥。

製作康普茶時，你從老式的甜茶開始，引入合適的細菌和酵母混合物。當這些微生物接管，消耗了糖分，將甜茶轉變為一種酸味、酸性的飲料，在這個過程中，它們在表面形成了一個纖維狀的漂浮屏障，看起來有點像蘑菇，被稱為 SCOBY，代表共生細菌和酵母文化。我曾經對這些菌很有疑慮，直到我開始自己釀造康普茶，現在我喜歡並尊重我的 SCOBY。人們傾向於炒作康普茶中的「益生菌」，實際上我更喜歡它所含有的其他成分——維生素 B1、B6、B12 和 C，抗氧化多酚和健康的酸。對了，還有一點酒精，但不足以讓你為此來飲用康普茶。不過，如果你有酗酒病史，那還是避免飲用吧。

雖然康普茶是一種可以做為代表健康飲食的飲料之一，但它本身不會改變你的生活。但營養學講的就是健康替代，如果你放棄汽水，取而代之的是少量康普茶，那麼你已經做得很好。我非常喜歡在家製作我的康普茶，並創造出新的口味，我強烈推薦你也自己做。要注意的是，不要一天喝超過4盎司（約 113.4 CC），所以我總會摻水稀釋我的康普茶，讓保有豐富風味的同時減少酸性。這有助於緩解康普茶酸性的一個憂慮，這個酸可能會侵蝕你牙齒上的琺瑯質。

這些介紹主要指出，發酵食品是「高纖飽食法」中的一個重要的部分。發酵食品不僅美味，而且是具有驚人癒合能力的超級植物食品，有益於你的腸道。如果你的飲食中的發酵食品很少，別擔心，在我的四週計劃中，我們會慢慢融入它們。每天加一點，創造大不同。相信最後你也會陶醉在發酵的天堂中。

查看本章引用的 45 個科學參考文獻，請訪問我在線上的網站 www.theplantfedgut.com/research/。

7 三大補充劑：益生元、益生菌和後生元

把「小小的生物」拼湊起來，強化你的後生元（短鏈脂肪酸）

我相信植物是健康飲食的支柱，並且我衷心相信，最大程度地增加植物化飲食及植物飲食多樣性是健康的黃金法則。食物為本，永遠是如此。

食物永遠是第一位的。但是，益生元和益生菌補充劑可以幫助你加快攝取纖維的進程，特別是當你的腸道受損，難以消化纖維時。這些補充劑的好處在於，我們可以有針對性地增加腸道中的益生元纖維或健康微生物，而不需要腸道處理其他問題。它們的療效可能會非常顯著且廣泛。益生元和益生菌補充劑可以提高我們處理纖維和腸躁症（FODMAPs）的能力，並減少因菌群失調和腸道微生物群受損而引起的消化不適。打個比方，這就像在做臥推時，肩部鍛鍊的效果會傳導到胸部肌肉。為了正確訓練我們的腸道，我們需要從少量開始，逐步增加纖維和 FODMAPs 的攝取。腸道健康補充劑可以幫助實現這一點。讓我來給你介紹一下。

益生元補充劑的好處

讓我們直接進入主題。如果你有腸道問題，比如腹脹、排氣等，可能需要嘗試益生元補充劑。以下是我們在益生元纖維補充研究中看到的一些積極

結果：

- 促進產生短鏈脂肪酸（SCFA）的腸道微生物，如雙歧桿菌和原盲腸桿菌
- 減少不健康的微生物數量，例如腸道桿菌、普通腸桿菌和丙酸菌
- 降低細菌內毒素水平
- 降低炎症標記，如 C 反應蛋白、白細胞介素 6 或腫瘤壞死因子
- 改善糖尿病相關參數，包括較低的進餐後血糖和胰島素濃度
- 降低總膽固醇
- 降低三酸甘油脂
- 增加高密度膽固醇（好膽固醇）
- 減少脂肪質量
- 透過增加飽食感激素 GLP-1 和 YY 肽改善飽食感
- 改善對鈣和鎂的吸收

在一項關於 IBS（包括腹瀉和便秘變異型）患者的隨機、安慰劑對照試驗中，研究人員發現益生元半乳寡糖增強了健康的腸道菌群（如雙歧桿菌），改善了大便的硬度，減少了脹氣和腹脹，並改善了過敏性腸道綜合症的整體症狀。

不過，當我深入研究這項研究的細節時，發現了一些有趣的現象。研究者並不是只給予參與者一次性劑量的益生元來觀察效果，而是給予他們低劑量和高劑量兩種不同的劑量。值得注意的是，較低劑量的纖維在實驗中帶來了更多的臨床改善，包括腹脹和胃脹氣的減少。這是怎麼回事呢？這正好歸結到我們的原則：我們的腸道要處理纖維和 FODMAPs 時，低劑量和慢慢增加是有效的關鍵。因此，當我們引入益生元補充劑時，多並不一定更好。相反的，應該從較低劑量開始，然後隨著時間逐漸增加。

選擇適合你的益生元

如果你決定使用益生元補充劑，接下來的問題就是：「哪一種？」我們從第3章得知，有數百萬種膳食纖維類型，它們各不相同。同樣地，益生元補充劑有不同的配方，很難確定哪一種對你來說是正確的選擇。這涉及特定益生元如何與寄居在你體內的腸道微生物平衡互動。

基於這些想法，以下是一些我個人和我的患者常用及喜愛的益生元補充劑：

• β-葡聚醣（BETA GLUCANS）：存在於燕麥、大麥、小麥和黑麥中。同樣存在於海藻以及靈芝、香菇和舞菇等蘑菇中。

• 洋車前子（PSYLLIUM）：來自植物車前植物種子的外層或「外殼」。

• 部分水解瓜爾膠（PARTIALLY HYDROLYZED GUAR GUM）：來自瓜爾種子，主要在印度和巴基斯坦種植的一種豆科植物。

• 阿拉伯膠粉（ACACIA POWDER）：由阿拉伯膠磨成，是一種原產於非洲的阿拉伯樹的產物。可以以粉末、膠囊或片劑形式服用。

• 小麥糊精（Wheat Dextrin）：最容易取得。住在美國的人幾乎可以在每個藥店或超市找到這種產品，通常標示為Benefiber。技術上，小麥糊精是從麩質中分離出來的，但由於其來自小麥，我仍然建議患有乳糜瀉或小麥過敏的患者避免使用。

• 低聚異麥芽糖（IMO）：這是一種經過發酵處理的益生元纖維，在味噌、醬油和蜂蜜中也會找到IMOs。如同前一章所提及，它具備溫和的特性，適合腸道使用。

這些補充劑都是天然來源的植物性可溶性膳食纖維，提供了許多與益生元相關的健康益處，包括：促進健康腸道微生物的生長、釋放後生物產物短鏈脂肪酸（SCFAs）、降低結腸 pH 值以抑制致病菌、改善腸道菌群失調、調節腹瀉和便秘、降低膽固醇、控制血糖以及保護結腸免受癌症威脅。我也發現這些益生元相對於其他類型的益生元耐受性更好。相比之下，有一種常用的益生元叫做菊粉（inulin），我曾多次使用，每次都會顯著增加氣體和脹氣。因此，這不是我最喜歡的選擇。

有沒有一種補充劑優於其他的嗎？不，我不會這麼說。我已經嘗試過各種補充劑，也有無數的患者中使用過它們。經驗告訴我，膳食纖維會與你體內獨特且個性化的腸道菌群相互作用，所以關鍵在於嘗試和實驗。

將這些加入飲食的方式並不複雜——除非你患有糖尿病或高膽固醇，否則要什麼時候服用這些補充劑並沒有限制，因此，隨餐一起服用是很好的方式。更重要的是要固定的吃，從低劑量開始，慢慢增加到可耐受的程度，例如每天一次， 讓你的身體慢慢適應。我喜歡在早晨的咖啡中攝取我的每日益生元，它們是可溶性纖維，可以很輕易地溶在咖啡裡，根本看不到它們在哪。

最後一點是要記住，一條黃金法則——植物多樣性——也適用於你的益生元。我個人喜歡在一周內混合幾種不同類型的益生元，這樣我可以獲得它們帶給腸道的各種益處。最初階段，特別是如果你的腸道受損，你要從低劑量開始，慢慢增加，一次只使用一種纖維補充劑，腸道就可以逐一適應。

益生菌：炒作中夾雜著科學

讓我們再次看一下我們的公式：

益生元＋益生菌＝後生元

好的，我們在飲食和補充品中已經包含了益生元——這一點可以打勾的。我們還通過以植物為基礎的多樣性燃料供應我們的結腸，使益生菌的數量增加。這一點可以再打一個勾。但重要的問題是：我們是否可以通過益生菌補充品將這種療效提升到更高的水平呢？

首先，益生菌到底是什麼呢？好吧，它們是活的微生物——通常是細菌和/或酵母。但它們不僅僅是古老活下來的微生物。根據定義，益生菌是在施以足夠量時可以給寄主帶來健康益處的活的微生物，你猜對了：「給寄主帶來健康益處。」益生菌的理論是，它們模擬我們完整的微生態系統的效果。換句話說，就像我們健康的腸道微生物一樣，這些益生菌應該優化我們的免疫系統，減少炎症，抑制病原細菌的生長，抑制漏腸並恢復腸道屏障的完整性，恢復腸道運動，甚至改善情緒。我們在動物模型中看到益生菌以這種方式發揮作用，但這是否適用於人類呢？

一開始，讓我說益生菌的話題包圍的炒作遠遠超過了科學。可是，益生菌之所以變得流行，是因為行銷，因為它們是每個人都想要的——一種新的、尖端的、理想情況下源於大自然的藥丸，不需要任何努力，就可以解決所有問題。事實上，你不能藉由益生菌來改善不良的飲食：低碳水化合物，低纖維飲食，無法靠益生菌來修復你的腸道。回到我們的公式：沒有益生元就沒有後生元。如果你透過補充品獲取所有的纖維，你就無法優化植物多樣性。你想要的好處需要超越「生物駭客」並意識到並沒有捷徑。

了解益生菌的特性也很重要，那就是它們無法長期附著在腸道中。換句話說，它們通常不會在腸道中永久定居，主要是因為你的腸道內已經有了一個成熟的微生物群，它們對新來的菌種具有抵抗力。所以，補充益生菌並不是用來補充新的或缺少的細菌。當你停止服用益生菌，那麼在兩到五天內，益生菌的效果會消失得無影無蹤，所以，益生菌的效果主要是在它們短暫通過腸道的過程中發揮作用。當然，在這個過程中，它們的確發揮了功效，包括幫助釋放我們益生元中的短鏈脂肪酸（SCFAs）。它們確實為我們固有的微生物提供了一些幫助，但隨後會消失。

發酵食品 vs. 益生菌

發酵食品和益生菌之間有什麼區別呢？它們都包含活的細菌，除此之外，它們非常不同。益生菌是有限數量細菌菌株的高度濃縮版本，通常以某種形式的膠囊傳遞。另一方面，發酵食品是活食，擁有更廣泛的微生物種類，但數量較少。但通過食用發酵食品，你還可以得到其他好東西——外胞多醣益生元、維生素、健康酸、生物活性肽和多酚——這所有都帶來益處。

有時候你需要某種特定菌株來治療腸道的問題，這時候你需要的就是益生菌。定期食用發酵食物應該作為你追求健康腸道的長期計劃的一部分。

科學支持益生菌

也許聽起來好像我完全不相信益生菌，相反的，我每天都在我的診所中推薦它們，而且效果通常很好。毫無疑問，閱讀這本書的一些人將受益於它們。讓我們先深入瞭解科學，接著我要解釋如何有效的服食益生菌。

益生菌通常有助於改善消化症狀，有許多研究實證顯示對改善腹痛、脹氣、腹瀉、便秘和其他腸易怒症狀有幫助。在炎症性腸道疾病中，益生菌已被證明對患有潰瘍性結腸炎和腸道激躁症的患者有益。不過，到目前為止，針對克隆氏病則未有好的研究結果。

前面我們學到，益生元半乳寡糖可以改善乳糖的消化，這個證據表明增強腸道健康即可以提高處理和消化食物的能力。拿另一個比喻來談腸道健康，這就像是訓練了肩膀，然後發現臥推的強度也增加了一樣。同樣地，我們也發現益生菌可以提高我們處理乳糖的能力，這很重要，因為這說明益生菌中的消化酶可能有助人們分解攝入的碳水化合物，並因此獲得益處。

有很多研究顯示，益生菌可能對腸道脹氣有幫助。一些研究指出有益的特定菌株包括嗜酸乳桿菌（Lactobacillus plantarum）、嬰兒雙歧桿菌（Bifidobacterium infantis）、乳酸菌（L. acidophilus）和乳雙歧桿菌

（Bifidobacterium lactis）。甚至有健康人群報告說，每天使用益生菌後，他們的排便變得更加順暢舒適。

是否應該在使用抗生素後服用益生菌？ 答案可能會讓你感到驚訝。

已知益生菌能夠治療成人的抗生素相關性腹瀉。它們還可以防止困難梭狀桿菌感染的擴散。多年來，我一直認為使用抗生素後最佳的康復方法就是服用數周益生菌，但最近的一項研究完全改變了我的看法。在這項研究中，以色列的研究人員發現，益生菌實際上損害了腸道微生物群在抗生素使用後恢復正常及穩定的能力，它們實際上減緩了康復的速度。因此，除非醫生直接建議，我會避免在抗生素使用後立即使用益生菌。相反，先專注於飲食，最大程度地提高植物多樣性中提供的益生元，來幫助你的腸道微生物更快地恢復。避免食物中的化學品、飽和脂肪和農藥，

不要飲酒，多運動並走進大自然。早睡並保證至少八小時的睡眠。最重要的是，避免使用不必要的抗生素。

益生菌，一個更有針對性的角色

益生菌確實有作用的。然而它們是否像宣傳的那樣，是解決所有問題的靈丹妙藥呢？不是。那是炒作，而不是科學。要將事實與虛構區分開來，我們需要變得聰明，了解益生菌的工作原理，並學會成為聰明的消費者，以便挑選適合自己的最佳益生菌。

讓我們從這裡開始……將飲食放在第一位。人的一生平均吃掉八萬磅的食物，補充劑永遠無法克服不良飲食。但在益生元和益生菌中，它們是幫助你優化短鏈脂肪酸水平並恢復腸道健康的附加工具。你要利用以下的優先順序：

1. 黃金法則——植物多樣性

2. 益生元

3. 益生菌

我迫不及待地盼望迎來那一天，可以分析個人的微生物群，識別其優勢和劣勢，然後提供人們所需的精確菌株和比例，以達到最佳健康或解決問題。儘管研究顯示，益生菌的殖民可以個性化，遺憾的是，那一天仍未到來。當前的現實是我們仍在黑暗中打靶，在不知道某一種益生菌是否與我們完全獨特的微生物群相適配的情況下做出選擇。我們只能希望它合適自己，但實際上並非盡如人願。所以，我們不得不反覆試錯，一旦你吃下某種益生菌而且有效，那就繼續使用；如果效果不好，就換其他的。就算世界上有一種最好的益生菌，也不代表它是適合你的。

此外，值得注意的是，益生菌和益生元的作用機制有所不同。益生元主要通過提供膳食纖維，支持腸道微生態系統，而益生菌則是引入活性微生物，暫時性地通過腸道。因此，益生元的好處更多地與膳食多樣性和腸道健康的整體支持相關，而益生菌則可能在特定的症狀或情境下提供更直接的幫助。

總的來說，如果你是一名健康的成年人，並希望保持良好的腸道健康，益生元可能是一個更有價值的選擇。然而，如果你有特定的腸道問題，例如腸胃不適、便秘、腹瀉等，益生菌的補充可能更有助於緩解這些症狀。

最終，這是個人化的決定，你可以根據自己的需求和預算做出選擇。無論你選擇哪種補充方式，都應該謹慎並在醫生的建議下進行。

如果你正在試圖何開始服用益生菌，請從這個問題開始：你想要達到什麼目標？你是否有特定的症狀需要緩解？你應該有一個選擇服用益生菌的原因，如果你沒有，或者僅僅是為了「我想要更健康的腸道」，那麼食物是最好的選擇。請記住，每種植物都有自己的微生物群落。因此，當我們食用它們時，會發生微生物的共享，這是食用活性食物的一個優勢。當我們每天選擇一點點發酵食物時，我們正在將這一點提升到下一個層次。

但如果你對「想達成什麼目標？」這個問題有明確的回答，那麼你應該尋找一些已經完成的研究，看看是否有已知的最佳方案來解決你的具體問題。你可以前往我的網站 www.theplantfedgut.com，那裡有許多資源和支援，幫助你研究和選擇最適合你的益生菌。關鍵是：找到與你的治療目標相符的益生菌。先查找顯示出療效的研究來達成這個目標，然後選擇那些研究中所用的益生菌，並按照研究中的方法使用它們。例如，如果你想改善便秘，那就找到含有至少 17.2 億乳桿菌屬的（細菌數量的測量單位）乳酸雙歧桿菌（Bifidobacterium lactis），因為這在安慰劑對照試驗中對改善便秘有效。

除了藉由研究資料來選擇哪種益生菌和劑量之外，我非常相信品質的重要性。以下是我在評估益生菌品質時所考慮的一些要點：

細菌數量：通常數量越多越好。如果試圖改善健康問題，我通常會在至少含 250 億到 500 億菌株的找答案。

單一菌株數量：同樣，數量越多越好。我們知道細菌是以「公會」或團隊的方式工作的，因此擁有多樣化的團隊比假裝這些細菌是孤立工作要好。現在，對於特定疾病所需的細菌還有待確定，但在那之前，我們知道多菌株益生菌往往比單一菌株益生菌效果更好。

到期時保證的細菌數量：包裝應該不僅定義了製造時的細菌數量，還應該定義了在一個確定的到期日期前保證的細菌數量。這是益生菌質量的一個標誌，如果沒有標明，你就要多加小心了。

無過敏原：我希望我的益生菌不含有乳製品、雞蛋、堅果、海鮮、大豆、小麥和麩質。在此條件下，我就會選擇純素的益生菌。這可以確保它不是以乳製品為基礎的，市面上的許多益生菌是以乳製品為基礎的。

每個人都應該使用益生元和益生菌嗎？

在沒有針對特定症狀或健康問題服用的情況下，益生元和益生菌對健康人口是否有益處，也就是說，它們是否能提升你的健康狀態？我認為在這種情況下，益生元提供的好處更多。對於正常、健康的成年人，益生元一直被證明有助於改善代謝參數，包括：有助於調節餐後血糖、降低胰島素濃度（改善胰島素敏感性）、增加飽足感，使你更快感到飽足。大多數日子我都使用益生元，並堅守黃金法則，所以我經常輪換幾種不同的益生元。有時候我也會忘記使用益生元，一般我都能察覺出漏吃益生元帶來的差異。比如，在使用益生元的時候，排便狀況會變得極好……此處就不再往下展開了。

至於益生菌，一項全面的綜述發現它們降低了普通感冒的發生率、持續時間和症狀（非流感類），表明有免疫益處。益生菌對代謝參數如膽固醇水平、體重、血糖或胰島素的影響極小。

在考慮在沒有疾病的情況下是否有必要服用益生元和益生菌時，還有兩個額外的考慮因素：

一個是安全性。這兩者在健康和疾病中廣泛使用了幾十年，安全記錄在健康和疾病中都非常良好。有關益生菌的感染併發症的案例報告，有一項研究顯示如果給患有嚴重急性胰腺炎的患者益生菌，存在增加風險的可能性；還有一系列研究中現示，益生菌導致患有嚴重蠕動障礙的人出現可逆的腦霧。這聽起來可能令人擔憂，但考慮到已有數百萬人數十年間每天都在服用益生菌，這些可能性的比例便極其罕見。無庸置疑的，你應該與醫生討論這些問題，並停止你認為可能引起不良效應的任何藥物或補充劑。但是，益生元和益生菌的安全記錄非常良好。

第二個考慮因素是成本。益生元價格不算昂貴，但好的益生菌售價約就高多了。當然，你可以在商店找到 5 美元的益生菌，但它們非常無效，與其如此，還不如買一罐酸菜。所以這取決於你的狀況及你的預算。在有實證支持之前，我更推崇在健康的情況下選用補充益生元，而非益生菌。

延遲釋放膠囊：我們需要將益生菌送到你體內實際存活細菌的地方，即結腸。如果沒有特殊的延遲釋放膠囊，很多益生菌會被你的胃酸破壞。

包裝和需要冷藏：讓我提醒一點，我通常會冷藏，如果不需要冷藏，這顯示益生菌的存活能力必須提高。我喜歡我的益生菌保存在吸塑包裝，如此每個膠囊都會受到保護，不會受到濕度的影響。

益生菌的未來何時到來？

知道該如何組合益生菌中的細菌菌株是一個挑戰。再一次，我們知道微生物像是團隊或者「公會」一樣的運作。我們需要找出如何建立適當的團隊以達成我們特定的目標。這是一項極具挑戰性的工程，因為我們需要測量上百種類別的益生菌，它們以毫秒為單位進行動態變化，因解剖位置的不同而有所區別，而且它們彼此之間和它們所處的環境之間都會相互影響。但經過了300萬年大自然改造的益生菌，已經形成了自己的「公會」和平衡。沒錯，我說的就是大便！我們總是忽視它，對它不敬，但它也許就是現代醫學的救世主。有許多臨床試驗都對糞便移植在人類健康領域扮演的角色展開了評估。我預測糞便移植對急性病（如感染）的功效比對慢性病（如結腸炎或克隆氏症）的要好，當然，與此同時，我們也需要改變生活方式，以此來為腸道新接收到的微生物群提供支持。我很期待看到研究結果！

8 纖維充沛的食物

餐餐激發你的腸道微生物跳著大河之舞

或許你已經注意到，我們的飲食文化對於「超級食物」著迷。我們都在尋找那個能改變一切、解決我們所有健康問題並讓我們感覺像百萬富翁的革命性食物。我們被鼓勵服用一些藥丸來改善一切，以最小的努力帶來最大的效果。別誤會，超級食物（以及需要時的藥物）是很棒的，但我們有點誤解了，因為沒有一種食物能滿足那個期望。地球上有三十萬種植物，並不是讓我們只選擇其中一種來大吃特吃的。

沒有完美的食物，它們都有優點和缺點。我會第一個承認，在本書中我推廣的健康食物也有缺點。這回到我們第四章的對話，太多好東西也可能對你有害。如果你只吃羽衣甘藍，你會非常不健康。

當我們僅僅關注超級食物時，我們錯失了植物的多樣性。超級食物很酷，但我每天都會選擇以植物為基礎的多樣性。

記住，食物不僅僅是一堆獨立的成分，它是一整套的組合。益處是否超過了缺點？在生活中選擇那些對你更有益的食物，當我們這樣做時，就能從飲食中獲得最佳效果。這就是植物多樣性的作用——每種植物可能不是完美的，但其優點遠遠超過缺點，當你將它們集合起來考慮時，就擁有了一種完美支持腸道微生物菌群和整體健康的飲食。

話雖如此，我們可以專注於植物的多樣性，同時將真正營養強大的食物納入其中，以獲得這兩個世界最好的部分。這些動力十足的食物可以成為我們的「好朋友」，但它們不應該是我們唯一的朋友。

以下是我最喜歡的纖維充盈食物，方便地按首字母編排成一個縮寫，以便記憶。這些是我盡可能經常融入的食物，但它們在組合以及與更多植物品種一起食用時效果最為強大。

F GOALS 提供膳食纖維的強大朋友們

F：水果＆發酵食物

G：葉菜類＆穀物

O：Omega 3 超級種子

A：香料（洋蔥、大蒜）

L：豆類

S：蘿蔔硫素（西蘭花芽和其他十字花科的蔬菜）

F：水果＆發酵食物

在第 6 章，我們已經讚賞過發酵食物，因為它不僅能帶來額外的營養值、益生元、益生菌和後生元，還能增加我們膳食中的植物性飲食多樣性。記住，我們的目標就是在日常飲食中，增加一點點發酵食物的身影。

在 F GOALS 中的「F」，那就是水果。大眾對水果存在著恐懼，特別是健身社群中，我曾經看到或聽到很多私人教練說：「水果含有糖，過量的糖會導致增重。」各位，我們不應該僅僅通過食物的個別成分來看待任何食物，因為這會讓我們得出完全錯誤的結論。我們需要看待整個食物。水果中的糖絕對不同於加工糖。它與水果中的所有其他成分一起包裝在一起，包括維生素和礦物質、植物化學物質和纖維。

不，吃整個水果不會導致「體重增重」，事實恰恰相反。它也不會導致糖尿病，相反地，它實際上可以預防糖尿病。例如，儘管莓果可能很甜，但它們可以降低進餐後的血糖和胰島素釋放。所以無論你是否患有糖尿病或出於其他原因想要避免糖分，都不要把整個水果中的天然糖和添加或加工糖混為一談。你應該要吃水果！它可以幫助你減重並控制您的糖尿病。

果汁健康嗎？

喝鮮榨果汁跟直接吃水果一樣嗎？相當不一樣。直接吃食物的時候有一套消化邏輯。而當你把水果榨汁之後，就等於去除了水果中的大部分膳食纖維，人為地把糖分集中在一起。例如，一個柳丁的熱量是45大卡，含有2.3克膳食纖維和9克糖。而一杯柳丁汁的熱量高達134大卡，糖也高達23.3克，但膳食纖維卻只有0.5克。總的來說，果汁是水果加工後得到的含糖飲料。

關於水果對健康的好處，我能寫一整本書。在第 4 章裡我們提到過蘋果是獲取益生元纖維、健康微生物和大量有益多元酚植物化學物質的絕佳來源，它們有助於減少人們得心臟病、中風、肺癌、糖尿病、哮喘的風險，還對減肥有幫助。橘子富含維生素 C、抗氧化類黃酮和花青素，而花青素能預防高血壓、高膽固醇、腎結石和缺鐵。非常厲害對不對？

蘋果和橘子已經非常棒了，但我要說莓果類水果才是我的最愛，如藍莓、黑莓、覆盆子、草莓、枸杞和較少看到的巴西莓，我全都想要！

莓果呈現出令人難以置信的色彩：藍色、紫色、紅色和粉紅色。實際上，這種色彩來自一種植物化學物質，稱為花青素。沒有花青素，藍莓會是綠色的！這就是為什麼未成熟的藍莓不是藍色的原因，因為花青素還沒有出現。花青素真是神奇的存在。它們有助於預防癌症，同時也促進認知功能。例如，在一項研究中，每週食用兩份草莓或一份藍莓的女性延緩了認知功能下降，使她們的大腦表現得像年輕了三十個月。在另一項研究中，每週食用兩份莓果降低了 23% 罹患帕金森病的機會。而當野生藍莓給予孩子們時，他們的認知表現幾乎立即得到改善，並且隨著藍莓的劑量增加而增加。最近我參加了一項漫長的八小時考試，是為了更新我在內科的專業認證。猜猜我一整天都在吃什麼？藍莓。

專家建議：藍莓

選擇個頭小的藍莓，最好是野生的。

藍莓個頭越小，越沒那麼甜，但抗氧化劑的含量卻越高。

我們也不要忽略莓果中的纖維含量。在一杯份量的草莓、藍莓、黑莓和覆盆子中，分別含有3克、4克、8克和8克的纖維。考慮到大部分的美國人一天只攝取15或16克的纖維，一小把莓果就能帶來很大的改變。我就喜歡在下午的點心時間，或者我想吃甜食時吃上幾把莓果。

G：葉菜類＆穀物

在第 4 章裡我們討論過全穀物的好處，例如，降低冠心病、心血管疾病和癌症風險，以及降低因呼吸道疾病、傳染病、糖尿病、非心血管疾病、非癌症等各種原因死亡的可能性。這還只是一項研究的結果。

我的觀點比較直接。毫無疑問，我們應該放棄精製穀物。我當然和你是同一陣線的。但如果你想要健康的腸道菌群，那麼全穀物就是搭建健康腸道的那個基礎。第 4 章裡引用過的大量研究都證實了這一點。

說到綠色植物，植物性飲食多樣性一下就體現出來了，羽衣甘藍、甘藍菜、火箭菜、菠菜、萬香菜、白菜、豆瓣菜、水田芥、瑞士蔬菜、芥藍、酸模、羅馬生菜、芜藍菜等等。而這些食物內部還有各種變化。例如，羽衣甘藍的品種包括卷曲的、義大利（又名恐龍或托斯卡尼甘藍）、Redbor 或西伯利亞。甚至一些受歡迎的根菜葉，如甜菜、蕪菁、蒲公英、蘿蔔和胡蘿蔔的葉子也是可食用的，並且在綠色類別中提供了更多的變化。

當我們評估食物的健康價值時，營養素密度是一個很重要的概念。我們的目的就是要獲得最大程度的營養——讓人體攝入的每一大卡熱量都能換回盡可能多的維生素、礦物質、植物化學物質和膳食纖維。公式很簡單：

營養素密度＝營養素＋熱量。

當我們評估食物的健康益處時，營養密度是一個關鍵概念。這個概念是獲得最大的營養素——維生素、礦物質、植物化學物質、纖維——與消耗的熱量成比例。這變成了一個簡單的公式：營養密度等於營養素除以熱量。所以，如果你想想油，它高熱量而營養價值低。營養密度低。或者薯片。高熱量，營養價值低。這是一個非常直接和合理的方法，對吧？

我們稱之為 ANDI 分數，即綜合營養密度指數，由傳奇醫生喬爾·富爾曼博士開發，他是我的個人健康英雄之一。該分數從1到1,000，1表示最差。例如，可樂、玉米片和香草冰淇淋得到了最低分。聽起來很對吧。至於高表現者，有五個得分完美的1,000——羽衣甘藍、甘藍菜、芥菜、水田芥和瑞士蔬菜。白菜、菠菜、火箭菜和羅馬生菜是接下來四個得分最高的。換句話說，葉菜是名單上前九名的食物。這不是一個僅限於葉菜的名單。所有食物都有資格，但葉菜在榜首占據壟斷地位。

葉菜中的營養密度之高令人驚訝，這是大自然的恩賜。你可以攝取大量的營養素，幾乎不攝取卡路里，所以你可以根據需要食用。這就是讓你在沒有卡路里的情況下攝取營養素！例如，一磅葉菜只有100卡路里。那約相當於一個雞蛋或兩口牛排的大小。自從我轉向以植物為基礎的飲食以來，我已經不再擔心食物的份量，但如果你在閱讀本書後繼續食用高熱量的食物，要知道你可以無限量地加入葉菜，以增加飲食中的營養素而不影響卡路里。

以下營養素密度極高的食物值得再強調一下：

- **羽衣甘藍**：其含有抗氧化的植物化學物質葉黃素和玉米黃質，能預防眼睛黃斑變性。它還含有β–胡蘿蔔素，能降低患白內障的風險。
- **圓白菜**：如果你住在南卡羅來納州的查爾斯頓，那你沒法不愛圓白菜。最妙的一點是，擺在毫無戒心的美國南方人碟子裡的圓白菜，不經意間就為人們帶來了大量營養成分。它具有結合膽汁酸並將膽汁酸從糞便排除體外的能力。這一點有助於降低膽固醇，並減少致癌的次級膽汁酸。

專家建議：綠色食物

用蒸的方式烹飪綠色食物，提高膽汁鹽結合的活性！

這有助於預防癌症，特別是結腸癌和肝癌。

- **菠菜**：你也許還記得，「大力水手」就是靠吃菠菜獲得超級力量的。《大力水手》於1929年被創造出來，這種構思可以說是相當具有前瞻性了。而且還一點都沒錯！僅僅一杯煮熟的菠菜，就能提供每日所需鐵元素的36%和蛋白質的11%，更別說維生素A、維生素K、鈣、鎂、鉀和錳了。哦對

了，另外還有 4 克膳食纖維。

- **芝麻葉**：它是一種癌症消滅者。它擁有一種獨特的植物化學物質混合物，如硫氰酸鹽、蘿蔔硫素和吲　(Indoles)，這些物質可能有助於對抗一些最致命的癌症——攝護腺癌、乳腺癌、結腸癌、卵巢癌和子宮頸癌。我們稍後會回來討論蘿蔔硫素。

- **白菜**：白菜對骨骼有好處，它能提供一些重要的礦物質，比如鐵、鋅、鎂和維生素 K。

- **長葉萵苣**：如果你想要健康的肌膚，想要扭轉衰老，試試長葉萵苣。長葉萵苣裡的維生素 A 和維生素 C 有助於形成新鮮的膠原蛋白，以預防皺紋、中和氧化自由基。最後我們就得到了容光煥發的肌膚，皮膚彈性也增強了。

O：Omega 3 超級種子

我相當喜歡這個類別，因為這食物不但營養、美味、用途廣泛，還很獨特的食物。但在詳細介紹 Omega 3 和 Omega 6 脂肪酸之前，我還得重申幾點。你應該知道脂肪分為不同類型：反式脂肪酸、飽和脂肪酸、單元不飽和脂肪酸、多元不飽和脂肪酸。Omega 3 脂肪酸和 Omega 6 脂肪酸就屬於多元不飽和脂肪酸，這兩者屬於食材的「必需品」，因為我們人體不具備製造它們的能力，一定得從飲食中獲取。如果缺乏這兩種脂肪酸的攝入，那就會發展成缺乏症狀，最終導致疾病。

大體來說，多元不飽和脂肪是健康的，而且對人體的許多功能來說都很重要。可能你聽過的 Omega 3 脂肪酸比聽 Omega 6 脂肪酸要多，部分原因是現代西方飲食中的 Omega 6 脂肪酸過量，而 Omega 3 脂肪酸不足。Omega 6 脂肪酸與 Omega 3 脂肪酸的比例是反映健康水平的標誌。在傳統文化的發展過程中，Omega 6 脂肪酸和 Omega 3 脂肪酸是以幾乎平均的比例混合的，但大多數西方人體內是 15:1～16.7:1 的比例。這一比例如果失衡，就會導致心血管疾病、癌症、骨質疏鬆和自身免疫疾病。要做到平衡這一比例，我們就得確保在日常飲食中補充大量 Omega 3 脂肪酸。

該去哪兒找到 Omega 3 超級種子，具體來說，我這裡指的是三種包含植物性 Omega 3 脂肪酸的種子：亞麻籽、奇亞籽和大麻籽。每一種都能提供 Omega 3 脂肪酸，但又各有不同，接下來我們分別來看看。

- **亞麻籽：**亞麻籽是獲取 Omega 3 脂肪酸，α–亞麻酸（ALA）的優質來源，每一湯匙的亞麻籽裡就含有 2.3 克的 ALA（α–亞麻酸）。亞麻籽也是獲得可溶性膳食纖維的絕佳來源，又是有助治療便秘的傳統方法。在第3章裡你能翻閱到益生元纖維的所有好處。亞麻籽中的木脂素（lignans）也特別豐富，這是一種植物化學物質，能發揮強有力的預防激素性癌症（如乳腺癌和前列腺癌）的功效。

專家提示：亞麻籽

亞麻籽外殼堅硬，必須磨碎或充分咀嚼，才能使其營養素被吸收。
如果你購買已經磨碎的亞麻籽，只需將其放在冰箱中冷凍以保持新鮮度。

- **奇亞籽：**它也有木脂素（Lignan），而且比亞麻籽的含量更高。奇亞籽的 ALA 含量比亞麻籽稍多（每湯匙奇亞裡有 2.4 克 Omega–3 脂肪酸），膳食纖維含量則大大超出亞麻籽（奇亞籽是 5 克，亞麻籽是 3 克）。奇亞籽的膳食纖維重量占 40%，是世界上膳食纖維的主要來源之一。其中絕大多數都是可溶性膳食纖維，屬於益生元中的一種。如果你把一湯匙奇亞籽放到 60 毫升液體中攪拌，不到 10 分鐘你就能得到一杯黏稠的凝膠，這就是能直觀看到的可

溶性膳食纖維。奇亞籽能吸收自身重量 10～12 倍的水。讓它們在水中靜置幾小時，你就得到了奇亞籽布丁，一種非常有營養，且質地像西米露的美食。

- **大麻籽**：最後同樣重要的是大麻籽——它與亞麻籽和奇亞籽不同。好吧，我就直說了。沒錯，大麻籽來自於大麻。但大麻籽是合法的！它們不含大麻的精神活性成分四氫大麻酚（THC），所以不會讓人上癮，而是讓你變健康。大麻籽中的 ALA 含量大約是奇亞籽和亞麻籽的 40%，但膳食纖維含量較少。當你想到大麻籽的時候，可以想想蛋白質。大麻籽的獨特之處在於它是一種完全蛋白質，也就是說它含有所有必需的氨基酸。所以，大麻籽是必需脂肪和氨基酸的一站式商店。

我喜歡在奶昔裡加點 Omega–3 超級種子。我一般會同時放入以上三種，它們與燕麥或一些新鮮沙拉都能搭配得很好。在第 10 章的「纖維飲食 4 周計劃」裡，有一個美味的奇亞籽布丁食譜（檸檬奇亞籽布丁，XXX）。

還有一些其他的植物性 Omega–3 脂肪酸來源，包括胡桃、老豆腐和毛豆都富含 ALA，但都不如亞麻籽和奇亞籽多。另外，豆子和抱子甘藍裡也含有少量。

A：香料（洋蔥、大蒜）

它們是風味食物！想想天堂般美味的慢燉義大利醬，裡面滿滿的全是大蒜、洋蔥和羅勒。

一定要加新鮮的草本植物

草本植物的營養成分非常豐富。羅勒本身就含有大量的植物化學物質，
所以它具有抗炎性、化學預防性、防輻射性、抗菌性，
能夠鎮痛、退熱、抗糖尿病、護肝、降血脂和調節免疫。
所以我的建議是：只要有機會往菜裡加新鮮的草本植物和香料，那就加吧！
這不但是增添風味，同時增加植物性飲食多樣性及多種植物化學物質。

洋蔥和大蒜的濃厚香味是由於它們同屬蔥屬蔬菜。這類蔬菜中還有韭菜、青蔥、細香蔥和大蔥，它們也具有類似的健康益處。蔥屬蔬菜富含營養，包括維生素B1、B2、B3、B6、C、E、K，葉酸，鐵，鎂，磷，鈉和鋅等。這些營養物質十分豐富。

但真正的好處來自於蔥屬植物中含有的芳香有機硫化合物，這些化合物不僅賦予它們特殊的氣味和味道，還帶來有益人體健康的優點。例如，當新鮮的大蒜或洋蔥被剁碎或壓碎時，一種名為蒜胺酸酶的酶會被啟動，將蒜氨酸轉化為大蒜素。這種酶需要大約十分鐘將蒜氨轉化為大蒜素，而大蒜素具有抗菌、抗真菌、抗寄生蟲，甚至抗病毒的特性。氣味越濃，對健康的好處越大。為了讓大蒜素充分發揮作用，在烹飪前，將蔥屬蔬菜切碎後，靜置十分鐘，再來烹調最好的。

大蒜素似乎能專門針對那些壞傢伙，比如具有多重抗藥性的大腸桿菌和白色念珠菌。同時，它還能促進雙歧桿菌和其他腸道有益菌的生長。值得一提的是，蔥屬蔬菜也是優質益生元纖維的絕佳來源。

大蒜：我用來對抗普通感冒的秘密武器

在我們家庭有一個傳統，就是使用大蒜來對抗普通感冒。
當出現喉嚨痛的第一個跡象時，我們就開始攝取大蒜。基本上，
我們會將兩到四瓣大蒜切片成藥丸大小，切碎後靜置，等待十分鐘，
讓蒜氨酸酶活化大蒜素，然後整顆吞下。我會每天這樣做，
直到感冒消失，一旦又發現感冒跡象，我就會開始吃大蒜，
而且我多次利用這種方法成功緩解感冒，我也使用安慰劑對照試驗證實了
我的經驗。不過在講話的時候：你確實會散發很濃的蒜味，
這是要付出的一點代價吧。

蔥屬蔬菜還具有強大的抗癌活性，尤其對胃癌和前列腺癌有顯著效果。其抗癌活性主要體現在兩個方面。首先，像蒜素這類的有機硫化合物可以解毒致癌物、阻止腫瘤生長，並阻斷腫瘤的血液供應。其次，蔥屬蔬菜中含有至少24種不同的類黃酮植物化學物質，如槲皮素。紅洋蔥則有花青素的額外好處。這些類黃酮具有抗炎效果，可以幫助我們抵禦癌症。

這些抗氧化的化合物似乎還對治療阿爾茨海默病和心臟疾病有好處。

專家建議：洋蔥

當你切洋蔥時，會引發一個反應，產生有機硫化合物，讓你的眼睛流淚。
這是一種能抗癌症和具有抗炎性的化合物，所以我們要接受它們。
如果你切洋蔥的時候忍不住流眼淚，試試把洋蔥放在冰箱裡冷藏5分鐘
後再切。為了最大限度利用蔥屬蔬菜的益處，最好生吃。

如果你接受不了生吃，可以把它們切好，靜置一會兒，
待化合物生成後再進行烹調。（切碎，然後靜置）

L：豆類

豆類是地球上最健康的食物之一，而且它們價格便宜！它們是建立健康腸道微生物群的基石，提供豐富的益生元纖維和抗性澱粉。請不要錯過利用這些無可替代的食物來打造健康腸道的機會。有關豆類的更多信息，請參見第四章。

S：蘿蔔硫素（西蘭花芽和其他十字花科的蔬菜）

植物就像我的孩子一樣，每一個我都愛，我能看到它們個性中的美好。但如果說非得有一個「最愛」，那就是富含蘿蔔硫素的植物了。已經整整寫了8個章節了，終於有機會跟大家說說十字花科蔬菜，和它們含有的超級化合物質蘿蔔硫素了。

我們都知道西蘭花、羽衣甘藍、芝麻葉、捲心菜、花菜和抱子甘藍是健康食物。但為什麼健康呢？它們是我們稱之為十字花科蔬菜的一部分，至少有四十個家庭成員，但它們共享一個共同的血統。通過數十億年的植物進化，它們進化出了一個共同的防禦系統，使用一種叫做芥子酶的酶將硫代葡萄糖苷轉化為「有毒」化合物。芥子酶和硫代葡萄糖苷儲存在植物的不同隔室中，因此在正常情況下它們不會混合。但是當昆蟲或入侵的草食動物——就像我這樣——開始咬食植物時，它們會打破隔室，混合化學物質，引發化學反應，從而產生類等異硫氰酸鹽（ITCs）如蘿蔔硫素。這在概念上類似於一顆炸彈。當炸彈爆炸並釋放出這些ITCs時，會發生什麼？癌症被治癒，發炎被壓制，心臟變得健康，血糖下降，脂肪被燃燒，激素得到平衡。ITCs具

有強大的促進健康作用。這是另一個例子，植物的防禦機制也可以兼作我們對抗癌細胞的防禦。

專家建議：十字花科植物蔬菜

蔬菜與洋蔥和大蒜類似，它們具有一種需要活化才能獲得最大療效的酶，因此最好生吃。與芳香植物類似，你可以在烹飪或食用前使用「分切」然後「靜置」的技巧來活化酶。

如果西蘭花或花椰菜已經被煮熟，或冷凍蔬菜被冷凍前經過熱燙，可以在烹調後在蔬菜上撒上芥末籽粉，以取代部分已流失的酶，並恢復有治癒效果的異硫氰酸酯植化素。這是一個很酷的技巧！

接下來聊聊我最愛的異硫氰酸鹽——蘿蔔硫素。從十字花科蔬菜西蘭花、抱子甘藍、羽衣甘藍和捲心菜裡都能找到蘿蔔硫素。1992 年，癌症預防領域真正的先鋒保羅塔拉雷教授（Dr. Paul Talalay）打開了潘多拉的魔盒，他初次發表了有關蘿蔔硫素對癌症起預防作用的研究。從那時起，無數實驗室研究、動物研究和人體研究（許多都是由塔拉雷教授做的，他於 2019 年去世，享年 95 歲）都提出蘿蔔硫素也許就是這些健康食物背後的驅動力。以下是我們對這一藥用植物化學物質蘿蔔硫素的瞭解：

- 用 7 種機制幫助我們抵禦癌症：抑制致癌物質的生成，啟動黑芥子酶，產生反應來消滅已有的致癌物質，阻斷血液流向腫瘤（腫瘤需要血才能繼續擴張），抑制癌細胞的遷移和入侵，促進癌細胞的自我毀滅（細胞凋亡），甚至通過表現遺傳學控制癌症的發展。

• 破壞肺癌、結腸癌、乳腺癌、前列腺癌、皮膚癌、胰腺癌、肝癌、咽喉癌和膀胱癌的基礎，還有骨肉瘤、惡性膠質瘤、白血病、黑色素瘤，甚至更多。

• 阻斷由細菌內毒素引發的促炎途徑。

• 作為強效抗氧化劑，解毒自由基並減少細胞損傷。

• 可能有益於帕金森病和從中風、腦震盪或其他腦外傷中的康復。

• 減少阿茲海默症病患者的β–澱粉樣蛋白斑塊並改善認知障礙。

• 改善情緒以及焦慮和抑鬱。

• 增強大腦功能，提高記憶力和注意力。

• 調節免疫系統，改善實驗性多發性硬化症和類風濕性關節炎等自身免疫性疾病。

• 把身體調至脂肪燃燒模式來促進減肥，這一驚人的效果是通過減少腸道中的致病性有害細菌的數量，限制細菌內毒素釋放，以及其他機制來實現。

• 抵抗細菌和真菌感染。在一項研究中，28種致病菌和真菌裡有23種都被成功抑制。

• 通過改善血脂，降低血壓、抑制血小板聚集，甚至直接抑制動脈炎症來保護心臟。

• 改善胰島素敏感性，以治療2型糖尿病。

• 修復糖尿病造成的損害，修復糖尿病心臟病和腎臟損害。

• 保護肝臟和腎臟免受某些化療藥物造成的損害。

信不信由你，它的好處我還能繼續往下說。那麼蘿蔔硫素與我們的腸道菌群之間會產生怎樣的火花呢？通過上述段落我們已經知道，蘿蔔硫素能幫我們減少致病菌和細菌內毒素的釋放。但實際上它的能力遠不止於此。另一項研究發現，蘿蔔硫素通過增加健康腸道微生物，增加丁酸鹽的釋放，以及通過使細胞間的連接更加緊密，來修復腸壁以扭轉腸漏症，從而糾正腸道菌群失衡。效果令人震驚。我想說的是，蘿蔔硫素施展魔法的部分方式，是與短鏈脂肪酸組隊進行雙打，組成最具強大腸道治癒力的超級英雄二人組。

這就是十字花科蔬菜的魅力，尤其是西蘭花、抱子甘藍、捲心菜、花椰菜和羽衣甘藍。有一種食物在蘿蔔硫素的含量上一騎絕塵—西蘭花芽。它們實際上是未成熟的西蘭花，是種子剛剛孵化出來的階段，就跟豆芽或苜蓿芽的概念是一樣的。西蘭花芽產生的蘿蔔硫素比成熟的西蘭花多 10～100 倍。也就是說，吃大量成熟的西蘭花和少量西蘭花芽，達到的效果是一樣的。

西蘭花芽有一種苦苦的、辛辣的味道，但正是這種苦味在幫你對抗癌細胞。需要注意：用食物補充劑來代替西蘭花芽是無法達到同樣的效果的。一項對比西蘭花芽和補充劑的研究顯示，前者完勝！天然食物又贏了！如果你不喜歡它的味道，試試在奶昔、湯或沙拉裡加入西蘭花芽。

附贈：蘑菇和海藻

相信你現在能理解為什麼蘿蔔硫素值得被單列出來了。老實說，沒有哪種食物比西蘭花芽更能詮釋「食物即藥物」的理念。另外，蘑菇和海藻作為一個類別也值得趕快來說說。

蘑菇值得一提，因為它們完全獨特——它們甚至不是植物！它們是真菌，但是讓我們把它們視為名譽植物，因為它們確實表現得像植物一樣。它們含有益生元 β-葡聚糖，可以增強免疫系統，預防感染，甚至癌症。有些類型甚至可以提供獨特的乳腺癌保護。每天食用一顆小蘑菇與乳腺癌風險減少 64% 相關聯。蘑菇的一個美好之處在於其種類繁多：白蘑菇、小棕蘑菇、牡蠣菇、帽子菇、舞茸、靈芝、蟲草。每種都提供其獨特的健康益處。因此，除了植物多樣性外，我主張蘑菇的多樣性！

自己種植西蘭花芽吧！這很簡單

- 向 0.95 升的寬口玻璃罐裡加入 2 湯匙西蘭花種子。
- 注入 5 公分高的過濾水，蓋上蓋子。將罐子放在一個溫暖、避光的地方過夜，比如廚房的櫥櫃裡。到了早上，再把水倒掉。這是唯一一次需要把種子浸在水裡的情況。下一步，就需要沖洗和瀝乾了。
- 每天用淡水沖洗種子 2～3 次。轉動罐子、把水排乾。重點就是要把大部分水都排出來，有個辦法是把玻璃罐倒置於一個大碗裡，讓它跟大碗呈 45 度角左右，讓水滴能持續流出。這一過程也需要每天重複 2～3 次——沖洗、轉動、瀝水、靜置於櫥櫃裡，再重複以上過程。

幾天後你就能看到改變：首先它們會破土而出（非常可愛！），然後生長至大約2.5公分高時，會長出黃色的葉子。這時候它們就需要陽光了。陽光能幫助它們走向成熟，等葉子變綠，就大功告成了！把它們用空氣密封的方法密封並存放在冰箱裡。

專家小貼士：蘑菇

確保將蘑菇烹煮熟透。有些蘑菇含有一種叫做傘菌氨酸的物質，它可能是致癌的，但經過烹煮就會顯著減少。

它只是恰好來自海洋。而且，討論植物多樣性時，海藻是一個絕佳的補充選擇，因為它不僅富含纖維，而且還有幾種在陸地植物中找不到的獨特纖維——如綠藻素、木聚糖和瓊脂。這些天然的纖維都是益生元纖維。褐藻，如海帶或裙帶菜，含有一種獨特的化合物叫做岩藻黃質，這種物質有助於減少脂肪積累，促進減肥，改善胰島素敏感性，並改善血脂狀況。海藻也是甲狀腺健康所需碘和維生素 B1 2的極好來源。

由於海藻和藻類不是美國傳統飲食的一部分，你可能不知道從哪裡開始嘗試。別擔心，讓我們快速瀏覽一些選項以及如何將它們納入飲食。

- **紫菜（Nori）**：這些是用來製作壽司捲的脆片。它們本身就是輕盈又營養的小吃，但也可以打碎成「片」撒在沙拉上，增添一些酥脆感。
- **海帶／昆布**：一般以脫水條狀或肥厚「肉肉的」形式出售。海帶為湯增加美味的鮮味，在第 10 章的「纖維飲食 4 周計劃」裡會詳述「生物系蔬菜湯」（241 頁）。日本人甚至還會喝昆布茶。
- **裙帶菜**：一種微甜的海藻，非常適合添加到味噌湯中，或者與像黃瓜這樣的脆蔬菜一起混合，製作美味的海藻沙拉。
- **螺旋藻**：一種營養密度很高的藍綠色海藻，常常被製成粉末或藥片的形式，富含鐵、鈣、蛋白質、B 族維生素和葉綠素。把它們撒在你的奶昔裡，享受其深邃的色彩及益處吧。

在你的日常餐點裡加入 F GOALS

我們已經擁有一份基礎性食物列表了，現在是時候改變自己的飲食了。注意 F GOALS 列表裡的膳食纖維和那些 FODMAPs（在腸道發酵的短鏈碳水化合物）食物。F GOALS 食物同樣也富含膳食纖維、FODMAPs 的食物，這並不是巧合。正如我們之前討論過的，FODMAPs 食物並不是敵人，而是朋友。但每當我們增加纖維和低聚果糖時，我們都希望慢慢地增加——這是我們要遵守的箴言。

一定要確保你的F GOALS食物都是有機的！

F GOALS 植物幾乎都是無皮食物，洋蔥和大蒜是例外，其他都不需要去皮或殼。所以任何噴灑於其表面的化學物質都會成為它的一部分，而且你無法確保能把這些化學物質洗掉。在一項覆蓋了超過 6.8 萬名法國志願者的前瞻性隊列研究中，那些吃有機食物的人患癌症、非霍奇金淋巴瘤、絕經後乳腺癌的風險更低。肯定還會有更多後續研究證實這一點，所以當我們在思考往食物中添加工業化學物質這一問題時，我認為我們的基本立場應該要為我們自己提供保護——我們應該假定殺蟲劑是對人體有毒的，除非有證據證明它不是。

Part 3
纖維飲食養生術

9 纖維力飲食365生活方式

打造健康飲食習慣，輕鬆實現健康和活力

我們終於來到了這一刻！我很高興與你分享《纖維力飲食 4 週計畫》。但首先，讓我說一下，纖維飲食不是一種飲食方式而是你應有的生活方式，助你恢復健康，讓你感覺良好。放下這本書，花一些時間想像一下，如果這些轉變發生在你身上會是何種模樣。

畫面很美好，對不對？西方醫學奠基人希波克拉底說過這樣一句話，「讓食物成為你的藥物，而不要讓藥物成為你的食物」。這就是纖維飲食項目的核心，健康的生活方式與習慣同樣重要。本章的後面我們會聊到以下方面：睡眠、鍛煉、與喜歡的人相處、與自己獨處等等。這些同樣也是你的藥。

當你構建起「恰當的日常」後，治癒力會隨之而來。你的生活方式將治癒你，助你恢復狀態，使你變得更強大。而且這一切來得毫不費力。但為了達到這一目標，我們必須要有正確的心態。

一切都始於「健康心態」

我們擁有的技能並不是生下來就被永遠鎖定，無法修改。沒有人生來就是職業歌手或籃球運動員，儘管有時可能看起來如此（比如碧昂絲和「詹皇」LeBron James）。不論我們是誰，我們都有能力成長，變得更好。與其覺得「我做不到」，不如讓自己專心致志地投入到實現目標的努力中去，這樣才能鍛煉出新的技能，改變你的人生。這就叫擁有「成長型思維」。

成長型思維不是「我們是誰」，而是「我們能成為什麼」。你，擁有改變的能力。「成長型思維」的概念，最早在卡蘿・杜維克博士（Dr. Carol Dweck）的《心態致勝：全新成功心理學》（*Mindset: The New Psychology of Success*）一書中被提出。成長型思維引導你認識自己的優點與缺點，而且指導你把缺點當作成長的機會來看待。有了成長型思維，我們就不會再過分強調成功、技能或完美。我們看重努力、學習和堅持。

從第一個孩子出生時起，我和我的妻子就開始討論「成長型思維」了。我們希望在家庭中建立起堅持不懈和努力奮鬥的價值觀，這不是為了贏，而是為了設定一個目標，看看你擁有什麼能力，以及你能為之付出多少努力。我們堅定地認為這才是健康的人生觀。

這種意識已經進入了我的靈魂，所以當我試著去改善自己的健康狀態時，我也會運用這一理念。我建立了一種健康思維。我對嚴格的健康飲食計劃不感興趣，我也不想經歷節食的痛苦過程。我並不會因自己不健康的飲食或對快餐的愛，而感到羞愧和自責。是時候向前進了，但前提是要按我自己的方式。

這對我來說並不簡單，我知道對你來說也很難。老實說，我喜歡我以前的飲食習慣。我喜歡的並不是它帶給我的感覺，而是迷戀盡情享受費城牛肉芝士三明治或辣起司士熱狗的那短短 3 分鐘時間。幾乎每天我都會喝一瓶2升的蘇打水，試圖以此彌補餐後因攝入咖啡因導致的「宿醉」。紅牛應該來贊助我，因為它是我生活中的一部分，有時候我一天要喝 2～3 瓶。而且我從沒想過，也許（只是也許）是我的生活方式導致我狀態很差。即使我做到了舉重訓練 45 分鐘，跑步機上跑 5 公里或 10 公里，或在游泳池裡游 100 個來回，我也從沒想過是我的生活方式導致我的體重減不下來。

為了成為更好的自己，我想要和我的飲食重修舊好。我決定接受自己的起點，並朝著更健康的方向努力。每一頓飯對我來說，都成了做得更好的機會。如果一次沒做好，別擔心，下次可以做得更好。我享受這種挑戰：看看我能為了照顧自己的身體而做些什麼，同時我也很珍視從中學習和成長的機會。

開始還是有點挑戰性的。我試著接受苦苦的抱子甘藍；用水或康普茶代替可口可樂或激浪健怡；在家自製可口的奶昔，不去哈迪斯買辣起司熱狗和漢堡；拒絕深夜零食；不再在我的咖啡裡加人工甜味劑和奶精；不要炸薯條，改吃沙拉，讓盤子裡多一點綠色。我並沒有感到被剝奪了什麼或負有什麼義務。我只是在做選擇，並且選擇的是更健康的身體。

在我的個人體驗中，最令人興奮的發現是，當我開始做出這些改變時，我的味蕾也跟著改變了。一開始對我沒有吸引力的食物，漸漸變成我喜歡的。你知道那種出門旅行一趟後，回來只想吃一道家鄉美食的感覺嗎？對過去的我來說，我會去吃 Jersey Mike's Subs 家的起司牛肉三明治或者 Five Guys 連鎖速食的漢堡和薯條。但有一天我回到家後發現，我想吃的竟然是別的東西——我第一站就去了沙拉店，買了一份蔬菜沙拉和康普茶。你要知道，即使對我本人而言，這也是很奇怪的一件事。我從沒想過有一天，我想吃的是蔬菜沙拉。這件事讓我察覺到，有些東西已經在悄悄發生改變了。

在我調整飲食幾年後，最終的考驗來了。我當時正在執行醫療工作，然後迎來極為糟糕的一周。每天早上5點我就要到醫院，從踏進門的那一刻起，就忙得不可開交，新的諮詢不斷湧入，我需要照看的患者數量持續增加，甚至達到了我不得不飛奔於患者之間才能把他們的病全看完的程度。很多個晚上，我下了班之後還得繼續待在醫院裡加班，不是「我昨晚 7 點半就忙完了」的程度，而是「晚上 10 點能到家就算不錯了」，而大多數的時候比這還晚。當工作已經忙成這樣的時候，你其實很難描述飲食對你的精氣神帶來了怎樣的影響。你討厭你的工作，討厭接下了工作的自己，但你最恨的還是你已經整整一周沒見到過醒著的老婆或新生女兒這件事了。等你到家的時候，她們早就睡著了。而早上在她們醒來前，你又已經悄悄出門上班了。

當那地獄般的一周結束時，我對自己說：「你應該好好款待一下自己。」在這個時候，我已經很久沒吃過紅肉了，將近兩年沒吃過牛排了。但曾經，當我還在芝加哥西北大學做住院總醫師時，我的老天呀，你是不知道我有多愛肋眼牛排。所以當時我決定去我最愛的那家牛排餐廳款待一下自己。我點了份三分熟牛排，我總愛這樣享用牛排。

但是當牛排端上來我聞到它的味道時，我竟然沒流口水。事實上，我感覺有些東西聞起來不一樣了。當我咬了一口之後，我更加確定有些東西變了。牛排的味道不像我記憶中的樣子，這並非出於內疚，我還是覺得這個獎勵是我應得的。我明明很餓，明明打算好了要款待自己一頓。但兩口牛排下肚時我就意識到，這不是我想要的。我拿餐巾紙把它蓋上，然後要來了賬單。付完錢之後，我快速離開了餐廳，以免被服務生追問我為什麼不喜歡吃。

牛排本身毫無問題，變了的是我的味蕾。從那以後我就再沒吃過牛排了。它的味道對我來說沒有吸引力。我已經成功改變了自己的飲食習慣，並且通過親身試驗，養成一些本書中談到的原則。我從沒像現在這樣開心過，而且我餓了就吃，根本沒有限制過自己的食物攝入量。但我能分辨出來，我身上有些東西已經改變。

某天我站上了工作用的秤，每次看診時，我們都用它來給患者稱體重。之前我的體重在107～109公斤，不過那時我其實已經很多年沒有認真稱過體重了。當我移動秤上的砝碼來找平衡時，笑容爬上了我的臉。我瘦到了86公斤，那是我大學時的體重。看到了嗎，這就是植物的力量！當然，還有很多次小小的選擇帶來的力量！

小小的選擇會產生巨大的結果，尤其是當你開始在這些小小的選擇上更有一致性時。但這裡的重點是：它不應該成為一種負擔，而是用健康的心態賦予力量，指引你走向更好的生活。這不是關於絕對或完美，不是要讓你拿起薯條和蘇打水時感到內疚，絕對不是。採用健康的心態意味著找到積極的一面，並且為進步而歡呼，而不是因為軟弱或不完美而折磨自己。我們都有這些時刻——我也一樣！但不要讓這些時刻讓你放棄。

如果你的味蕾還沒有轉變到位，別擔心，總有一天你會像我一樣。隨著你體內微生物群的變化，你的味蕾也會發生變化。隨著時間的推移，你在飲食上所做的改變，終將改變微生物群的核心，最終你的口味偏好也會隨之而變。還記得它的適應性有多強嗎？相信我：你現在不喜歡吃的食物，終將成為你的「新歡」！

更好的消息是，你不必透過折磨自己或假裝需要吃你不喜歡的食物來等待你的微生物群發生變化。記住，你有三十萬種可食用的植物可以挑選！不僅僅是植物的多樣性，還有味道的多樣性。所有的香草和香料都是植物，而且世界各地的許多風味都受到植物的啟發，例如墨西哥、義大利、希臘、泰國、日本、中國、越南、衣索比亞等國家的菜都是可以試試的。吃植物的方法有很多種：湯、沙拉、冰沙、三明治、燉菜等等。這些只是以英文字母「S」開頭的。我們還沒有談到麵條、墨西哥捲餅、皮塔包、飯碗... 列舉不勝枚舉。

我們每個人都有自己的起點。雖然這本書中是幫助每個人走向這段旅程的工具，但終點對每個人來說可能是不同的。我關心的是進步，根據美國農業部的數據，平均而言，美國人只有 11% 的熱量來自全穀物、豆類、水果、蔬菜、種子和堅果，換句話說，如果你正在閱讀這本書，而你的熱量只有 5% 來自植物，那你其實已經相當接近平均水平，那麼你有最大的改善空間。如果你把這個比例從 5% 提高到 30%，你就可以改善健康狀況，然後看著這些小改變逐漸累積。

追求 90% 的植物性飲食

我不希望你因為我提出的改變生活方式而感到負擔，我希望你能對自己的成長可能性感到興奮！制定一個目標是有好處的，否則，你可能只是在漫無目的地吃著藍莓，幻想一切自動都會變好，所以讓我們努力朝著 90% 植物性飲食的目標邁進。不一定是今天，但這是我們的長遠目標。為什麼是 90%？嗯，這是我們在藍區（Blue Zones）人口中看到的情況——他們 90% 的飲食來自植物，所以我們知道這種飲食會帶來巨大的健康益處。另外，保留寬鬆度有助於避免追求「完美」的壓力，那10%就是你的游移空間，自由地吃你想吃的。無論你的惡習是什麼，都可以放進你的 10% 彈性空間中，這樣你就不必對此感到內疚。

讓我們清楚地了解這裡的90%是指什麼。它們應該是全植物，是從土裡生長出來的，不是盒裝的，也沒有特別包裝。不是有成分列表的東西，然後只有一種成分——植物。其他所有東西都不在 90% 之內——加工植物食品、油、肉和乳製品。有許多純素食者應該改善他們的飲食。其實純素主義並不等於健康飲食，因為那只是排除了動物性產品。市面上充斥著許多不健康的加工植物食品，也有許多不在意健康的純素主義者。

90% 的植物性飲食不是我鼓勵你設定的目標，這與健康的態度是不一致的。當你在飲食中加入更多新鮮的植物時，你的感覺會變好，自然會想要提高植物性食物的比例，逐漸接近 100%。我怎麼知道呢？因為這正是我的經歷。當我的飲食接近全植物但還沒完全達標時，我決定放棄最後的一點彈性。我必須告訴你，雖然剩下的非植物性食物看似沒有影響，但一旦放棄，卻帶給我意想不到的驚喜。為什麼要讓某些事物成為阻礙呢？無論有什麼樣的觀點，這都是挑戰自己，不斷進步的過程，是朝著更多植物性飲食的目標邁進，來促進健康的旅程。具體如何實現，是根據你的個性化選擇來決定的。但無論你是 15% 還是 95%，只要你在正確的方向上前進，我都是你最大

朋友們，讓我們來聊聊油吧！

你們都想知道，「油有什麼特別？」所以這裡就是……油是一種加工食品。根據定義，它是高熱量、低營養價值的食品。一磅的蔬菜有 100 卡路里。一磅的油有超過 4,000 卡路里！橄欖油比其他替代油更健康，所以當你選擇使用油時，我一般建議使用特級初榨橄欖油。但你知道橄欖油中有多少克的纖維嗎？零。其他種類的油也是一樣。無論是哪種類型或數量，都是零克的纖維。我們不應該努力增加生活中的油的攝入量，這就是為什麼它被列為我們 10% 的彈性帳戶的一部分。

的應援者，百分之百支持你。讓我們一起做到，分享我們共同的理念。

當健康習慣形成時，輕鬆的健康就會隨之而來

如果我要你閉上眼睛，想像一下醫學是什麼樣子，你會想到什麼？是一顆藥丸嗎？一位穿著白大褂、伸手拿著聽診器的醫生嗎？你看到自己躺在病床上，連接著靜脈輸液，護士在檢查你的生命跡象嗎？

如果醫學要成為你的一部分，那就在此刻……活著、呼吸、真實存在。醫學不僅僅是我們面對問題時的反應性干預，更是你在日常生活中的實踐。是時候重新定義醫療保健，認識到我們的健康是由我們每一刻的小選擇所累積的結果，每一天的決定都是關鍵。單一的選擇，不管是好還是壞，對整體健康的影響可能微不足道。就像抽一根香煙不會立即致命一樣。但如果你創造的是一致性的、一種模式，那麼隨著時間的推移你就放大了那個選擇。

我們是習慣的動物。這就無法擺脫的。當我們形成了壞習慣，把一個不良的選擇放大時，就可能會帶來問題。我們可以明白，「習慣」是放大我們的選擇的那股關鍵力量，所以請利用這一點，有意識地創造我們的健康習慣，讓習慣發揮作用。

正是這些健康習慣使我們能夠過著日常生活，同時促進健康和健身。這變得毫不費力，因為這只是我們的日常，但當我們的日常習慣益於健康時，它比任何醫生開給你的藥片都更具有效果。只要我們能讓道路暢通，身體就設計好了自己的修復機制。

在接下來的頁面中，你將找到促進健康腸道的生活方式及元素。把每一個都視為一個小機會，建立健康習慣的機會。記住，小的改變帶來大的成果，當我們將它們變成習慣時，輕鬆的健康就會隨之而來。以下是「纖維力飲食」生活的支柱：

◎ 植物多樣性是健康腸道微生物群的頭等重要預測因子

此時，你可能不需要我解釋為什麼植物多樣性的黃金法則很重要，你在本書中已經聽過這個概念，這是我們的信條、我們的核心理念。我們不再需要一長串的飲食規則，我們只需要記得多樣性地食用植物。當你走進超市時，請記住：「植物多樣性」。當你在沙拉時，想著要添加什麼時，請記住：「植物多樣性」。無論你在考慮吃什麼時，「植物多樣性」都應該浮現在你的腦海中。這將有助於你在追求最大程度的植物多樣性上取得成功。

而且記住：植物多樣性是對豐沛大自然的一種禮讚，你可以品嚐和享受所有的風味，所有的質地，各種香草和香料隨處可見。那種限制性的飲食和經「核准」的食物清單的日子已經過去了。這是一種慶祝！植物？好的，很棒，我們沒問題。我們應該努力每周至少包括三十種不同的植物。但真的，如果你正在追求每餐的多樣性，你肯定能達到這個目標。

◎ 哪一種更好——生吃還是煮熟？

新的研究顯示，同樣的植物在生和熟兩種狀態下，對腸道菌群產生的影響也不同。烹飪會改變植物中的碳水化合物（如膳食纖維）和許多其他營養物質。它對微生物的生長、微生物群的基因組成，以及生成的後生元的種類，都會產生不同影響。雖然我們不能說這個就一定比另一個好，但至少我們能確定它二者是不同的。專家的建議是：做飯的時候，你一定要吃一些生的食材，好吸收它們的獨特營養，此外，也要注意在膳食中增加更多多樣化的植物性食物。

鍛鍊腸道，努力實現腸道健康

有些人會比其他人更難實現這一點。我們在第 5 章裡提到過，你也許需要醫生的幫助，來排除便秘、食物過敏、乳糜瀉或其他可能的原因。如果你成功排除了食物敏感以外的所有因素，那麼接下來需要確定的，就是你腸道內的優勢和劣勢了。我們都會有優勢和劣勢。不要認為食物非黑即白，簡單地將其定為耐受或不耐受的，我們應該用灰階來判斷它們。你能耐受的值是一定的，這個數值完全因人而異，並且由腸道菌群決定。

作為纖維飲食 4 周計劃（詳見第 10 章）的一部分，我標記出了中度和高度 FODMAPs 食材，並且也給出了替代物。如此一來，如果你餐後出現了消化問題，你就能按圖索驥找出哪種食材可能是有問題的。記錄飲食日誌能有助於找出那個潛在的導火線。在 FODMAPs 食物中，有一些特定的類別確實會比其他類別更容易給引起你腸胃的不適，比如果糖、果聚糖、半乳聚糖或多元醇。如果你在吃乳製品的話，那也有可能是乳糖的原因，但如果你持續地出現消化問題，我會建議你避免攝入乳製品。

找出導致問題的罪魁禍首後，接下來你就知道該拿哪種 FODMAPs 食物開刀了。你可以計劃著再嘗試一次相同的食譜，但這一次要用低 FODMAPs 的替代食材，看看這樣是否還會出現消化問題。如果仍未找出罪魁禍首，或者嘗試了纖維飲食 4 周計劃後依舊毫無進展，那你也許需要與註冊營養師一起，去完成 FODMAPs 食物的排除和重新引入的流程。這是一個漫長且相對複雜的過程，需要至少 28 天才能完成。但如果你確有這方面的需要，一定記得在有資質的專業人士的指導下進行。

F GOALS：在此基礎上建立起植物性飲食多樣性

在第 8 章，我們探討了 F GOALS 食物的健康益處。這些是我們想要構建腸道微生物群的腸道健康超級食物，也是起點或核心飲食。植物性飲食多樣性仍然是我們的任務，而 F GOALS 是該任務中的基本食物。在這些食物中，你會找到所有好東西：產生短鏈脂肪酸的纖維、維生素、礦物質、微生物和獨特的植物成分，比如硫化物等。那麼，我向你發起挑戰，看你能否做到每天都從這個列表裡攝取一些食物。

複習 F GOALS

F：水果＆發酵食物

G：葉菜類＆穀物

O：Omega 3 超級種子

A：芳香植物（洋蔥、大蒜）

L：豆類

S：蘿蔔硫素（西蘭花芽和其他十字花科的蔬菜）

第 8 章裡我們學習過一些能最大化獲取 F GOALS 食物營養的小技巧。蘑菇應該要弄熟才行，而芳香植物和十字花科蔬菜生吃起來更好。芳香植物和十字花科蔬菜中的酶需要被活化，才能最大限度地發揮健康效益。因此，我們可以使用先「分切」再「靜置」的小技巧，來促進酶的作用。說到超級種子，你得記住：亞麻籽富含木脂素，奇亞籽富含膳食纖維，大麻籽富含蛋白質。或者可以把這三種都加進你的早餐奶昔裡。放心大膽地在每一餐裡都來點綠色植物，即使只是生吃一小把也行。它們在提供大量營養的同時，只會

吃一點點肉和乳製品可以嗎？

我們在第 2 章裡討論過，蛋白質和脂肪存在健康和不健康之分。顯然，植物性和動物性食品對腸道菌群會產生不同影響，也會導致不同的健康情況。我也不能決絕地說如果你持續少量攝入動物性食物，你就會「不健康」。美國人平均消費的 220 磅肉和 30 磅起士，這真的太多了。

有些人可能會想問：草飼的不含激素、抗生素的動物性食品對健康有益嗎？如果是跟含抗生素和激素的轉基因動物肉類來比的話，肯定要更健康。 我們的食物選擇是否需要考慮環境的影響或者倫理？我們所有人都有義務進行自我教育，並且得出自己的結論。

記住，不只是我們的腸道裡有微生物群，土壤、植物和動物也有。20 世紀和 21 世紀對它們中的任何一個都不是很友好，這是人類活動造成的結果。

如果你選擇逐步減少動物性食品，一種方法是逐步淘汰，隨著時間的推移逐漸轉向更高質量的替代品： 淘汰牛肉 > 豬肉 > 雞肉 > 雞蛋 > 鮭魚，最終轉向豆腐和豆類。

產生很少的熱量。把你的腳踩在油門上，朝著方向放心吃吧。

◎ 別忽視了水合作用的重要性

多年來我都是從床上爬起來，像僵屍一樣走到咖啡壺前。在接下來的幾小時裡我會試著讓自己活過來，試著用咖啡因來擊退我臉上的疲勞。在某些時候我會跨過那條線，成功恢復清醒，但隨後又會因為攝入了太多咖啡因，而感到緊張不安。難道就沒有簡單點的方式嗎？

方法是有的，就是水——這個星球上最簡單、最健康，同時也最便宜的飲品。明明餐廳會免費為我們提供冰水，我們卻願意花好幾美元去買蘇打水，或其他會傷害我們身體的東西，這一點上我跟所有人一樣慚愧。說真的，我們應該要更加珍惜我們擁有的水資源。它是生命的必需品。人體至少 60% 都是由水組成不吃食物你可以活 3 周，但如果不喝水，很難活過 4 天。水至關重要！它是生命之源。

不幸的是，21 世紀的生活方式正在忽視水這一健康奇跡。對大多數人來說，我們一天中脫水最嚴重的時刻是剛剛醒來的時候，那時我們已經有幾小時沒喝過水了，所以這是給身體補水的理想時間。在過去幾年裡我更改了自己的生活習慣，醒來後先喝 2 杯水。這一小小的改變帶來了令人驚訝的結果。我的大腦、腸道和腎的開關都由它開啟，我整個人都變得更清醒了。我仍然會喝咖啡，但是在喝過水之後。

整個早上，我都會確保咖啡和水之間的平衡。我不會只喝咖啡，而是二者都喝。但比起咖啡，我更喜歡喝水。我會關注自己的嘴唇，覺得嘴唇有點皸裂的時候，我就會端起水杯。

為了優化水合作用，我的建議是，像我一樣，早上醒來後的第一件事就是喝2杯水。確保早上喝的水，比喝的咖啡或其他含咖啡因的飲品多。每頓飯都喝兩杯水，這能讓你達到每日8杯水的標準，讓你的身體正常運轉。

◎ 選擇一些真的能讓我們恢復活力的食物

要將具有治癒力的東西加進你的飲料備選並不難。日常生活中小小的改變就能產生巨大的效果，我們正好可以利用這一點！接下來我列出了一些很好的方法，幫你選出更好的飲料，為全天的腸道健康保駕護航：

• **讓喝水更有趣**：我喜歡在水裡擠一點柑橘，也喜歡榨汁機的錢花得物有所值的感覺。在炎炎夏日，把幾片柑橘和水倒進一個巨大的玻璃罐裡，再加點冰塊。或者提前一晚在水裡浸泡黃瓜、西瓜和檸檬，讓自己享受水療般的水合作用。

• **早上來點咖啡**：我是咖啡的信徒！咖啡中含有的多酚，可作為微生物群的益生元。它也是目前西方飲食中最大的抗氧化劑來源。雖然我正努力推廣

「纖維力飲食」的概念，但同時我也認為沒有徹底放棄咖啡的理由。咖啡的問題不是咖啡本身，而是我們往裡加的那些「垃圾」。我已經改喝純黑咖啡了，並且我很喜歡。但如果你非要往裡加甜味劑，那麼加點甜菊糖、羅漢果或赤藻糖醇吧。想加奶精？我會繞過奶製品，直接選有機豆奶。我知道許多人都愛在咖啡裡加不加糖的燕麥牛奶。我也喜歡在咖啡裡加配料——肉桂、薑、薑黃，這是我的最佳組合。如果我非常累，需要一點額外的刺激，那我會往咖啡裡加點瑪卡和南非睡茄。它們是來自植物根部的適應原超級食物，可用於對抗疲勞和壓力。如果要加調味料的話，我通常會加一些有機豆奶和甜味劑來柔和一下味道。但喝咖啡別超過2杯。同時你還要記得在喝咖啡前、喝咖啡時、喝咖啡後都喝點水。如果你養腹瀉相關的疾病，比如腸激躁症，那麼咖啡可能會加重你的症狀。

- **下午喝綠茶**：我最喜歡的習慣之一就是午飯後一兩小時喝一杯熱綠茶，它能讓我整個下午都精力充沛。茶葉中有一種叫茶氨酸的植物化學物質，它能提高注意力。但它跟咖啡帶來的效果是不同的。綠茶還是獲取益生元多酚的絕佳來源。我特別推薦的一款綠茶是有機儀式級抹茶，它富含抗氧化劑，提供的前生物多酚 EGCG 茶多酚的主要組成部分比普通綠茶多出一百倍。你要做的就是往裡加熱水沖泡就好，當然擠柑橘汁進去的話，抗氧化劑的含量會更高，因為維生素C能起到顯著的促進吸收的作用，這意味著你能從同一杯茶裡獲得更多營養價值。說到這裡，你可以試著把抹茶和冰塊、檸檬一起放進玻璃罐裡，做一款更酷的抹茶飲品。這讓我想起了已故的偉大的高爾夫球手阿諾・帕馬（Arnold Palmer），他也喜歡把冰茶和檸檬水混在一起喝。

- **果汁與果昔**：我並不反對果汁。我只是支持果昔。當你製作果汁時，你在做什麼呢？沒錯，是在分離纖維然後丟掉它。去除纖維但保留糖讓我感覺像是在吃加工食品。記住，我們要做的是充分攝取纖維。但話雖如此，當提高纖維和 FODMAPs 時，果昔會提供大量的纖維，對一些人來說可能過於多了。在這種情況下，果汁可以幫助你獲得植物營養素，而不會過多地刺激你的腸道。但果汁不應該是鳳梨可樂味的，它們應該至少有些苦味。如果你在做果汁，基本上就是在製作含糖飲料。整個水果中的果糖是可以接受的，但當你去除纖維時，它就變成了純糖。所以在製作果汁時，我的建議是幾乎專門使用蔬菜，並盡可能少加水果，接受苦味！

- **喝康普茶要節制**：我愛康普茶，並且經常喝。毫無疑問它是健康生活方式的一部分，但確實存在許多關於它的虛假宣傳，很多人都被炒作得要一天喝下大約 940 毫升的康普茶，並依賴它作為他們唯一的發酵食品，只因為它是飲品中相當少見的發酵食物。比起蘇打水或其他甜味飲品，我確實更加推薦你喝康普茶，但它的酸度可以侵蝕琺瑯質，所以我會稀釋它，喝的時候至少加半杯水，每天只喝大約 118 毫升，這只位占你在商店裡買到的 470 毫升瓶的一小部分。加水稀釋之後，118 毫升會變成 230～350 毫升。

- **避免酒精**：我知道這並不是你們中的一些人想要聽到的，但如果我們在建立一個健康的腸道，我會建議避免飲酒。顯然，暴飲酒精會對腸道菌群造成損害，增加腸道通透性，並釋放細菌內毒素。換句話說，酒精會導致菌群失調。信不信由你，這就是酒精導致肝硬化的原因。你也不必是一個酗酒者。只要一個瘋狂的星期五夜晚就足以損害你的腸道。但輕度飲酒是否不適用於這些規則呢？不幸的是，並非如此。每天只喝一杯酒就會增加高血壓和

關於咖啡因的注意事項

總的來說，我是不反對咖啡因的。而且我承認我很愛咖啡因。如果沒有它，我都熬不過實習。但有些人可能對咖啡因敏感，這會使消化問題進一步惡化。實際上是一種基因導致了這個問題。如果你擔心這種可能性，那麼，我建議你停止攝取咖啡因一周，看看感覺如何。

中風的風險。每天只喝半杯酒已經與癌症風險增加有關。科學界普遍一致認為酒精會導致癌症。然而，我們不應該感到驚訝——酒精會殺死細菌，在我們的腸道中，這可能意味著它攻擊了我們的「好」細菌。

◎ 自然啟動你的飽腹激素

我們都被訓練成關注食物的量，無論是計算卡路里還是任何其他的營養素百分比。我聽說過有些人甚至要稱量他們的食物。這樣太複雜了！但其實並不需要。讓我來讓這變得極簡單：當你選擇全植物食物時，你可以無限制地吃。沒有誇張，我允許你想吃多少就吃多少。我再說一遍。想吃多少就吃多少。你仍然會減肥並獲得所有的健康益處。

這個方法的原因在於感謝纖維和抗性澱粉。全植物食物在定義上是高營養、低卡路里的。你需要真的咀嚼它們；不能只是吞下去。我們知道咀嚼需要時間。當我們吃沙拉時，比吃熱狗需要更長的時間。正如我們在第3章中所學到的，纖維和抗性澱粉產生短鏈脂肪酸，刺激飽腹激素的釋放。通過慢慢咀嚼富含纖維的食物，我們讓身體利用其自然機制告訴我們何時吃飽。不需要計算卡路里。大自然正在替你計算。你會感到飽足和滿意，並知道已經吃夠了。而且這將是一餐充滿營養和纖維的食物。

在人類歷史的大部分時間裡，人類物種每天消耗 100 克以上的全植物食物。這是真正在泥土中生長的食物，不是油炸秋葵、素漢堡、像麵包那樣的加工穀物，也不是非乳製品冰淇淋。當我們加工食物時，我們去除了纖維，扭曲了大自然的平衡，創造出人工高卡路里、低纖維的食物，並鼓勵過食。加工食品是美國飲食的大多數，其餘的大部分是肉類、乳製品、雞蛋和油脂等卡路里密集型，但纖維為零的食物。然後我們感到奇怪，為什麼我們會過量，並出現肥胖問題和相關的健康問題。

如果你按照本書中的計劃改變比例，食用 90% 到 100% 的植物食材，並且多樣性地食用植物，就不需要計算卡路里。你可以在餓的時候吃，吃到滿意飽腹，仍然會減肥，這就要歸功於「纖維燃料」。

◎ 加入正念飲食的行列

如今，美國的生活方式就是快節奏。我也是如此。我逼迫自己更快地行動，做更多事情，有時還會跳過一餐。讓我們先深呼吸一下，生活中有一些事情太重要了，不能因為競爭讓它們受到侵害。吞食食物是不健康的，消化的過程從你的嘴開始，咀嚼把食物弄碎，唾液中的澱粉酶開始分解澱粉。當我們吃得太快時，我們不讓我們的身體跟上我們的動作，就會導致過量飲食。人類的身體不是設計成狼吞虎嚥，盡可能快地吃完食物；我們被設計成享受食物，讓身體在飽足時發出信號的。

當我還是個孩子的時候，我爺爺總是說：「小口咬，嚼得徹底！」我們都需要遵循爺爺的智慧建議，重新與我們的食物產生聯繫。正念進食就是簡單地回歸我們享受食物的本質。這是你祖父母在你小時候教給你的禮貌。這是你做法：

紅酒是不是不一樣呢？

有些專家認為紅酒對我們有好處，因為它含有多酚白藜蘆醇。紅酒中的多酚物質確實是益生元，能增加腸道內菌相的多樣性。紅酒裡的白藜蘆醇也確實與心臟健康有相關性，但直到最近我們才發現作用機制，這種物質也是通過影響腸道細菌起作用（紅酒中的白藜蘆醇可以通過影響腸道菌群）來抑制氧化三甲胺的生成，最終降低氧化三甲胺的水平。但喝紅酒這種方法會導致酒精依賴，並且伴有潛在的肝硬化風險，因此，何不直接吃更多的植物性食物呢？葡萄、藍莓、覆盆子、桑葚，以及花生都含有白藜蘆醇，而且還沒有什麼風險。也就是說，如果我們把重點放在理性享受酒精的話，那偶爾喝一杯紅酒是一個不錯的辦法。

• 坐在一張真正的桌子旁邊。不要在汽車上或步行時吃飯。把你的食物放在盤子或碗裡。不要從容器裡吃。

• 關掉你的手機。放下你的筆記本電腦。關掉電視。在這段神聖的時間裡不要使用電子設備。

• 在開始進食之前花一些時間觀察你的食物。慶祝大自然的恩惠——外觀，氣味。這是美麗的。

• 品味一下你的食物。不必每一口都這樣，但你應該定期停下來品味一下。

• 好好咀嚼食物！不是一兩口。我說的是二十五次或更多咀嚼。咀嚼時放下叉子。

• 遵循日本的腹八分飽傳統。就像《藍色地帶》中描述的那樣，這意味著吃到 80% 的飽足感就停下來。這樣做，你給了你的身體一個機會來跟上，這樣你就不會吃得太多。

• 如果可以的話，和其他人一起享受餐食。歐洲人已經掌握了這一點，而我們美國人則在掙紮。我們應該花點時間，享受在一起吃飯的時光，而不是為了吃飯而狂奔，這樣我們就可以回去工作了。

• 安排你的用餐時間。保持一個符合你的生理節律的固定時間表。提前晚餐時間至關重要。我會在下一節中談談更多關於這個的事情。

• 避免有毒的飢餓。因為對飢餓或情緒的反應而進食是一種不健康的行為。你更有可能選擇不健康的「安慰」食物，而不是滋養的健康食物。當你感覺到饑餓加劇，不要等到它把你變成一個瘋狂渴望碳水化合物的怪物才進食。這種時候就來點水果或堅果，讓它們幫你度過饑餓，直到下一個用餐時間的到來。

◎ 吃什麼很重要，什麼時候吃更重要

我們的身體有一種我們稱之為生理節律的自然生物節律。這是一種大約

24 小時的內生性、可調整的振盪，是我們地球上所有生物的一部分——其他動物、植物、真菌都有這種生理節律。我們的腸道微生物也不例外！當你打亂自然節律時，也會干擾你的體內微生物。例如，時差實際上會引起腸道微生物的失調，這就是你在國際飛行時感覺糟糕的原因。別讓我開始談論那個共同的文化噩夢——夏令時間。如果你是一名輪班工作者，你會更熟悉這種感覺。由於生物節律混亂對腸道微生物的影響，輪班工作者患高血壓、高脂血症、肥胖和 2 型糖尿病的風險增加。

我們的腸道微生物靠著這些 24 小時的振盪節奏中的一致性繁榮發展，這意味著定時進餐。例如，你可以吃完全相同的食物，但在一天中的不同時間吃，對你的血糖會有不同的影響。我們在早上對胰島素最敏感，而在晚上反而最抗胰島素。為了優化我們的進食模式，我們希望把進食時間安排在我們需要燃料的時間，然後讓我們的腸道休息一段時間。這種方法被稱為時間限制性進食，或 TRE。有些人稱之為間歇性進食，但這不是間歇性的。這是一種你每天持續維持的生活方式。

要正確的實施間歇性進食，你需要做兩件事。首先，你需要設定時間範圍，一段時間進食，然後一段時間讓腸道休息。我的建議是至少讓腸道休息連續13個小時，也就是說你的進食時間限制在 11 小時或更少。

第二，你需要將你的進食模式與你的生理節奏同步。這是許多人忽略的部分。不是任何十三個小時都可以，你需要在晚上吃大餐嗎，或者在晚上 10 點吃點心嗎？當然不是。時間限制性進食不意味著早上 11 點.吃第一餐，然後晚上 0 點吃最後一頓飯。那是一個不健康的生理節奏。為了讓進食正確校準，你應該在晚上儘早吃晚餐，然後斷食——晚餐後不吃任何東西！只喝水。在停止進食和上床睡覺之間至少要有兩到三個小時的間隔。晚餐越早越好。

談到優化我們的生理節奏，讓我們來討論一下用餐份量。我們往往在晚餐時大快朵頤，但這實在沒有太多道理。在我們應該盡快入睡之前，我們不需要一頓豐盛的晚餐。相反地，我們一直忽略了午餐。中午是我們最需要能量的時候。所以，讓我們在一頓美味的午餐上多花一點時間及精神吧。

補充劑的用意是補充膳食和生活方式的不足，不是取而代之。

正如我們在第 7 章中討論的那樣，你無法用補品來彌補不良飲食或不健康的生活方式。我們也看到很多補品在缺乏科學支持的情況下被大肆宣傳。許多市場上最受歡迎的補品幾乎沒有任何研究支持。它們可能是浪費你的錢，或者更糟的是，它們可能會對你造成傷害，因為它們與服用藥物無異。至少對於藥物，我們知道風險是什麼。如果你出於「純天然」而服用了五種或更多的補品，我可以向你保證，沒有人知道它們混合在一起會是什麼作用。

但我確實相信，補品在正確使用時是有作用的。它們可以幫助我們優化我們的飲食。正如我們在第 7 章中討論的那樣，我相信益生元，在某些情況下也相信益生菌。有三種補品我通常建議用來應對我們 21 世紀生活中的一些挑戰：維生素 B12、維生素 D 和基於海藻的補充劑。最好與你的醫生討論這些，以確定它們是否適合你，如果適合的話，應該服用多少劑量。

睡眠具有強大的恢復能力

當你讓身體休息時，它的癒合能力是令人難以置信的。你可以將間歇性進食視為對腸道的休息。但是睡眠是對整個身體，包括腸道在內的休息。當我們剝奪自己的睡眠時，我們也會感受到微生物群在發生變化，因為它會轉向促進肥胖的方向。難怪一個晚上沒睡好的感覺很糟便不足為奇了。睡眠不足與食慾增加、體重增加、增加心臟病、中風、糖尿病風險、免疫功能受損、抑鬱、注意力不集中、生產力下降、工作表現差，甚至運動表現不佳都有關聯。睡眠是免費的，卻能有效促進更好的健康，包括對微生物的健康。

重要的不僅是我們要獲得足夠的睡眠，而且要將它與我們的生理節奏結

咖啡會打破禁食嗎？

也是和也不是。禁食有益於腸道微生物，因為它們有時間休息再重新工作，除了水之外的任何東西都會打斷這個過程。但如果你喝咖啡並且避免進食固體食物，那麼脂肪燃燒的代謝益處仍然會持續進行。就我個人而言，我嚴格進行十二小時的純水禁食，然後喝咖啡，並延遲早上幾個小時才吃第一口固體食物，這麼做的效果非常好。

合。睡眠和清醒的作息主要與太陽的升起和落下同步。當你早上起床時，要讓自己暴露於自然陽光下。即使是短暫的外出散步也能起到奇妙的作用。相反，太陽下山時，我們需要放鬆下來。理想情況下，在這段時間內我們應該停止使用電子產品，因為強烈的光會影響褪黑激素的釋放。我們還應該朝著更早的就寢時間努力。用班（Ben Franklin）·富蘭克林的話來說，「早睡早起使人健康、富有，且智慧」。

是時候重新與自然連結了

說到看到陽光，想一想過去幾百年裡人類的生活是如何改變的。我們從以戶外活動為主的生活環境，變成現在以家裡和辦公室這些冷漠、漂白的室內環境。看起來我們的生活更安全，但真的是這樣嗎？其實，我們與大自然疏遠了。我們在本書中看到，生物要麼有微生物群，要麼是微生物群的一部分。微生物在地球上是生命的基本組成部分。所以，當我們將自己圍繞在被我們噴灑化學藥劑的無生命物理結構（我們的家）中時，會發生什麼呢？與自然的豐富棲息地不同，我們人造的結構是一片微生物的荒地，無法促進你的微生物多樣性。於是，從鄉村環境搬到城市中的人們，面臨有益微生物的損失和危險基因的增加就不足為奇了。

從概念上講，這追溯到第一章討論的衛生假設。研究顯示，生命的早期階段，多接觸戶外能夠改善免疫功能。在戶外運動的成年人擁有更多樣化的微生物群。園藝可以改善情緒，減輕壓力，增加生活滿意度，甚至促進減肥。更不用說自己種植的蔬菜被證明你會更喜歡吃它們！我們甚至發現，赤腳接觸大地可以改善情緒，增加創造力，並讓你睡得更安穩。

重點是，我們需要找機會走出戶外。

當你可以真正在外面跑步時，不要在跑步機上跑步。當你能自己種菜時，就不要去買菜；當你可以在外面鋪上毯子、脫下鞋子的時候，就不要在沙發上讀這本書。由於我們將繼續生活在室內，讓我們充分利用這一點，在我們的家和辦公室裝飾上盆栽植物。花點時間與大自然交換微生物是對人類健康的必要且極度被低估的貢獻。我們每個人，在一年中的各個季節都應該有一個戶外愛好。

規律的運動有助於腸道健康

定期運動對腸道健康的貢獻度是驚人的，這真是令人驚奇。我們的運動模式，無論是活躍還是懶散，最終都會對我們的微生物產生影響。在老鼠身上，我們看到運動會引起腸道微生物群的巨大變化，產生更多的短鏈脂肪酸（SCFA），善腸道完整性也提昇。信不信由你，運動可以使健康的微生物數量增加 40%。同樣地，在成年人身上，我們也看到定期運動可以增加產生短鏈脂肪酸的腸道微生物。當你停止運動時，這種效果就會消失。

透過運動產生短鏈脂肪酸的微生物這一事實說明了很多問題。大自然獎勵我們良好的行為，而獎勵是短鏈脂肪酸。無論是健康飲食還是運動，它們都共享一個通向健康的共同途徑。再次強調，所有跡象都指向短鏈脂肪酸在人類健康中的重要性。這解釋了為什麼健康飲食和運動各自都很好，但結合起來效果更好。

舉個例子，晚餐後散步行十五至三十分鐘，研究顯示這有助於動員和排空你的胃，有助於消化並減少胃酸逆流的可能性。散步就可以穩定血糖並降低三酸甘油脂，從而降低冠心病的風險。脂肪被燃燒，體重減輕。你的免疫系統變得更強壯，感染風險下降，你的精神和心情都得到提升。在戶外散步甚至可以激發大腦的創造力。這一切都只需要飯後散步後這麼一次健康的步行。就是那麼簡單！

但是別弄錯了——你不能利用運動來擺脫不良的飲食習慣。我親身證明了這一點。運動和以植物為基礎的飲食的好處是相輔相成的。如果運動目前不是你生活方式的一部分，請試著每週至少步行三十分鐘三次。但如果你只有十分鐘，就從那裡開始。你可以逐步增加運動時間。當你開始運動，起初可能會感到相當痛苦，但隨著你越得來愈強壯，情況就會跟著好轉。這就跟我們鍛煉腸道是一樣的。

我們需要人際關係才能茁壯

孤立一個人，將其與其他人隔離開來，是最高形式的折磨。我們是社交性動物，這是我們生物學的一部分。我們現在所處的「社交媒體」的時代，但卻比以往任何時候都更加孤立。社交媒體不僅不利於社交；它對我們的心理健康可能也有害，甚至對我們的腸道健康也可能有害。

生活和微生物注定要與他人分享。信不信由你，我們每個人身上都有一個獨特的「細菌雲」跟隨著我們。每個人每小時向環境釋放約一百萬個微粒，於是，與他人緊密接觸，便讓人與人之間的細菌雲實現共享。研究表示，你可能與同住的人有相似的微生物群，人際關係的親疏甚至被證明會影響我們的基因表現。即使是與我們的毛茸茸朋友——狗和貓——相處也可以促進微生物群的健康，保護我們免受疾病侵害。我們的環境和我們所圍繞的人讓微生物進行交換，而實現保持生機勃勃。在一個過度清潔的世界中，我格外的看重被稱之為細菌或骯髒的微生物。

我們需要回歸與真實的人類接觸的要素：握手、擊掌、在交談時直視著對方的眼睛。是時候放下手機，回歸到我們的自然的需要——人與人之間的聯繫。

壓力管理是關鍵

壓力會影響腸道。事實上，壓力本身就能改變腸道菌群，增加腸道通透性，最終導致腸道菌群失衡。這就是為什麼你需要喝蔬果奶昔、吃植物性食物、健身，然後睡個好覺的原因，但如果你的心和大腦都不平靜的話，你的微生物也無法平靜下來。在我的診所裡，我見過最嚴重的消化問題發生在那些受虐待的受害者身上，或者是那些從飲食失調中恢復過來的人身上。

好消息是，這個推論反過來同樣成立。像冥想這樣的減壓練習（有些人把這個稱為「正念」），實際上會給你的腸道帶來好處。當壓力釋放以後，腸道菌群會增加短鏈脂肪酸和抗炎代謝物的生產。所有跡象都指向了自我保健和壓力管理練習的重要性。

正念很簡單，每天在安靜的地方至少待上5分鐘，找到一個舒適的位置，鬆開衣物。這是獨屬於你的時間，你要把它奉獻給生活中的積極事物。正念總共有四個步驟：第一步，想一些你感激的東西，專注於發生在你身上的積極向上的事情。第二步，想想你愛的人，花點時間感謝他們在你生命中扮演著的積極作用。第三步，明確你的意圖，比如，你需要畫一張你想去的目的地的地圖，或者你希望生活中發生什麼？答案可以是任何東西——一種情感、行為或者目標，確保它是積極的，並且短期內馬上就能適用的就行。第四步，釋放你的思想，專注於你的呼吸，讓思想自然地進入你的大腦。最後，做幾次深呼吸，然後輕輕地讓眼睛回到聚焦狀態。

10 纖維力飲食4周計劃

成為一個植物性飲食圈的搖滾明星吧！

我在腦海中想像著我和你面對面坐在咖啡店裡的場景——地點不在我的辦公室，因為這並不是一次問診。我們聊著所有高遠的議題：生活、健康、家庭和我們的價值觀。對我來說，照顧好我們的健康，對我們生活的各個方面都至關重要。我希望我已經說服了你。纖維力飲食 4 周計劃就是那個全新的你的開始——讓你的生活充滿能量、活力和自信，讓你的身體遠離疾病。

顯而易見，要完成植物性飲食的轉變會遇到許多挑戰。我們要對抗習慣、貪吃，甚至對抗肉、奶製品、糖、脂肪和加工穀物的熱愛。放棄這些食物會造成戒斷症狀，對這些食物的渴望也肯定會出現。改變舊習慣需要付出努力，相信我，我懂。

但你要知道，是共同面對這個挑戰的。你並不孤單。我可以為你提供你完成這次轉變需要的工具。這個方法是我為我的患者設計的，可以優化腸道、消除過於旺盛的食慾、增強免疫力、提高能量水平，並解決消化問題。如果這方法對那些患者有用，那對你肯定也有用。只需要 28 天，你就能回到健康狀態，打破食物成癮的鏈條，擴大植物多樣性，找到應對食物敏感的策略，最終成為一個更健美、更快樂的人。你準備好了嗎？來吧，讓我們開始吧！

什麼是纖維飲食 4 周計劃？

在接下來的文章中，你將看到超過 65 種令人垂涎的植物類食譜，它們被組合成一個28天的菜單日曆供你參考。我相信這個懸念讓你好奇極了，所以如果你想要跳著往後翻翻提前看其中幾個，我不怪你！超級種子早餐粥（213 頁）配抹茶拿鐵（268 頁）、每日沙拉（220 頁）配超動力烤根菜（222 頁）和無油橘子醬（220 頁）、多植物波倫塔醬（227 頁）……朋友們，這還只是第一天的食譜哦。

你接下來一個月都會被美味的餐食填滿，這還得感謝我的朋友亞歷珊卓・卡斯佩羅（Alexandra Caspero）。她是營養師、食譜編製人，與我有著同樣的食物哲學。我們都相信植物飲食兼具美味和健康，是值得被人們大量享用的。所以，我們一起規劃纖維飲食4周計劃，讓這本書的教學部分能夠得到證明，同時也為你提供個性化的體驗。畢竟我們都知道，這世界上根本不存在「一刀切」的方法。

為此，28 天裡的每一天，都有3套食譜可以運用，當然包括早餐、午餐和晚餐！食材被詳細整理出來，供你每天食用。也會有每週的飲品、加餐和甜品食譜。我們每週都為你規劃諸如此類的食物，以增強你的體驗感。你的飲食計劃可以每天按表操課，也可以選擇性的吃你喜歡的：無論哪種方法，都有助你於你。

纖維飲食 4 周計劃首重執行，所以我們設計的食譜做法是儘可能的簡單。說實話，執行一個長達 28 天的計劃並不簡單，我們明白，經過一天漫長的工作結束後，在回家路上買一些快餐要簡單得多。但你要做的，是自己做飯，自己去採購，而且還需要買很多，這就是植物性飲食多樣性的意義所在。在執行纖維飲食 4 周計劃時，我們盡可能地讓食譜好操作，盡可能減輕你的負擔。

所以，我們刻意將食譜設計得簡單又滿足多樣性。我們還提供一些額外的資源，讓你更容易執行這個計劃。本書為你提供了每週購物清單，還設訂了每週一次的烹飪日。

我們建議你挑那種你能花幾小時準備一周飯菜的日子。我們把它定為星期天，因為這是適合大多數人的日子。但如果你覺得換一天更適合你，隨意更改就行了。在準備日你可以提前準備好一些東西，如此一來，在這周接下來的日子裡你就能在2秒鐘內把食材全部備齊。

有一些日子會重複用到同一個食譜，但在第二次使用的時候，通常會有新花樣。比方說，第一周準備的生物系蔬菜湯（241頁，是一種植物性「大骨湯」），你可以在第二天做黑野米蔬菜超級湯（223頁）裡會用到它， 甚至第二周用來製作味噌蘑菇蕎麥麵（264頁）也會繼續用到它。再比如說， 第二天用到天貝塔可（228頁）之後，第四天是天貝塔可沙拉（228頁）配香菜醬（229頁）。

這個計劃並不是想考驗你的毅力。這個計劃就是本書的中心思想：循序漸進而非一次到位的完美，追求植物多樣性，吸收膳食纖維和低腹敏飲食（FODMAPs）時採取小劑量、漸進方式來訓練腸道，直到有九成或以上的纖維飲食。記住，我們鼓勵你根據個人需要進行調整。如果你想在餐食上加點肉，那就加吧。畢竟我們追求的是進步，而非完美。如果你不喜歡某一個食譜，想要再利用一次本周早先時候用過的食譜，也是可以的。如果你下班回家後沒有時間做飯，別擔心，本書也有速備菜單在（211、249、277、314頁），在你沒有興致做飯的時候就可以用。基本上，我們想讓你通過這個計劃，或改用自己的和最有效的方式逐漸完成，最終變成一個更健康的自己。

在開始之前

我們為你列了一個購物清單。我建議你在啟動4周計劃之前，花一天時間看看你的廚房裡有什麼，還缺什麼。別中途發現自己缺東西，以至於完成不了後幾日的食譜。還有，準備好所有的調味料，於是，我們為你設計了一個預購清單，包括不易變質的食物和廚房用品。

《纖維力飲食四週計劃》背後的理念

亞歷珊卓是一位營養師，她不僅知道如何開發美味的食譜，而且她是一位營養專家，通過必要的正式課程、實習和全國考試，以取得營養師的資格。簡而言之：她對科學有著深入的了解。你可能已經注意到，我認為科學化是非常重要。是的，我很堅持這一點。

所以《纖維力飲食 4 週計劃》給你的不止是一堆植物食譜。計劃中蘊藏著食物科學的複雜性。而我們則想出一些小技巧或策略，確保你可以獲得最佳的體驗。而你完全不用擔心，只需按照計劃進行，過程中你將得到所有的益處。這是我們傳遞強大和尖端知識的忍術，即直接又易於遵循。

如果你對幕後情況感興趣，這裡是正在發生的事情：在第一週，我們將透過一週的排毒餐來使你逐步適應植物飲食。這一周的食譜我們特意設計對腸道無負擔的美味植物性食物。這讓你有機會清除舊飲食中的垃圾，逐漸適應纖維和低敏飲食，並為再生的腸道微生物群打下基礎。一開始的菜單不會忽略植物多樣性，而是在慢慢地進行。把這想像成溫和的運動，一次快步走，一次的休閒的單車騎行。

在第一週之後，就是開始訓練腸道的時候。後三週的食譜，我們將從適度訓練開始，然後在接下來的 3 周裡慢慢加碼，這裡指的是食物的低腹敏飲食的含量。經過《纖維力飲食 4 週計劃》後，你會適應低腹敏飲食，然而，正如我所說的：「循序漸進，增加植物多樣性是座右銘」，以便透過增加植物性飲食的多樣性來增加腸道細菌及微生物群的細菌豐富度。

該如何處理麩質呢？

信不信由你，纖維飲食4周計劃裡並不會出現大量麩質。美式鬆餅是無麩質的，蕎麥實際是不含小麥成分的；麵包也通常用的是酸麵包，幾乎無麩質。如果你想嚴格避免麩質攝入，那你就時刻記住這些要點，然後按照說明進行適當的替換。

為什麼是 28 天？為什麼不是一個 7 天或 14 天的排毒計劃呢？

也許我不需要立刻回答這個問題，但計劃的長度並不是任意安排的時間段。當然，縮短排毒計劃，可能更容易，但你應該認識更好的飲食計劃。排毒是通往各種目標的橋樑，否則，不久之後你就會回到舊習慣，一切都沒有改變。時尚飲食也是如此。這不是一個單獨的 28 天計劃，而是全新的開始。我們要做的是為你的微生物復甦打下基礎。28 天之後，你將繼續走在纖維飲食計劃為你打造的道路上。

研究顯示，微生物群需要28天來適應膳食纖維，獲得處理纖維所需的消化酶，並增加短鏈脂肪酸的產量。主要變化發生在28天內，之後就會保持相對穩定。我們也知道，使用抗生素後，微生物群大約需要四個星期才能恢復到治療前的狀態。克利夫蘭診所的醫生曾對氧化三甲胺(TMAO)進行研究，他們發現如果從飲食中刪除紅肉，氧化三甲胺的產量也需要大約四個星期才會增加，然後微生物群體需要四個星期才能恢復。四周一直被證明是一個神奇的時間。

這並不代表你在四周後工作就完成了。特別是如果你體內存在潛在的菌群失調，可能需要更長的時間來增強你的微生物菌體的力量，達到你最終的目標。但科學告訴我們，四周是真正開始顯現強大效果所需的時間，這就是為什麼這是一個《纖維飲食四週計劃》的原因。

如何充分利用纖維力飲食 4 周計劃

你是獨一無二的個體！世界上沒有任何人擁有與你個人完全相同的腸道微生物群，這意味著地球上沒有人擁有與你完全相同的味蕾或食物敏感性。你在這個健康旅程上有自己的起點，也有自己的目標。以下是一些最大化此次旅程的建議：

◎ 把它看作是一場烹飪冒險吧！

在接下來的一個月裡，你將首次嘗試超過七十道新食譜。我相信會有新的風味、新的口感和新的食材。如果你正在旅行，你可能會去墨西哥、義大利、希臘、土耳其、印度、泰國、韓國和日本進行一日遊，煞而這也是一件令人筋疲力盡的事情。那麼，為什麼不在你的廚房裡享受世界各地的味蕾之旅呢？我們甚至還為美式經典菜品增添了纖維飲食的獨特風味：包括水牛鷹嘴豆沙拉（297 頁）、類金槍魚葵花籽沙拉（260 頁）加上酸面包，還有紐奧良風味的秋葵濃湯（299 頁）。

毫無疑問，我們喜歡這些食譜，並迫不及待地想與你分享。我相信你也會喜歡它們！我們希望為你提供多種不同的口味，讓你發覺對植物的熱情所在。這是通往最終目標——纖維飲食 365 生活方式的起步。如果你擔心自己不會喜歡這些食物，不要擔心。我們在這個計劃中已經加入了足夠的變化，來協助你找到自己喜歡的東西。而且，你的味蕾肯定會改變，這種情況發生在我身上，也會發生在你身上。

我希望你能記錄下纖維力飲食 4 周計劃期間的旅程。你對每道食譜的感覺如何？做筆記，並為每道食譜打分，分數從 0 到 10。零分代表這道菜不適合你，沒有商量的餘地。如果你給它 10 分，那希望你一想到這道菜就流口水，一看到它出現在菜單上就高興不已。

當纖維飲食 4 周計劃結束時，我希望你回過頭來挑選出你評分最高的三道早餐，五道評分最高的午餐，和五道評分最高的晚餐。當我們的味蕾在四周的世界之旅結束後，我們最終想要安定下來，擁有我們整個星期中會使用的「必備」食譜。不一定是每週都用——你可以按照自己的喜好選用它們。現實是，大多數人都有一套重覆利用的核心食譜，而在纖維飲食4周計劃中，你將會找到你最喜歡的菜肴。

◎ 你就像福爾摩斯一樣，是食物敏感的偵探。

在第五章中，我們討論了如何識別你的腸道的優勢和劣勢，並利用這些訊息通過慢慢引入食物來訓練你的腸道。在纖維飲食 4 周計劃中，我們將把這個想法付諸行動，利用逐漸對低腹敏飲食的適應性，系統地引入最健康和最具挑戰性的食物，讓你的腸道有機會開始適應它們。當你通過這個過程時，我希望你記錄下引起消化道不適的食物，以及例如氣脹、腹脹、不適和排便習慣的改變。在你的日記中標記出引起麻煩的食物，這樣我們就可以跟踪。

我在食譜後提供了一個低腹敏飲食筆記，幫助你度過這個過程。筆記將解釋食譜中哪些成分含有中等或高腹敏飲食的含量，並提供替代建議。這將有助於你識別你最敏感的特定敏感類別（果糖、果寡糖、半乳糖、多元醇或甘露醇）。在纖維飲食 4 周計劃結束時，你可以翻閱你的日記，看看哪些腹敏飲食類別給你帶來了最多的麻煩。這是一個強大的資訊，它能揭示你的食物敏感性所在。隨著時間的推移，你可能最終不再需要做低腹敏飲食的選擇，這就證明你已加強了你的腸道。

纖維飲食4周計劃是開始識別你的食物敏感性的一個很好的方法，但一些患有更嚴重的腸道紊亂的人可能需要一位合格的健康專業人員的個人化協助。一旦介入專業的低腹敏飲食，包括消除不適和重新引入飲食，需要比二十八天更長的時間。因此，如果進行了纖維飲食 4 周計劃之後你還在掙扎，我建議你與一位合格的營養師會診，以解決問題。

◎ 你的定制化體驗

纖維飲食 4 周計劃的美妙之處在於我們將攜手共度這趟旅程，但同時我們還有自己獨特的體驗。一定會有個人化體驗的！我們需要一個適應你的個體生物特性的計畫。基於這一點考量，計畫是有彈性的，而我們期待你也懂得變通這些規則！

每一週都規劃有飲料、點心和甜點等食譜。它們是選項，所以你不是非做非吃它們不可，但如果你喜歡的話，擁有這些選項，如簡單的一塊水果、一些莓果或一些堅果都是不錯的。

每週我們會為早餐、午餐和晚餐提供一個應急食譜。當你無暇烹飪，只需替換其中一個食譜，你的4週計劃就可以繼續進行。同樣地，請隨心所欲地調整食譜。最後，請儘量不要提前採用後面時程的食譜，但已經嘗試過的食譜是可以用來替換的。

◎ 纖維飲食的挑戰：賺取你的植物積分，達到更健康的層次

從你的每一餐中賺取植物積分，將你的腸道健康提升到新的水平。你會在每套食譜中找到這些與植物多樣性成比例的積分。這是一種追蹤你進展的方式。它不是一周內攝取植物性食物的總數，而是追蹤植物多樣性的一個簡單方法，只要你不是每餐都吃相同的八種植物就行！

植物積分有助你增加植物多樣性的水平。在一周的過程中，持續在日記裡記下你的植物積分，待一週結束時把分數加總起來，然後在上表裡找到對應分數。如果一開始的植物積分很低，是完全沒有問題的，我剛開始也是一樣。但只要詳加記錄，追蹤你的植物積分，我們就能幫助你隨著時間增加你的植物多樣性，使你逐步升級到最高級別。開始挖掘你心裡的植物明星，提升你的層級吧。

挑戰並不會在四周結束後停止！當然，在平常的一周中，你不需要追蹤

植物積分，因為憑藉著你的「健康心態」，你已經最大程度地提升了植物多樣性。但偶爾你可能會有興趣進行一些有趣的挑戰。當這種情況發生時，記錄你的積分，這樣你就可以與之前的得分進行比較，看看你的表現如何。甚至可以在社交媒體上發起一個挑戰。邀請你的朋友或結交一些新朋友！讓我們的纖維飲食社團一起在線上舉辦一場派對。記得標記我，這樣我就可以和你一起為你加油打氣。

植物積分

植物積分	你是哪一級別的植物系「搖滾明星」？
少於 150 分	**菜鳥** 你才剛剛起步，還沒有感受到植物性食物帶來的益處，但我很高興你已經走上了這趟旅程，並且將要體驗到它帶來的改變。
150~174 分	**藝術家** 你開始能注意到一些變化。你的精力變好了，睡眠更佳了，飯後也不會感到難受了。你也許還需要做一些調整，但已經出現了進步的跡象。
175~199 分	**巨星** 這一天終於來了！你的腸道正在發生變化，你也靠植物多樣性實現了健康的排便和更好的消化。
200~224 分	**傳奇** 你真的很棒！成功讓自己達到了這種植物多樣性水平後，它會反過來用健康的腸道和通體康健來回饋你。
超過 225 分	**搖滾之神** 你是被膳食纖維賦能的搖滾之神，你體內的菌群多樣化程度非常之高，而且它會像一台運轉良好的機器一樣，讓你保持快樂和健康。

◎ 將《纖維飲食 4 周計劃》與纖維 365 天的生活方式融合起來

當我們開始採行《纖維飲食 4 周計劃》時，請記住這不僅僅是一個膳食計畫。我們正在建立一種生活方式，培養健康的習慣，並運用「健康心態」。所以，請確保重新思考第 9 章中談到的生活方式元素，並開始將這些健康習慣融入日常生活中。許多個小小的改變就可能帶來巨大的成果。我們的目標

計算植物積分

如果你好奇的話，那我告訴你，積分是根據食譜中包含的植物食物數量計算的。每種不同的植物，算作1個植物積分。很簡單，對不對？新鮮的香草也算，但乾燥的香草和香料不算。不過我還是喜歡使用香草，也絕對鼓勵你大量使用香料，享受其帶來的健康益處！

就是形成一個生活習慣，讓你毫不費力的得到健康。

◎ 最後的叮囑

當你邁出《纖維飲食 4 周計劃》的第一步，迎向你未來人生的每一步之前，我希望你知道：我衷心相信人類精神的力量，能夠堅持不懈、克服挑戰。沒有什麼能夠阻止內心充滿能量且擁有正確態度的人。所以，無論你來自何處，如果你的任務是治癒你的腸道，重拾健康，我就知道你能做到，為這個旅程的開始感到興奮，而這本書將成為你旅程中的一部分。

準備工作清單

為了讓這個飲食計劃順利進行，以下是接下來的幾周將使用的電器清單，以及如果你居住所在地較難找到，而需要提前訂購的長效食材：

☐ 240 毫升的量杯

☐ 慢燉鍋[1]

☐ 攪拌機

1 燉鍋只用來做生物系蔬菜湯（241 頁）這個食譜。

☐ 中號平底深鍋

☐ 小號平底深鍋

☐ 有框烤盤

☐ 食物加工機[2]

☐ 瑪芬蛋糕模具

☐ 大號平底煎鍋

☐ 玻璃備餐容器

☐ 不同大小的玻璃儲存容器，用來放剩菜

☐ 不同容量的食物備菜碗

食物

☐ 乾香菇

☐ 57 克包裝的海帶條

☐ 抹茶粉（茶道級）

☐ 營養酵母

☐ 無麩質麵粉（在第一周裡使用）

☐ 蒜香橄欖油（222 頁）

☐ 香菇粉

☐ 裙帶菜

---

2 如果你沒有食物加工機，但有一台好用的攪拌機的話，那麼你可以在食譜提到食物加工機的時候用攪拌機，不過你到時候得在開關停止時把蓋子拿掉，把散在邊緣的食物刮下集中，然後多攪拌幾次才能得到同樣的效果。

草本植物和調味料

□ 生薑粉

□ 肉桂粉

□ 肉豆蔻粉

□ 鹽[3]

□ 現磨黑胡椒

□ 乾奧勒岡葉

□ 乾羅勒

□ 乾巴西利葉

□ 乾辣椒片（選項）

□ 薑黃粉

□ 辣椒粉

□ 煙燻甜辣椒粉[4]

□ 黃咖喱粉

□ 葛拉姆馬薩拉[5]

□ 孜然粉

□ 香草精

□ 香菜粉

□ 卡宴辣椒粉[6]（可選項）

□ 乾百里香

□ 乾芥末

---

3 由於植物性膳食的含碘量較少，我建議你使用碘鹽以確保自己能獲得這種至關重要的營養來源。但如果你在吃發酵食物的話，使用無碘鹽就行了。

4 煙燻甜辣椒粉（Smoked paprika），這種帶甜味的紅椒粉可以用來提升菜、湯和各種開胃菜系色澤和微辣的甜味。

5 葛拉姆馬薩拉（Garam masala）是印度的一種咖喱粉，由多種調味料磨成粉末混合而成。

6 卡宴辣椒（Cayenne pepper）原產南美，味道比較辣，一般用於增加菜品辣味。

☐ 乾小豆蔻

☐ 大蒜粉

星期天備餐日

每一周都將從備餐日開始，以便減少當周之後的烹飪時間。在每週剛開始的時候花費幾小時，可以確保你即使工作繁忙也能遵循28天飲食計劃。

在每週開始的時候，你將會看到一個準餐的段落，其中重點標出了推薦和可選的烹飪步驟。我們制訂這個計劃的時候已考慮到效率的考量，這也是為什麼有些早餐、點心和甜品會重複出現的原因。這些食譜要不就是很簡單，要不就是做一次就能保存好幾個星期。

關於飲品、點心和甜品

纖維飲食並不代表吃的樂趣將被剝奪，反倒是在享受豐富而美味的食物同時，仍然能獲得自己想要的效果。考慮到這一點，每周我們都會提供一種飲品、兩種點心和兩種甜點來豐富你的烹飪體驗。只要你願意，你可以經常把它們納入日常飲食中。比方說，你喜歡第一周的椰子燕麥球（227頁），那第三周的時候你可以毫不猶豫地再做一回。只要你避免往後跳著執行後面的菜單，你是完全可以重複使用那些你喜歡的食譜。同樣的，如果你喜歡每天都吃一樣的點心或甜品，也是可以的！

關於應急食譜

有時生活確實會讓我們感到筋疲力盡。有些日子，你回到家只想換上運動褲，享受一頓幾乎不需要任何努力的簡單晚餐。我完全理解！這就是為什麼我們每週都會提供快速備餐的建議。如果你決定來點簡單的，你可以選用應急食譜來代替原計劃中的餐食。

第一周

好了，朋友們，經過所有的閱讀和準備，我們正式開始了。你將會不斷挑戰自己一嘗試新的食物、新的口味、新的烹飪技巧。接受挑戰，並在社交媒體上分享你的經歷，使用標籤 #fiberfueled4weeks。我將密切關注你們的動態，迫不及待地期待為你加油打氣！

記住，隨時根據你的口味或特定的生活方式進行調整。不要忘記記錄哪些食譜是你最喜歡的，哪些你可以不用做，以及是否有任何餐點讓你出現食物敏感。

第一周的購物清單

農產品

☐ 1 塊中等大小、新鮮的薑

☐ 7 個大檸檬

☐ 6 個大紅椒

☐ 約 28 克乾香菇

☐ 約 450 克胡蘿蔔

☐ 約 450 克芹菜芯

☐ 1 品脫（約 550 升）聖女小番茄

☐ 1 包約 140 克的菠菜葉

☐ 3 個奇異果

☐ 約 450 克草莓

☐ 2 根香蕉

☐ 1 包約 280 克的綜合綠葉蔬菜沙拉

☐ 2 個甜菜

☐ 1 包 100 克的西蘭花芽

☐ 1 捆新鮮巴西利葉 (西芹)

☐ 1 捆新鮮羅勒

☐ 1 個大酪梨

☐ 1 個大茄子

☐ 2 個小胡瓜 (或稱櫛瓜)

☐ 7 個羅馬番茄[7]

☐ 1 個小球莖茴香

☐ 1 個大鳳梨

☐ 1 小捆新鮮細香蔥 (蝦夷蔥)

☐ 1 捆羽衣甘藍（拉齊納多羽衣甘藍或圓白菜）

☐ 1 個墨西哥辣椒

☐ 1 捆新鮮香菜

☐ 1 個萊姆

☐ 550 毫升藍莓

☐ 3 個大紅薯

☐ 2 個歐洲防風草根

☐ 6 個較大的櫻桃蘿蔔

☐ 2 把青蔥

☐ 1 頭長葉萵苣

☐ 1 罐約 140 克的芝麻菜

☐ 1 個紅辣椒

☐ 1 顆花椰菜

☐ 2 顆白菜

---

7 羅馬番茄也稱「李子形番茄」，產於加拿大和美國，茄味重，肉質熟軟，果肉厚實，汁液少，常用於做番茄醬。

☐ 1450 克鮑魚菇或天喜菇

☐ 2 個大柳橙

☐ 2 份大番茄

櫥櫃備料

☐ 1 罐 800 克的花生醬

☐ 1 瓶 450 克的白味噌醬

☐ 1 瓶 450 克的有機葵花籽油

☐ 1 盒 225 克的無糖可可粉

☐ 1 罐 800 克的杏仁醬

☐ 1 包 225 克的無糖椰子片

☐ 1 盒 1800 克的杏仁奶

☐ 1 包 450 克的奇亞籽

☐ 1 包 450 克的大麻籽

☐ 1 包 450 克的亞麻籽粉

☐ 2 罐 425 克的鷹嘴豆

☐ 1 罐 140 克的葵花籽仁

☐ 1 罐 425 克的芝麻醬

☐ 1 罐 425 克的棕色小扁豆

☐ 1 包 680 克的黃色玉米麵粉

☐ 1 包 225 克無糖椰子片

☐ 1 包 225 克的椰棗

☐ 1 盒 113 克的菰米

☐ 1 條 850 克的酸種麵包

☐ 1 包 225 克的天貝（印尼發酵黃豆餅）

☐ 1 包 450 克的整顆杏仁

☐ 4 個小號的墨西哥玉米餅

☐ 約 450 克裝在水裡的老豆腐

☐ 1 包 225 克的米粉

☐ 1 包 510 克的燕麥片

☐ 1 包 85 克的南瓜子

☐ 1 罐 6.3 克的切片黑橄欖

☐ 1 包 225 克的無麩質義大利麵

☐ 1 包 225 克的藜麥

☐ 1 罐 425 克的椰奶

☐ 1 包 225 克的糙米

☐ 1 罐 910 克的蔬菜湯

☐ 1 罐 85 克的竹筍罐頭

☐ 1 包 570 克的阿伯瑞歐米 [8]（義大利燉飯用米）

☐ 1 包 280 克的碎核桃仁

廚房基本用品（如果你手頭沒有這些，那就提前採購吧）

☐ 100% 楓糖漿

☐ 義大利黑醋

☐ 橄欖油

☐ 孜然粉

☐ 海鹽

☐ 黑胡椒粉

---

8 阿伯瑞歐米產自義大利，是一種圓穀粒稻米，和亞洲的短粒米相比，吸水能力更高，米粒更大，不容易被煮爛。

- □ 乾辣椒麵
- □ 乾海帶
- □ 薑黃
- □ 日本醬油
- □ 營養酵母
- □ 香草精
- □ 紅酒醋
- □ 日式白米醋
- □ 醃製香料（或芥菜籽、丁香、胡椒粒）
- □ 蘋果醋
- □ 乾奧勒岡葉
- □ 乾羅勒
- □ 辣椒粉
- □ 煙燻辣椒粉
- □ 卡宴辣椒
- □ 義大利調味料(主要包括羅勒、牛至、迷迭香、百里香和奧勒崗葉為基礎)
- □ 芝麻油
- □ 玉米澱粉或葛根粉
- □ 生薑粉
- □ 肉桂粉
- □ 肉豆蔻粉
- □ 蔓越莓乾（可選項）
- □ 黃咖喱粉
- □ 葛拉姆馬薩拉
- □ 泡打粉

☐ 小蘇打

◆第一周的備餐

第一周的準備工作

☐ 超動力烤根菜（222 頁）

☐ 生物群系蔬菜湯（241 頁）

☐ 義式烤綜合蔬菜（233 頁）

☐ 無油橘子醬（220 頁）

☐ 紅椒核桃泥醬（240 頁）

☐ 格蘭諾拉燕麥脆片（218 頁）

☐ 椰子燕麥球（243 頁）

☐ 檸檬奇亞籽布丁（244 頁）

第一周選項的準備工作

☐ 香菜醬（229 頁）

☐ 漿果烤紅薯片（217 頁）

☐ 天貝塔可餡料（228 頁）

第一周的飲料、點心、甜品

記住，這些是只要你覺得時機合適就可以享用的食譜。

飲料配方：檸檬薑茶（239頁）

點心食譜 1 號：紅椒核桃泥醬（240頁）配胡蘿蔔和黃瓜

點心食譜 2 號：味噌蔬菜湯（242 頁）

甜品食譜 1 號：椰子燕麥球（243 頁）

甜品食譜 2 號：檸檬奇亞籽布丁（244 頁）

第一周的速備菜單

如果準備不了那麼多食材，別擔心。從以下這些超級簡單的菜單裡面選一個就好了。

提示：

如果你喜歡的話：可以用漿果代替甜品。為了確保這一周的漿果是低發酵性碳水化合物 FODMAPs，我們推薦你一次不要吃超過 1/4 杯藍莓或 10 顆草莓。對於第一周來說，超過這個數或者吃其他類型的漿果，都屬於高發酵性碳水化合物。第一周吃超過 10 顆杏仁也是屬於高 FODMAPs 的。

速備早餐：超級食物奶昔（201 頁）

速備午餐：紅椒核桃泥醬三明治（209 頁）

速備晚餐：超級蔬菜湯（208 頁）

速備加餐：10 顆杏仁

速備甜品：1/4 杯藍莓或 10 顆草莓

第一周飲食計劃

友情提醒：你可以用水果代替點心，或是增加一些水果的份量。

第一周飲食計劃

時間	餐次	食譜	植物積分
第一天	早餐	超級種子早餐粥（213 頁）＋檸檬薑茶（239 頁）	8
	午餐	每日沙拉（220 頁）＋超動力烤根菜（222 頁）＋無油橘子醬（220 頁）	12
	晚餐	植物能量波倫塔燴菜 (義式玉米糊)（226 頁）	8
第二天	早餐	奶油椰子布丁配菠蘿 (或鳳梨)（214 頁）	4
	午餐	菰米蔬菜超級湯（223 頁）	7+
	晚餐	天貝塔可（228 頁）	5+
第三天	早餐	超級食物奶昔（215 頁）＋漿果烤紅薯片（217 頁）	9+
	午餐	紅椒核桃泥醬三明治（224 頁）	7+
	晚餐	營養番茄湯麵（230 頁）＋餘下的超動力烤根菜（222 頁）＋萵苣沙拉佐無油橘子醬（220 頁）	5+
第四天	早餐	超級種子早餐粥（213 頁）	6
	午餐	天貝塔可沙拉（228 頁）	5+
	晚餐	青醬義大利麵（231 頁）＋義式烤綜合蔬菜（233 頁）	11
第五天	早餐	漿果烤紅薯片（217 頁）	3 ～ 5
	午餐	每日沙拉（220 頁）＋無油橘子醬＋酸麵包蘸紅椒核桃泥醬（240 頁）	13 ～ 18
	晚餐	炒雜菜（234 頁）	7
第六天	早餐	超級食物奶昔淋堅果醬（215 頁）＋格蘭諾拉燕麥脆片（218 頁）	12
	午餐	青醬義大利麵（231 頁）＋髒髒羽衣甘藍沙拉（225 頁）	11 ～ 13
	晚餐	咖哩豆腐白菜（236 頁）	7 ～ 11
第七天	早餐	無麩質美式鬆餅（255 頁）	2+
	午餐	炒雜菜（234 頁）	7
	晚餐	蘑菇燉飯（237 頁）	5

早餐

超級種子早餐粥（植物積分 6 分）

這道超級種子早餐粥裡富含亞麻酸的大麻籽和奇亞籽。材料表可能看起來有點長，但主要都是一些辛香料和調味料。如果你手邊有南瓜派香料，你可以用它來代替薑、肉桂和肉豆蔻。對那些喜歡甜粥的人來說，可以根據需要加一點楓糖漿。最完美的一碗是在表面放一點新鮮的漿果並淋上一些杏仁醬。

材料／2 份用量／

2/3 杯燕麥片

半杯無糖杏仁奶

2 湯匙[9] 生南瓜子，稍微切一下

1 撮生薑粉

1 撮肉桂粉

1 撮肉豆蔻粉

2 湯匙大麻籽

1 湯匙杏仁醬，再多準備一些作為佐餐

2 茶匙奇亞籽

1/2 茶匙香草精

100% 楓糖漿（選項）

漿果，上桌前放

製作方法

❶ 把燕麥和 2/3 杯水放入一個中等大小的平底鍋中，用中火加熱至沸騰。轉至

9 1 湯匙約為 15cc。

小火，加入杏仁奶、南瓜子、生薑、肉桂和時豆蔻進行攪拌。煮大概 5 分鐘，偶爾攪拌一下，直至燕麥變軟。

❷ 關火，加入大麻籽、杏仁醬、奇亞籽和香草拌一下。嘗嘗味道，如果需要的話可以加一些楓糖漿做成甜粥。

❸ 喜歡的話，可以搭配一些漿果和少量杏仁醬。

奶油椰子布丁配菠蘿（植物積分 4 分）

我們都喜愛菠蘿和椰子這對熱帶搭檔，可用在第一周菜單裡的配料包括 30 顆覆盆子或 1/4 杯藍莓。

材料／2 份用量／

2 杯無糖杏仁奶

1/4 杯奇亞籽

2 湯匙亞麻籽粉

1 湯匙 100% 楓糖漿（可選）

1 茶匙香草精

1 湯匙無糖椰絲

2 杯切片菠蘿

1 個切好的椰棗

製作方法

❶ 把杏仁奶、奇亞籽、亞麻籽粉、楓糖漿（如果用的話）和香草放進一個大的帶蓋玻璃罐裡，使勁搖晃它們至混合。放在冰箱裡 20 分鐘，然後拿出來再搖一次。再次把它放回冰箱至少 30 分鐘，或者過一夜。

❶ 準備端上桌時，把它們分成 2 碗，倒入椰絲後攪拌，然後在上面撒上菠蘿和碎椰棗。

低 FODMAPs 選項

把菠蘿的總量減至 1 杯。

椰棗是高 FODMAPs 食物，所以第一周需要把它限制到每份只放 1/3 顆。到了第二周，用量可以增加到半顆。第三周以後，如果確定海棗不會引發任何問題的話，你就能吃一整顆了。

打包提示

晚上在你最喜歡的帶蓋玻璃容器裡把它放好，到了第二天早上，在上面加好配料，繁忙的早上把它打包帶走就行了！

超級食物奶昔（植物積分 6 分）

我們把它叫作「超級食物」奶昔是有理由的，因為它裡面全是好東西：富含 α–亞麻酸的大麻籽、菠菜、西蘭花芽、漿果和花生醬。如果你喜歡甜一些的奶昔，可以在第一周和第二周的時候加一點楓糖漿。之後就能隨意添加更多漿果或奇異果，並省去甜味劑。

材料／1 份用量／

1 杯杏仁奶

2 湯匙大麻籽

1/2 杯菠菜葉

1 小把西蘭花芽

1 個去皮奇異果

5 個中等個頭的草莓

2 湯匙花生醬

1/2 根凍香蕉

1~2 茶匙楓糖漿（選項）

製作方法

❶ 把所有食材放進攪拌機裡，直至打得非常順滑，呈現奶油狀。根據你所用的攪拌機的功率，你可能需要加入更多液體。

❷ 想做奶昔的話，就把液體減半（只用半杯杏仁奶），然後按照步驟進行混合。把混合物分成 2 碗，淋一些花生醬，喜歡的話可以再放一些漿果在最上面。還可以用更多的新鮮水果、種子、堅果醬和格蘭諾拉燕麥脆片（218 頁）做裝飾。

低 FODMAPs 選項

未成熟的香蕉 FODMAPs 成分比成熟香蕉少。1/2 根成熟香蕉或 1 根中等個頭的未成熟香蕉均為低 FODMAPs。如果你對果糖敏感的話，那就用半根香蕉吧。

打包提示

把奶昔杯或奶昔碗放進帶蓋玻璃罐或帶蓋的防漏容器中。如果是做成奶昔碗的話，可以把放任在頂部的配料單獨用防漏容器打包，準備吃的時候再混合在一起。

漿果烤紅薯片（植物積分 3 分）

很多人喜歡酸種麵包，而這個紅蕃薯版本則是與法式吐司混合的絕佳配方。我們會配上杏仁醬和藍莓，過了第一周之後可以利用的頂部配料的選擇就更多了。這份食譜也包含了事先準備的部分，我們需要提前烘烤紅蕃薯，在準備吃的時候把它們放進烤麵包機裡。

你還需要一把鋒利的刀子把紅薯切成厚片，或者你也可以用切片神器把它切成更統一的大小。

材料／10 或 11 片用量／

1 個大紅薯，洗好晾乾

2 湯匙杏仁醬

20 顆藍莓

製作方法

❶ 烤箱預熱至 176 攝氏度。把一個金屬網架放在烤盤上，放在一旁備用。

❷ 用刀把蕃薯兩頭切掉，然後用刀或切片神器把它縱向切成 6 毫米厚的厚片。

❸ 把紅薯片鋪一層在金屬網架上（或直接放在烤盤裡），然後放在烤箱中間層烤 15～20 分鐘，直到紅薯變軟但又不至於全熟的狀態，每 5 分鐘看一次，確保沒有烤焦。紅薯片越薄，烹飪時間就越短，反之亦然。如果你用的不是金屬網架，記得中途要給紅薯翻一次面。

❹ 從烤箱中取出後放在金屬網架上等待完全冷卻，然後把它們移到密封容器中，放在冰箱裡保存 4 天。

❺ 準備吃的時候，把紅薯片（2 片就差不多了）放進烤麵包機或設定中等溫度的烤箱中，烤熱且邊緣酥脆（烹飪時間取決於你的烤麵包機）。搭配杏仁醬和藍莓食用。

低 FODMAPs 選項

第一周你需要把紅薯的用量控制在半杯，這樣就能確保紅薯是低FODMAPs的分量。

加碼配方

放上少許肉桂，撒上一點無糖椰子片，或一些大麻籽，來獲取更多植物積分和營養。

格蘭諾拉燕麥脆片（植物積分 6 分）

格蘭諾拉燕麥片是做奶昔和奶昔碗的完美配料。我也喜歡吃這種酥脆而略帶甜味的麥片，無論是搭配植物性牛奶還是單獨食用都很可口。蔓越莓是附加食材的選項，任何人都愛它們酸酸甜甜的味道和耐嚼的口感。

材料／4¼ 杯用量／

2 杯燕麥片

1 杯無糖椰絲

1 杯切好的核桃

2 湯匙奇亞籽

2 湯匙大麻籽

2 湯匙亞麻籽粉

1 茶匙肉桂粉

3/4 茶匙鹽

2 湯匙有機葵花籽油

1/4 杯 100% 楓糖漿

1 茶匙香草精

1/2 杯蔓越莓乾（選項）

製作方法

❶ 預熱烤箱至 120 攝氏度。在烤盤上鋪上烘焙油紙。

❷ 在一個大碗裡，混合燕麥、椰絲、核桃、奇亞籽、大麻籽、亞麻籽、肉桂和鹽。

❸ 開中火，把葵花籽油倒入小號燉鍋，與 100% 楓糖漿一起攪拌。小火慢熬，然後關火，加入香草精。

❹ 將糖漿混合物添加至燕麥中，充分混合。在準備好的烤盤上鋪上一層燕麥混合物。烤上 90 分鐘，每 15 分鐘攪拌一次，直到它變成金黃色。

❺ 等到完全冷卻後，可選項加入蔓越莓乾進行攪拌。把它放入密封容器中，放在冰箱冷藏室裡變硬時即可食用，脆片可放冷藏儲存幾個星期，也可以放在冷凍室，最久能保存 3 個月。

低 FODMAPs 選項

每份只放 1 湯匙蔓越莓乾就能確保低 FODMAPs。

提前製作提示

這個食譜比較耗時耗力。我建議你在第一周就把它做好，然後就能在後續整個 28 天飲食計劃裡，直接享用了。記得把它儲存在密封容器裡，以防變乾。

午餐

每日沙拉（植物積分 9 分）

我把這道菜稱為「每日沙拉」。因為我相信每天吃生蔬菜的力量，所以還有什麼比沙拉更好的方式嗎？如果你想要的是一道能讓人飽腹、令人滿足、製作簡單的食物，那說的就是它了。這道菜要用到的是醃甜菜。雖然普通甜菜屬於 FODMAPs 相當高的食物，但醃甜菜是低 FODMAPs。

材料／2 份用量／

沙拉

4 杯切好的綠葉蔬菜

半杯醃甜菜（食譜附後，或者直接在商店裡買也行）

半杯熟鷹嘴豆

1/4 杯葵花籽

一把西蘭花苗

1 個中等大小的胡蘿蔔，切絲

10 顆聖女果，切片

無油橘子醬

1/4 杯鮮榨橘子汁

2 湯匙蘋果醋

2 湯匙芝麻醬

1/4 茶匙鹽（想要味道重可以多放一點）

1/4 茶匙現磨黑胡椒（想要味道濃可以多放一點）

製作方法

❶ 製作沙拉：把綠葉蔬菜、醃甜菜、鷹嘴豆、葵花籽、西蘭花苗、胡蘿蔔、聖女果和超動力烤根菜（222 頁，如果用的話）放在一個大碗中搖勻，備用。

❷ 製作醬：把橘子汁、蘋果醋、芝麻醬、鹽和黑胡椒放入小碗或玻璃罐裡，攪拌均勻。每次加入 1 湯匙水，攪拌直至達到理想的稠度（醬應該做成可傾倒但又不至於太稀的狀態）。喜歡的話可以再加一點鹽和黑胡椒。醬料可以放冰箱保存 5 天。

❸ 準備吃的時候，在每份沙拉上淋上 1/4 杯橘子醬，攪拌均勻，然後加入鹽和黑胡椒粉調味。

❹ 可將超動力烤根菜（選項，食譜附在後面）作為搭配。

加碼配方

加 1 杯超動力烤根菜、西芹和烤豆腐塊。第二周過後，你就能在上面加半個酪梨了。

速醃甜菜根

材料

2 杯蒸熟、切片的甜菜根

¼ 杯加 2 湯匙紅酒醋

1 湯匙 100% 楓糖漿

1 湯匙醃製香料[10]

製作方法

把蒸熟的甜菜片、紅酒醋、100% 楓糖漿和醃製香料放進一個小號燉鍋裡，大火煮沸。然後轉為小火慢燉，蓋上鍋蓋煮 3 分鐘。關火後靜置 30 分鐘。將甜菜根冷藏保存，冰箱可保存 1 周。

超動力烤根菜（植物積分 3 分）

這個配料目標是為你的餐點增添纖維的攝取。你可以加一把到沙拉、營養佛陀碗（第 289 頁）或泡菜炒飯中（第 285 頁），或者單獨享用。

這道菜最適合第一周食用，但這個作法幾乎適用於任何蔬菜料理，只是具體的烹飪時間會因食材的不同需要調整。

材料／4 份用量／

2 杯紅薯塊

2 個切好的歐防風 (歐洲蘿蔔)

6 個大號櫻桃蘿蔔，切片

1 湯匙橄欖油或蒜香橄欖油

2 湯匙蔬菜湯

1/2 茶匙鹽

1/2 茶匙現磨胡椒

製作方法

❶ 烤箱預熱至 218 攝氏度。

❷ 把紅薯、歐防風、櫻桃蘿蔔、橄欖油、蔬菜湯、鹽和胡椒放入大碗中攪拌，直至完全混合。在烤盤上鋪一層食材（根據烤盤尺寸大小，你可能會需要

---

10 如果沒有醃製香料，可以使用一撮芥末籽、2 到 3 粒丁香和一撮整粒胡椒代替。

用到兩層），蓋上錫箔紙。

❸ 烤 35 分鐘（大部分變軟的程度，根據你的烤箱調整）。從烤箱中取出，打開錫箔紙進行攪拌。再次放進烤箱烤 10 分鐘，直到看到食材邊緣變脆。

菰米蔬菜超級湯（植物積分 7 分）

菰米和鷹嘴豆使這道濃郁的湯美味可口，令人滿足。當然，你可以隨時享用這道湯，尤其適合在寒冷多雨的日子裡，令人感到溫暖滿足。

材料／供 2 人份／

1 茶匙橄欖油

2 根胡蘿蔔，切碎

1 根芹菜梗，切碎

2 湯匙新鮮的細香蔥，切碎

1/4 茶匙鹽（想要味道重可以多放一點）

1/8 茶匙現磨黑胡椒（想要味道重可以多放一點）

2 杯半生物系蔬菜湯（241 頁）

1/3 杯菰米

半杯鷹嘴豆

1 杯羽衣甘藍，去梗切碎

製作方法

❶ 在中號燉鍋裡，用中高火加熱橄欖油。加入胡蘿蔔、芹菜、細香蔥末、鹽和黑胡椒，炒 3～5 分鐘，直至蔬菜外表酥脆，內裡鬆軟。

❷ 加入蔬菜湯、菰米和半杯水。把這鍋混合物加熱至沸騰。然後蓋上鍋蓋，

轉至小火，煨 40 分鐘，直至黑野米變軟。

❸ 拌入鷹嘴豆和羽衣甘藍，煮至羽衣甘藍剛剛變軟，約 5 分鐘。按個人口味添加鹽和黑胡椒。

打包提示

使用保溫瓶打包，可在工作時享用溫暖的湯，或者放入防漏容器中，在供應前加熱。

加料加強味道

配上一塊酸麵包和你從膳食計畫製作的紅椒核桃泥醬（240 頁）。撒上新鮮切碎的青蔥。

紅椒核桃泥醬三明治（植物積分 7 分）

要將這個三明治打包帶去午餐，請分開將吐司、烤義大利蔬菜、菠菜和醬料打包，然後在食用前組合在一起。我們會把它做成外餡三明治的形式。

材料／1 份用量／

紅椒核桃泥醬

義式烤綜合蔬菜（233 頁）

酸麵包

新鮮菠菜葉

製作方法

食用前，將麵包烤香，將醬料和蔬菜加熱。將紅椒核桃醬抹在兩片麵包上，然後加上蔬菜和菠菜葉。可以當作開放式三明治吃，或者組合、切片享用。

髒髒羽衣甘藍沙拉（植物積分 5 分）

這是我們喜愛享用羽衣甘藍的方式之一！酪梨與杏仁調味醬口感豐滿，味道濃郁。簡單製作，口感豐富，充滿植物的營養！我們在四周計畫中的多頓餐點都用這道菜作為配菜。

材料／2 份用量／

1 杯堆得滿滿的羽衣甘藍（恐龍羽衣甘藍最好），去掉堅硬的莖部，切碎

3 茶匙低鈉醬油

1 杯滿滿的菠菜

2 湯匙香蔥

1/4 茶匙鹽

1/8 茶匙現磨黑胡椒

1/4 個酪梨，搗成泥狀

2 湯匙杏仁醬

半根芹菜，切碎

2 湯匙核桃，粗略切碎搭配食用

1/4 杯切碎的青蔥（只要綠色部分）（可選）

製作方法

❶ 在中號碗裡，把 1 茶匙醬油淋在羽衣甘藍上，用手按摩，讓羽衣甘藍變軟。加入菠菜、香蔥、鹽和黑胡椒，然後再次攪拌。

❷ 在另一個小號碗中，將酪梨搗碎，加入杏仁醬，並加入剩餘的 2 茶匙醬油

稀釋。

❸ 把酪梨混合物倒在羽衣甘藍上，使其充分混合均勻，讓每一片羽衣甘藍都粘上醬汁。

❸ 加入芹菜、核桃和青蔥，即可享用。

FODMAPs 替代建議

如果你能容忍大於半杯的份量，那你可以增加羽衣甘藍的用量。這個食譜可以搭配很多餐食！

提前準備技巧

這道沙拉在製作完成後的一天味道最好，但保存時間不宜過長。如果你打算現在享用一部分，稍後享用第二部分，請只用一半的調味醬和配料將一半的羽衣甘藍進行調味。將剩餘的羽衣甘藍、菠菜、調味醬、切碎的芹菜、核桃和蔥分開存放，待享用時再混合。

植物能量波倫塔[11]燴菜（植物積分 8 分）

奶香波倫塔是一種又飽腹又美味的療癒食物，特別是配上現烤義大利蔬菜和小扁豆的時候。在第一周後，嘗試使用素食南瓜籽帕馬森（參見第296頁），這是一道堅果混合帕馬森起司的點心，可搭配義大利麵、玉米糊及爆米花等你想加入的食物。

11 波倫塔（Polenta）在義大利語中是指玉米糊。

材料／2 份用量

超簡單醬料

2 茶匙橄欖油、蒜香橄欖油（238 頁註釋），或蔬菜湯

1 杯切好的番茄

鹽和現磨黑胡椒

1 杯小扁豆罐頭

2 杯義式烤綜合蔬菜（233 頁）

半茶匙乾奧勒崗葉（想要重口味可以多放一些）

半茶匙乾羅勒（喜歡重口味可以多放一些）

乾碎辣椒片（選項）

波倫塔

一杯半純杏仁奶

半杯玉米粉

半茶匙鹽

現磨黑胡椒

切碎的新鮮西芹（洋香菜）（供搭配食用）

切碎的新鮮羅勒（供搭配食用）

製作方法

在中型鍋中，中火加熱橄欖油。加入番茄和少許鹽和黑胡椒。經常攪拌，大約煮 10 分鐘，直到番茄煮爛。加入扁豆、烤義大利雜菜、牛至、羅勒和辣椒碎（如使用）。偶爾攪拌，煮 10 分鐘或至濃稠。在烹飪過程中嘗試味道，根据需要添加更多鹽、胡椒和乾羅勒。

❶ 製作醬料：在中型鍋裡，中火加熱橄欖油。加入番茄和少許鹽和黑胡椒。

經常攪拌，大約煮 10 分鐘直到番茄煮爛。加入扁豆、烤義大利雜菜、奧勒崗葉、羅勒和辣椒碎（如使用），稍做攪拌，煮 10 分鐘至濃稠。在烹飪過程中嘗試味道，根據需要添加更多鹽、胡椒和乾的香草。

❷ 製作波倫塔：把半杯水和杏仁奶放入中號燉鍋攪拌，中火加熱。當表面出現泡泡的時候，邊攪拌邊加入玉米粉和鹽，然後轉至小火，煨 10～15 分鐘，直到它變濃稠。嘗一下，加入適當的鹽和黑胡椒調味。

❸上桌前，把波倫塔分成 2 碗，放上醬料。再來點切碎的新鮮西芹和新鮮羅勒裝點一下。

天貝塔可和塔可沙拉（植物積分 5+）

天貝塔可餡料和芫荽醬既可以用於塔可，又可以用在塔可沙拉裡。為了節省時間，你可以先多做一些，然後分出一半來，留到本周晚些時候用。

材料／4 份用量／

天貝塔可餡料

1 湯匙橄欖油

226 克天貝，切碎

1 湯匙辣椒粉

2 茶匙西班牙煙燻甜紅椒粉

半茶匙鹽

1/4 茶匙辣椒碎末

1 杯扁豆罐頭，瀝乾其中的水分

香菜醬

1 個墨西哥辣椒，切碎

半捆香菜

1/4 杯切片杏仁

1 個萊姆，取用皮和汁

1 茶匙鹽

塔可需要

4 個墨西哥玉米餅

沙拉

4 杯切碎的生菜

半杯切好的番茄

1/3 杯切片黑橄欖

2 個切碎的青蔥（只要綠色部分）

1/3 杯切好的香菜

製作方法

❶ 製作天貝塔可餡料：在一個大號平底煎鍋中放入橄欖油，用中火加熱，加入天貝，用木勺將其分成小快，再加入辣椒粉、西班牙煙燻甜紅椒粉、鹽和辣椒末。翻炒 10 分鐘直到天貝變軟，如果天貝粘鍋或者太乾的話，可以加入一點湯或水。加入扁豆，攪拌均勻並使其充分受熱。

❷ 製作香菜醬：把墨西哥辣椒、香菜、杏仁、萊姆皮、萊姆汁、半杯水和鹽放進攪拌機裡，打成奶油般順滑。黏稠度應該近似濃厚的沙拉醬。如果醬太稠的話，加一湯匙水來調整。

❸ 做成塔可：在食用之前，加熱玉米餅。將一半天貝塔可餡料放上墨西哥玉米餅，再加上切碎的生菜、番茄、黑橄欖、青蔥、芫荽和醬汁。

將剩餘的一半餡料留待本週晚些時候製作塔可沙拉

製作塔可沙拉：將生菜、番茄、橄欖、蔥和芫荽拌在一起，分成兩個碗中。頂部放上剩餘的坦佩可餅餡料，淋上香菜醬汁。

低 FODModmAP 選項

辣椒粉可能含有大蒜，所以請確保閱讀配料表，並注意飯後的感覺。

提前準備提示

可提前將天貝餅餡料和芫荽醬準備好，最多提前 3 天。將一半的天貝餅餡料和芫荽醬分開，以便本周晚些時候用於製作天貝塔可沙拉。

營養番茄湯麵（植物積分 5 分）

這是一碗充滿靈魂的番茄湯麵，還是一道低 FODMAPs 的湯麵，熱湯撫慰人心，不僅營養，還很美味。

材料／2 份用量／

3 杯生物系蔬菜湯（241 頁）（想要味道濃一些可以多加）

1 根切好的青蔥（只要綠色部分）

2 茶匙新鮮薑蓉

1 個羅馬番茄，切成小方塊

1 湯匙日本醬油

170 克老豆腐，瀝乾，輕壓，切成小方塊

半茶匙薑黃粉

140 克米粉

2 湯匙味噌醬

1 茶匙烤芝麻油（選項）

超動力烤根菜（配菜可自選，222 頁）作為佐餐

製作方法

❶ 用中號燉鍋，中火加熱 2 湯匙蔬菜湯。加入青蔥、薑黃粉、番茄和日本醬油，煮大約 10 分鐘，直到番茄充分變軟爛，再根據需要加少量蔬菜湯。

❷ 加入豆腐，再煮 1～2 分鐘，偶爾攪拌一下防止粘鍋。加入薑黃粉和剩下的蔬菜湯，煮至微開。燉 10 分鐘，讓味道慢慢變濃。

❸ 轉至小火繼續煨煮，然後加入米粉，煮 2～3 分鐘，直到米粉變軟煮透。

❹ 關火，加入味噌攪拌，淋上芝麻油（如果用的話）。如果喜歡，還可以放上烤根菜。

風味加碼

放上一片烤紫菜，或切成紫菜絲，還可以撒上芝麻和蔥花。

青醬義大利麵（植物積分 6 分）

這道豐盛的義大利麵晚餐製作很簡單，會用到這週早些時候剩下的義式烤綜合蔬菜（見第 233頁）。

材料／4 人份用量／

芝麻菜核桃青醬

3 盒芝麻葉

半杯微微烤過的核桃

2 湯匙營養酵母

2 湯匙鮮榨檸檬汁

1/4 杯蔬菜高湯或水

1/4 茶匙鹽，再根據口味添加

1/4 杯現磨黑胡椒，再根據口味添加

1 湯匙橄欖油（可選）

226 克無麩質義大利麵

2 杯義式烤綜合蔬菜（233 頁）

製作方法

❶ 製作青醬：把芝麻葉、核桃和營養酵母放在食物加工機，攪拌至完全切碎。在攪拌機運行的同時，加入檸檬汁、蔬菜高湯、鹽和胡椒。根據口味添加更多鹽和胡椒。如有需要，滴入橄欖油，放在一旁備用。

❷ 將一大鍋鹽水煮沸。根據包裝說明烹煮麵條，直到剛剛煮熟但仍有嚼勁。保留 ½ 杯麵水，瀝乾麵條。

❸ 將麵條放回鍋中，加入青醬。拌勻，根據需要添加麵水。拌入剩下的烤義式綜合蔬菜，即可享用。如果你喜歡的話，可以撒上一些切碎的辣椒片。

低 FODMAPs 選項

不少專賣進口食品的商店都有很棒的藜麥麵條。鷹嘴豆麵條也不錯，但每份超過 1 杯就有中等 FODMAP 的含量。如果在第三周後已有了耐受性，可以在青醬裡加入 1～2 瓣大蒜。如果在第二周後建立了耐受性，可以再放上素食南瓜籽帕馬森（296 頁）。

義式烤綜合蔬菜（植物積分 5 分）

製作好這道一鍋式的配菜，能讓第1週的餐食準備更輕鬆。你將在不同的食譜中一再使用這些蔬菜：在植物能量波倫塔燴菜（226 頁）、紅椒核桃泥醬三明治（224 頁），以及在青醬義大利麵（231 頁）裡。

材料／6 人份用量／

1 個大茄子，切塊

2 個中型櫛瓜，切丁

1 個紅甜椒，去籽切塊

2 個羅馬番茄，切丁

1 個小茴香（約 1½ 杯），去除葉子切丁

1 茶匙義式調味料

¼ 杯蔬菜高湯

2 至 3 茶匙橄欖油

½ 茶匙鹽

½ 茶匙新鮮研磨黑胡椒

¼ 茶匙切碎的辣椒片（選項）

製作方法

❶ 預熱烤箱至 400℉（約 200℃）。

❷ 在一個大碗中，將茄子、青瓜、甜椒、羅馬番茄、茴香、義式調味料、蔬菜高湯、橄欖油、鹽、黑胡椒和辣椒片（如果使用）拌在一起。放在一層上的烤盤上（根據尺寸可能需要兩個烤盤），然後放在烤箱的上層架上。

❸ 根據蔬菜大小，烹煮 35 至 40 分鐘，直到蔬菜非常軟嫩。

它能在冰箱裡存放長達 6 天。你還可以把額外多出來的部分用在沙拉上，或者跟全穀義大利麵一起吃。

低 FODMAPs 選項

球莖茴香含有中等量的甘露醇和果聚糖。把它控制在少於半杯的量，就屬於低 FODMAPs了。

炒雜菜（植物積分 7 分）

在這裡，簡單就是王道。這道炒菜是為了第一週準備的，但是由於它夠簡單，你可以在第一周後把它與其他蔬菜混合搭配。我們不使用傳統的蛋白質來源，而是選用藜麥。藜麥是一種偽穀物，每杯含有 8 克蛋白質和 5 克食纖維。在本周的晚些時候，我們在將這道菜剩下的部分作為午餐食用。

材料／4 人份用量／

1/3 杯醬油

1/4 杯米酒醋

2 湯匙烤芝麻油

2 茶匙玉米澱粉或葛粉

1/4 杯生物系蔬菜湯（226 頁）或水

2 湯匙新鮮薑蓉

1 個紅辣椒，去籽，切成末（選項）

4 根青蔥（僅綠色部分），切段

2 杯花椰菜花，只取花部切碎

4 根胡蘿蔔，斜切

1 個紅甜椒，切絲

2 杯白菜，切片，葉和莖分開

8 盎司秀珍菇，切片

4 杯煮熟的藜麥，作為佐餐食用

製作方法

❶ 在一個小碗中，把日本醬油、白米醋、芝麻油和玉米澱粉（或葛粉）攪拌至順滑，放一旁備用。

❷ 用大號平底煎鍋或炒鍋，開中火加熱蔬菜湯。加入薑蓉、辣椒（選項）和青蔥段，煮大概 1 分鐘，煮的時候多攪拌一下，直到有香味散發出來。

❸ 加入花椰菜、胡蘿蔔、紅甜椒和白菜莖，經常攪拌，煮 5 至 7 分鐘，直到蔬菜變得鮮豔而稍微軟嫩。加入白菜葉和秀珍菇，攪拌 30 秒。

❹ 在炒鍋中加入之前的日本醬油混合物，繼續攪拌，直到醬料變稠、蔬菜完全熟透。

❺ 搭配蒸熟的藜麥一起食用。

低 FODMAPs 選項

第二周後，在日本醬油中加入 1 瓣或 2 瓣蒜末。

咖哩豆腐白菜（植物積分 7 分）

這道簡單的晚餐結合了我最愛的兩種植物性食物：富含鈣、鐵的豆腐和白菜。小白菜比大白菜更嫩，所以如果你喜歡味道更溫和的蔬菜，那就用小白菜代替吧。

材料／2 人份用量／

1¼ 杯加 2 湯匙蔬菜湯或生物系蔬菜湯（241 頁，需要時可以增加分量）

半杯罐裝椰漿

1 湯匙黃咖哩粉

1 湯匙葛拉姆馬薩拉粉

2 根青蔥（只留綠色部分），切成薄片

1 湯匙新鮮薑蓉

2 湯匙日本醬油

3 杯白菜，葉子和莖分開

85 克竹筍罐頭（沖洗乾淨）

200 克老豆腐，輕壓，切成小塊（235 頁）

1 茶匙芝麻油

1¼ 杯糙米作為配餐

製作方法

❶ 在一個中號碗中，把蔬菜湯、椰漿、黃咖喱粉和葛拉姆馬薩拉攪拌在一起，直到香料充分混合，放一旁備用。

❷ 開中高火，用大號平底煎鍋或炒鍋加熱，餘下的 2 湯匙蔬菜湯直至燒熱，加入青蔥、薑蓉和日本醬油，攪拌 1 分鐘，直到香氣被激發出來，薑也變得細碎。

❸ 加入白菜莖和竹筍，炒5分鐘直到食材變軟。如果你需要更多液體，可以再加一點點蔬菜湯。

❹ 將豆腐和芝麻油拌勻備用，放入炒鍋並攪拌 30 秒，讓它和白菜、竹筍融合得更好。

❺ 減至中小火，加入椰漿混合物和餘下的白菜葉，蓋上鍋蓋，並調至小火，煨 10 分鐘，直到醬汁變濃稠，全部蔬菜變軟且充分熟透。配合煮熟的糙米一起食用。

低 FODMAPs 選項

閱讀配料表標籤，確保你用的咖喱粉和葛拉姆馬薩拉不含大蒜或洋蔥。

製作前提示

在做菜前先切好青蔥和白菜，將其放入密封容器並存於冰箱。整道菜都可以提前製作、冷卻，然後放在密封的容器裡冷藏在冰箱裡，等你想吃的時候再加熱！

風味加碼

撒上切碎的香菜、芝麻和豆芽。

蘑菇燉飯（植物積分 5 分）

製作燉飯的時間比其他餐點長，但過程中不斷地攪拌的動作對我們來說就像一場冥想。打開一個 podcast，享受站在爐灶旁做出一碗熱騰騰的美味且順滑的米食的感覺吧。30 分鐘後，你將得到一道不添加乳脂、起司或牛油，但仍然有豐富口感且豪華的義式燉飯。

材料／4 人份用量／

4 杯生物系蔬菜湯（241 頁）或低 FODMAPs 的蔬菜湯

2 湯匙蒜香橄攬油[12]

226 克秀珍菇，切丁

鹽

1.25 杯義大利燉米

1 湯匙鮮榨檸檬汁

3 湯匙營養酵母

新鮮巴西利或新鮮蝦夷蔥，切好備用

製作方法

❶ 在一個小號燉鍋裡加入蔬菜湯，開中火加熱。一旦沸騰，就轉為小火保持溫度。

❷ 加熱蔬菜湯的同時，中火加熱另一個大號燉鍋。鍋熱後加 1 湯匙橄欖油，油熱後加入平菇和一點鹽。炒 10 分鐘，直到平菇變軟、變成褐色。將平菇從鍋中鏟出，放一旁備用。

❸ 在大號燉鍋中加熱餘下的1湯匙油，然後加入米，加熱 1 分鐘，同時多多攪拌，稍微烤一下它。將熱過的蔬菜湯加進去，一次加半杯，並持續不斷地攪動，讓米充分吸收所有的液體。注意不要讓水煮開了，因為煮開會導致燴飯太黏；加熱溫度不應高於中火，讓混合物處於微微沸騰的程度就好。

❹ 繼續加入蔬菜湯，還是每次半杯，攪拌至液體基本吸收，然後再加入更多

12 如果想吃低 FODMAPs 飲食，我們應該避免富含果聚糖的大蒜。但蒜香橄欖油是低 FODMAPs 的綠燈食物，因為果聚糖並不是脂溶性的，所以它們不會滲入油裡。因此，你確保自己只用到了橄欖油，沒吃其中的大蒜就行。你可以自己做蒜香橄欖油。把幾瓣蒜壓碎，去掉蒜皮（1 杯橄欖油需要用到 5～6 瓣蒜）。用中小火加熱幾分鐘油和蒜，然後把油放涼。把大蒜挑走，然後把油儲存在冰箱裡。

的蔬菜湯。全過程需要耗時大約 20 分鐘，直到米飯變得彈牙。

❺ 加入檸檬汁、營養酵母和炒好的秀珍菇，攪拌以充分融合。是否需要再加鹽取決於你用的蔬菜湯的鹹度，根據自己的口味調味就行。根據喜好，可以與切碎的巴西利或蝦夷蔥一起食用。

低 FODMAPs 選項

我們推薦第一周使用秀珍菇，因為它屬於低 FODMAPs。若想在第一周裡用其他蘑菇來替代，則要小心它們含有甘露醇和果聚糖。

在第二週之後，如果您可以接受大蒜和洋蔥，可以在移除菇類後、加入燉米之前，將 1 杯切碎的洋蔥和 2 瓣切碎的大蒜放入鍋中翻炒。

點心、甜品和飲品

檸檬薑茶（植物積分 2 分）

我們喜歡這款檸檬薑茶作為飯後飲料。薑有助於消化，而檸檬的酸味剛好能滿足任何對甜點的渴望，是一道隨時合適飲用的飲品。

材料／2 人份用量／

1 小塊薑，切成四個每塊 1 英吋大小

1 顆大檸檬的汁

100% 楓糖漿或甜菊糖，隨喜好添加

製作方法

❶ 在一個中型鍋中，將 4 杯水和薑片一起用小火煮 10 到 15 分鐘，或更長時間，取決於你對茶喜好的濃度。

❷ 從火上移開後，加入檸檬汁，濾掉薑片，將茶倒入兩個大杯中。加入楓糖漿攪拌均勻即可享用。

❸ 冷飲方式：將煮好的薑水倒在 4 杯冰塊上，然後加入檸檬汁和楓糖漿，隨喜好調整。

紅椒核桃泥醬（植物積分 3 分）

紅椒核桃泥醬是一道起源自敘利亞的辣椒沾醬，由烤紅椒、核桃、小茴香和紅辣椒磨碎後製成。我們喜歡將這款煙燻風味的醬料搭配蔬菜和烤酸麵包食用，也很適合用在紅椒核桃泥醬三明治。

材料／約 2.5 杯沾醬／

大型紅甜椒

1 杯生核桃，切碎

2 湯匙橄欖油

1/4 杯新鮮榨檸檬汁

1/4 杯義大利香醋

1 茶匙孜然粉

1 茶匙海鹽（或依口味調整）

1/2 茶匙碎紅辣椒（或更多，根據個人口味調整辣度）

製作方法

❶ 預熱烤箱至 230 攝氏度。

❷ 將整顆紅甜椒直接放在烤盤上，烤 25 分鐘，烤 15 分鐘後翻面，使每一面都略微焦黑。

❸ 將烤好的甜椒放入一個大碗中，用廚房毛巾蓋住，讓其熱氣悶 10 分鐘。這樣有助讓皮變軟，更容易去皮。

❹ 待冷卻後，去除甜椒的皮、籽和芯。粗略切碎，備用。

❺ 在食物加工機的底部放入核桃、橄欖油、檸檬汁、醋、孜然、鹽和碎紅辣椒。操作 8 到 10 次以混合均勻，讓食材混合在一起。加入烤辣椒，再攪打幾次使其融合。你可以把它做成成奶油般的鷹嘴豆泥狀醬料或顆粒狀的堅果醬。品嚐並根據需要調整味道，可以添加更多檸檬汁增添酸度、辣椒碎增添辣味、香醋增添深度和/或鹽調味。 將其蓋好後，可在冰箱中保存最多4天。

生物系蔬菜湯（植物積分 6 分）

這款湯能減輕炎症、滋養腸道，並富含優秀的抗氧化劑。我們建議每週日使用慢燉鍋製作一批，方便準備。隨著時間的推移，可以加入更多的香料，如洋蔥和大蒜，讓湯的味道更加濃郁。首先加入 1 顆切碎的洋蔥和 2 瓣大蒜，然後根據需要進行調整。

作為快速小吃，將一杯（或兩杯！）這款湯加熱，並攪入一湯匙味噌，直到溶解。可以直接飲用，或者加入豆腐丁、切碎的青蔥、烤蘑菇和蒸熟的羽衣甘藍。

材料／8 杯用量／

1 大片乾昆布

1 杯切好的紅蘿蔔

1 杯切好的芹菜

1/3 杯乾香菇或 1 茶匙蘑菇粉

2.5 公分長切片的新鮮生薑

2 湯匙營養酵母

2 湯匙橄欖油

3 湯匙日本醬油

1/4 茶匙薑黃粉

味噌蔬菜湯

2 杯生物系蔬菜湯

2 茶匙新鮮薑蓉

2 茶匙味噌醬

製作方法

❶ 把昆布、紅蘿蔔、芹菜、香菇、薑、營養酵母、橄欖油、日本醬油、薑黃粉和 8 杯水放入慢燉鍋，小火煨至少 6 小時。或者你也可以放在大號湯鍋裡，小火煨至少 2 小時，並偶爾攪拌一下。

❷ 放涼，然後用一個細篩網過濾。把它們分裝進玻璃容器，一部分放冰箱冷凍層留晚一點使用，一部分放冷藏層隨時用。如果你是用玻璃容器冷凍它，那你得確保為液體膨脹留出足夠的空間，如果沒留出空間，玻璃可能會碎！

❸ 想要製作味噌蔬菜飲，你需要用中火加熱蔬菜湯，然後關火，加入薑和味噌醬攪拌至溶解，此過程大約 30 秒。然後分裝進 2 個大馬克杯就能喝了。

風味加碼

在你加熱蔬菜湯的時候，加入半茶匙蘑菇粉，再撒上青蔥末的綠色部分。

椰子燕麥球（植物積分 4 分）

材料

大約 14 顆，這取決於每顆大小

1 杯傳統燕麥片（根據需要增加）

1/3 杯無糖椰絲

1/3 杯花生醬（根據需要增加）

2 湯匙 100% 楓糖漿

2 湯匙奇亞籽

1 茶匙香草精

1/4 茶匙肉桂粉

1 盎司切碎的黑巧克力

製作方法

❶ 將燕麥片、椰絲、花生醬、楓糖漿、奇亞籽、香草精和肉桂粉放入食品處理機底部，用「食品處理機」攪打 10～12 次，直到它們初步混合一起（也可以將這些材料放入大攪拌碗中，徹底混合均勻）。如果混合物太黏無法滾成球，加入更多燕麥片。如果太乾，則加入更多花生醬。

❷ 加入黑巧克力並操作「食品處理機」以混合均勻。

❸ 用湯匙或小餅乾勺取出 1 湯匙大小的混合物，捏成球狀，然後繼續處理剩餘的混合物。將這些球存放在密封容器中，可以保存 1 週，或在冰箱中保存長達 3 個月。

FODMAPs 注意事項

所有食材都屬於較低 FODMAPs，但一頓不要吃超過 2 顆。

檸檬奇亞籽布丁（植物積分 3 分）

這款檸檬奇亞籽布丁是傳統檸檬布丁的纖維強化版。有了奇亞籽，誰還需要乳製品和蛋黃呢？奇亞籽與液體混合後會膨脹，能將檸檬汁和杏仁奶變成濃稠的奶油布丁。若想要更濃郁的口感，可以在第三周後改用罐裝椰奶。

材料／2 杯用量／

1 杯無糖的杏仁奶

1 茶匙現磨碎的檸檬皮

1/4 杯鮮榨檸檬汁

1~2 湯匙 100% 楓糖漿

1/4 茶匙薑黃粉

少許鹽

1/4 杯奇亞籽

製作方法

在一個中號碗裡，將杏仁奶、檸檬皮、檸檬汁、100% 楓糖漿、薑黃粉和鹽放在一起攪拌。加入奇亞籽，攪拌直至充分混合，然後把它們放入冰箱裡等待 15 分鐘。拿出來以後，再次攪拌，然後蓋上蓋，放回冰箱至少 2 小時或一整夜，等待它凝膠化。

預作重點

提前做好奇亞籽布丁，能在冰箱裡保存1周。

加碼食材

撒上漿果和半杯無糖椰絲。第二周後，你還能再添加打發的椰奶奶油。

打發椰奶奶油（植物積分 1 分）

材料／4 人份用量／

1 罐全脂椰奶（或椰奶油），在冰箱裡放一夜

製作方法

❶ 小心打開罐子，把凝固的上半部分挖出來。如果你用的是椰奶的話，那你要注意只用凝固的部分，而其中的水可以倒掉，也可以留到其他食譜中用。如果你用的是椰奶油的話，那麼你就能用一整罐了。

❷ 把凝固的部分放入碗中，用手提攪拌器或立式攪拌器攪打至奶油狀。

第二周

一周過去了！你最喜歡的食譜是哪一個？還有，植物積分——你已經成為明星了嗎？第二周我們會保持溫和的節奏，但我們會在這周引入一些扁豆，讓腸道開始運動一下。如果你覺得需要的話，有低 FODMAP 的替代品可供選擇。別忘了發酵食品！如果你感覺自己勇敢，隨時可以將其中一種用作配料加入到你覺得適合的食譜中，為自己的努力增加一個額外的植物積分。你可以將食物照片發布到 #fiberfueled4weeks 的線上社團與我們保持聯繫，記住，我們都在這條道路上。

◆ 第二周購物清單

農產品

☐ 1 中塊生薑

☐ 4 顆大檸檬

☐ 1 顆大紅甜椒

☐ 1 顆大綠甜椒

☐ 1 盎司乾香菇

☐ 1 顆小洋蔥

☐ 1 磅胡蘿蔔

☐ 1 磅芹菜管

☐ 1 顆大烘烤馬鈴薯

☐ 550 毫升聖女番茄

☐ 一袋 140 克菠菜葉

☐ 450 克草莓

☐ 3 根香蕉

- □ 1 個奇異果
- □ 1 包 280 克的沙拉用綠葉蔬菜
- □ 2 個甜菜
- □ 1 盒 100 克的西蘭花
- □ 1 捆新鮮西洋芹
- □ 1 個泰國辣椒
- □ 1 個西葫蘆
- □ 1 小捆新鮮蝦夷蔥
- □ 3 個羽衣甘藍（拉齊納多羽衣甘藍或圓白菜）
- □ 1 個墨西哥辣椒
- □ 1 捆新鮮香菜
- □ 2 個萊姆
- □ 1 捆新鮮薄荷
- □ 550 毫升藍莓
- □ 3 個大番薯
- □ 2 捆青蔥
- □ 1 大個長葉萵苣
- □ 7 個大柳橙
- □ 2 個葡萄柚
- □ 3 個大番茄
- □ 1 個胡桃南瓜
- □ 1 包 170 克的荷蘭豆
- □ 1 個小紫甘藍

櫥櫃備料

☐ 1 包 680 克的無麩質麵粉

☐ 1 盒 1.8 毫升的杏仁奶

☐ 113 克抹茶粉（儀式級細抹茶粉）

☐ 1 包 226 克冷凍毛豆

☐ 226 克蕎麥麵

☐ 3 罐 425 克的鷹嘴豆

☐ 1 小包燕麥粉

☐ 1 罐 425 克的南瓜泥

☐ 南瓜派香料

☐ 芥菜籽

☐ 1 包 450 克的乾紅扁豆

☐ 794 克的番茄丁

☐ 425 克的番茄丁

☐ 3 罐 425 克的棕色扁豆

☐ 1 條酸麵包

☐ 4 個墨西哥玉米餅

☐ 900 克老豆腐，保存在水裡

☐ 1 包 396 克的嫩豆腐

☐ 1 罐 64 克的切片黑橄欖

☐ 1 包 226 克的碎黑巧克力或碎可可豆

☐ 1 包 226 克的蔓越莓乾

☐ 226 克乾枸杞（選項）

☐ 2 罐 425 克的椰奶

☐ 1 罐 425 克的番茄醬

□ 1 罐 226 克的第戎芥茉醬

□ 1 包 283 克的核桃碎

□ 900 克切碎的冷凍菠菜

第二周的飲品、點心和甜品

只要你覺得合適，就可以享用這些食譜。

飲品食譜：抹茶拿鐵（268 頁）

點心食譜 1 號：南瓜鷹嘴豆泥（269 頁）配黃瓜和胡蘿蔔

點心食譜 2 號：多植物什錦雜果（270 頁）

甜品食譜 1 號：巧克力慕斯（271 頁）

甜品食譜 2 號：鷹嘴豆曲奇餅（272 頁）

第二周的速備菜單

速備早餐：簡易隔夜燕麥（254 頁）

速備午餐：每日沙拉（220 頁）配烤酸麵包，佐南瓜鷹嘴豆泥

速備晚餐：類金槍魚葵花籽沙拉（260 頁）配當日剩的蔬菜或南瓜鷹嘴豆泥

速備點心：15 顆杏仁

速備甜品：1/3 杯藍莓或 15 個草莓

◆ 第二周的備餐

□ 第二周的準備工作

□ 紅扁豆咖喱湯（256 頁）

□ 鷹嘴豆曲奇餅

□ 南瓜鷹嘴豆泥

□ 簡易隔夜燕麥

第二周飲食計劃

時間	餐次	食譜	植物積分
第一天	早餐	拌豆腐一碗（251 頁）＋柑橘薄荷沙拉（258 頁）	3～5
	午餐	紅扁豆咖哩湯（256 頁）＋酸麵包	8
	晚餐	扁豆核桃塔可（262 頁）	5
第二天	早餐	南瓜奶昔（252 頁）	4～5
	午餐	蘑菇燉飯（237 頁）＋髒髒羽衣甘藍沙拉（225 頁）	10～12
	晚餐	胡桃南瓜和藜麥彩椒（259 頁）	10～11
第三天	早餐	簡易隔夜燕麥（254 頁）	4
	午餐	每日沙拉（220 頁）＋無油橘子醬＋紅扁豆咖哩湯（256 頁）	17
	晚餐	塔可紅薯（262 頁）	6
第四天	早餐	超級食物奶昔（215 頁）＋堅果醬	6
	午餐	胡桃南瓜和藜麥彩椒（259 頁）＋髒髒羽衣甘藍沙拉（225 頁）	15～18
	晚餐	味噌蘑菇蕎麥麵（264 頁）	9～10
第五天	早餐	簡易隔夜燕麥（254 頁）	4
	午餐	每日沙拉（220 頁）配酸麵包＋南瓜鷹嘴豆泥（269 頁）	12～15
	晚餐	印度菠菜豆腐（265 頁）	5
第六天	早餐	超級種子早餐粥（213 頁）	6
	午餐	印度菠菜豆腐（265 頁）	5
	晚餐	扁豆甜薯燉菜（267 頁）	7～9
第七天	早餐	無麩質美式松餅（255 頁）＋漿果	2＋
	午餐	類金槍魚葵花子沙拉（260 頁）＋酸麵包＋柑橘薄荷沙拉（258 頁）	9～10
	晚餐	扁豆甜薯燉菜（267 頁）＋髒髒羽衣甘藍沙拉（225）	12～16

第二周選項食譜

第一天，把切片黃瓜和胡蘿蔔作為點心。然後將它們放入裝有水的容器中，放入冰箱，第二天和南瓜鷹嘴豆泥一起享用。

□ 胡桃南瓜和藜麥彩椒（259 頁）

□ 無油橘子醬（220 頁）

□ 巧克力慕斯（271 頁）

早餐

拌豆腐一碗（植物積分 3 分）

把這當作你的新最愛早午餐吧。與雞蛋相比，豆腐飽和脂肪含量較低，單不飽和脂肪含量較低，而多不飽和脂肪含量較高，且不含膽固醇，因此是完美的替代品。

如果你是第一次用豆腐烹飪，你需要先壓一下豆腐。你可以用豆腐壓榨機，或者用紙巾將豆腐塊包裹起來，放在帶邊的烤盤上，然後在頂部放上重物。讓它靜置約 10 分鐘，讓大部分的水排出去。這能使豆腐變得有嚼勁，非常適合做成凝乳狀一樣的蛋塊。

材料／2 份用量／

5 湯匙蔬菜湯

226 克老豆腐，把水瀝掉，壓乾豆腐裡的水，然後弄碎或切丁

1 根青蔥，只留綠色部分，切片

半茶匙煙燻甜辣椒粉

半茶匙薑黃粉

1/4 茶匙孜然粉

少許鹽和現磨黑胡椒

2 片上周剩下的漿果烤紅薯片（217 頁），切成小方塊

2 杯切碎的羽衣甘藍，不要莖部

製作方法

❶ 在中號的平底煎鍋中加入 2 湯匙蔬菜湯，中火加熱至快要沸騰。此時，加入豆腐煮大約 2 分鐘，然後加入青蔥、煙燻甜辣椒粉、薑黃粉、孜然粉和一撮鹽，調至小火煮 5 分鐘或以上，不時攪拌一下，讓它熱透。

❷ 在另一個平底煎鍋裡，放入剩下的 3 湯匙蔬菜湯，用中火加熱。再加入紅薯煮 5 分鐘，不時攪拌一下。加入羽衣甘藍、鹽和胡椒，蓋上鍋蓋，煮大約 3 分鐘，直到綠色蔬菜變軟。

❸ 把羽衣甘藍和番薯分成2碗，然後加入豆腐混合物。要想吃得更健康，可以加一片酸麵包，還可以選擇是否加花生醬和杏仁醬。

加碼食材

在餐食的上面再撒點切碎的巴西利、香菜末和番茄丁。

南瓜奶昔（植物積分 4 分）

聽起來不錯吧！特別是這款營養豐富的奶昔，非常適合忙碌的早晨。可以直接飲用，或加入格蘭諾拉燕麥脆片（第218 頁）作為配料。

材料／2 份用量／

2 根冰凍香蕉

1 杯罐裝的椰奶

1 杯罐裝的無糖杏仁奶

半杯南瓜泥

2 湯匙 100% 楓糖漿

2 湯匙大麻籽

1 茶匙南瓜派香料

半茶匙肉桂粉

1½ 杯冰

製作方法

❶ 把香蕉、椰奶、杏仁奶、南瓜泥、100% 楓糖漿、大麻籽、南瓜派香料、肉桂粉和冰放在攪拌器裡，攪拌至奶油般順滑。

❷ 你如果想做成奶昔碗，可以把液體的用量減半（使用半杯罐裝椰奶和半杯罐裝杏仁奶），然後按步驟進行攪拌。把混合物分成 2 碗，加 1 湯匙山核桃和 1～2 湯匙格蘭諾拉燕麥脆片。

低 FODMAPs 選項

未成熟的香蕉比成熟香蕉的 FODMAPs 含量更低，如果你對果糖敏感的話，你也可以把每份奶昔的香蕉用量減至半根。半根成熟香蕉或1根中等大小的未成熟香蕉都屬於低 FODMAPs 食物。

加碼食材

加少量新鮮或冷凍菠菜，為你的奶昔增添更多維生素、礦物質和膳食纖維，也讓它綠意更濃一些。

簡易隔夜燕麥（植物積分 4 分）

每個人都需要一個好的隔夜燕麥食譜，而這是我們的首選。隔夜燕麥的美妙之處在於它可以根據你的口味進行定制：加入豆奶來增加蛋白質，杏仁奶適合低 FODMAP，椰奶則讓燕麥更加濃郁。這款食譜還可以通過超級種子來提升你的 Omega-3 攝入！

材料／2 份用量／

2/3 杯老式燕麥

1 湯匙奇亞籽

1 湯匙杏仁醬或花生醬

半茶匙肉桂粉

1 杯非乳製品的奶，如椰奶、豆奶，或者 1½ 口感更清爽一點的燕麥奶

3/4 杯你喜愛的水果

需要的話，可以加入楓糖漿

製作方法

❶ 在一個可以重新封口的玻璃罐或碗裡，把燕麥、奇亞籽、堅果醬和肉桂粉混合在一起。加少許奶，把所有食材混在一起，盡可能把堅果醬與燕麥攪到一起。然後加入剩餘的奶，攪拌至混合。

❷ 把碗蓋上，或者給玻璃罐蓋上蓋子，這樣能在冰箱裡保存 4 天。想吃的時候，再把水果混合進去，如果需要的話還可以淋上一點 100% 楓糖漿。

低 FODMAPs 選項

更低 FODMAPs 的水果包括覆盆子、藍莓、草莓、菠蘿、奇異果和木瓜。

加碼食材

加入大麻籽、更多的奇亞籽、水果（特別是漿果類）和無糖椰絲。

無麩質美式鬆餅（植物積分 3 分）

為鬆餅歡呼三聲！這些無麩質鬆餅非常適合慵懶的週末早晨。可以直接享用，也可以將新鮮切碎的水果混入已完成的麵糊中，做成果漿鬆餅。

材料／6 個鬆餅用量／

1 湯匙亞麻籽粉

3 湯匙水

1 杯無麩質麵粉

1 茶匙泡打粉

1/4 茶匙小蘇打

1/4 茶匙鹽

1 杯無糖杏仁奶

1 湯匙蘋果醋

1 湯匙有機葵花籽油，再備一點潤鍋

1 湯匙香草精

製作方法

❶ 將亞麻籽粉和 3 湯匙水一起攪拌，靜置約 5 分鐘，直到凝膠狀。

❷ 在一個大攪拌碗中，將無麩質麵粉、泡打粉、小蘇打和鹽一起攪拌均勻，然後放一旁備用。

❸ 在另一個中等大小的碗中，加入杏仁奶和醋，然後加入葵花籽油、香草精

和已凝膠的亞麻籽混合物。攪拌均勻，然後將杏仁奶混合物倒入麵粉混合物中，徹底攪拌至沒有顆粒。

❹ 用椰子油或烹飪噴霧潤滑並加熱一個大煎鍋，中高火加熱。用 1/4 杯量杯將麵糊倒入熱煎鍋中。等待大氣泡形成後翻面，再煎 60 秒，直到兩面金黃。需要的話，可以配上漿果和楓糖漿享用。

加碼食材

在麵糊裡加入一些切碎的漿果類水果。

午餐

紅扁豆咖哩湯（植物積分 8 分）

沒有什麼比啜飲一碗充滿蔬菜、扁豆和香料的極具營養的湯更令人安慰的了。喝完這碗湯後，我們準備好征服世界了！嗯，至少是征服我們的待辦事項清單。若想要更豐盛的一餐，可以搭配「簡易羽衣甘藍沙拉」（第 229 頁）或烤酸麵包一起享用。

材料／4 人份，剩下的部分留待本周稍後食用／

1 湯匙蒜味橄欖油（238 頁註示）

1/4 杯細切洋蔥

1 根芹菜，切碎

3 根大胡蘿蔔，切碎

1 個大顆烤過的馬鈴薯，切碎

1 茶匙孜然粉

1 茶匙薑黃粉

1 茶匙燻紅椒粉

1/2 茶匙薑粉

1/2 茶匙咖哩粉

1/2 茶匙鹽（或依口味調整）

1/2 茶匙現磨黑胡椒（或依口味調整）

4 杯生物系蔬菜湯（見第 241 頁）

1 1/4 杯紅扁豆

1 罐（28 盎司）切丁番茄，瀝乾

1/2 杯切碎的新鮮香菜或新鮮芫荽

1 湯匙新鮮檸檬汁

製作方法

❶ 在一個大鍋中用中火加熱橄欖油。加入洋蔥，煮至變軟，約 5 到 7 分鐘。

❷ 加入芹菜、胡蘿蔔和馬鈴薯。繼續煮約 10 分鐘，直到蔬菜變軟且略帶金黃。再加入孜然粉、薑黃粉、燻紅椒粉、薑粉、咖哩粉、鹽和黑胡椒，攪拌均勻，煮 30 到 60 秒，直到香味釋放出來。

❸ 倒入高湯、扁豆和番茄，攪拌均勻並煮至沸騰。蓋上鍋蓋，轉小火煮 20 分鐘，或直到扁豆變軟。從火上移開，稍微冷卻後，將一半的湯用攪拌機或手持攪拌器攪成泥狀。將攪拌好的湯倒回鍋中，加入香草和檸檬汁，攪拌均勻。根據口味調整鹽和黑胡椒。

低 FODMAPs 選項

洋蔥含有中度的低聚半乳糖。用 1/4 杯新鮮香蔥或者乾香蔥替代它，然後再和菜譜裡的芹菜、胡蘿蔔、馬鈴薯去搭配。

紅扁豆也含有中等量的低聚半乳糖，把用量縮減至 1 杯，也就是說，每份咖哩湯裡使用 1 杯紅扁豆。

柑橘薄荷沙拉（植物積分 3 分）

這道清爽的沙拉是我們最喜歡的不用生菜的選擇之一。不管是當配菜、甜點還是簡單的小吃都很棒。我們這裡使用了柳丁和葡萄柚，但你也可以用任何其他柑橘類水果替代。作為一個在紐約雪城長大的人，我得借用一句：「橘色加油！」[13]

材料／2 份用量／

2 個大柳丁，剝皮，去白絲，然後分成一瓣一瓣的

1 個大萄葡柚，剝皮，去白絲，分成一瓣一瓣的（請注意，半杯的量就會亮起果聚糖黃燈信號了）

1 個萊姆檸檬，取皮和汁

1 茶匙 100% 楓糖漿

1 湯匙切碎的新鮮薄荷

製作方法

把一瓣一瓣的柳丁和萄葡柚，與萊姆檸檬皮、檸檬汁、100% 楓糖混合拌勻。將混合物平均分配到兩個碟子上，撒上新鮮薄荷。

低 FODMAPs 選項

葡萄柚含有中等量的果寡糖。將這個食譜中的葡萄柚量減少至半顆（每

13 雪城大學的官方顏色為橘色。

份 1/4 顆），就屬於低 FODMAPs 的範圍。

胡桃南瓜和藜麥彩椒（植物積分 10 分）

胡桃南瓜和藜麥彩椒是一道用蔬菜做成的厚重且溫暖心靈的菜。

材料／2 份用量／

1¼ 杯生物系蔬菜湯（241 頁）

1/4 杯切片的青蔥（只用綠色部分）

1/4 個中等大小的青椒，切丁

1/4 個中等大小的紅椒，切丁

1/2 個去籽和去筋的墨西哥辣椒，切細

1 杯（8 盎司）罐裝切丁番茄

1 根大紅蘿蔔，切丁

1/2 個中等大小的節瓜，切丁

1½ 茶匙煙燻紅椒粉

1 茶匙孜然粉

鹽和新鮮黑胡椒粉適量

1 杯煮熟的藜麥

製作方法

❶ 在一個大平底鍋中用中火加熱1湯匙高湯。加入南瓜丁，經常攪拌，並根據需要添加更多高湯以防止南瓜粘鍋，煮至剛軟化，大約 5 到 8 分鐘。

❷ 加入青蔥、青椒、紅椒和墨西哥辣椒，偶爾攪拌，再煮 5 分鐘。必要時再加一湯匙高湯以防粘鍋。

❸ 加入切丁的番茄、紅蘿蔔、節瓜、紅椒粉、孜然粉和剩餘的高湯。

❹ 混合物煮沸後，蓋上鍋蓋，減小火力並煨煮 15 分鐘，直到蔬菜變軟。

❺ 品嚐並根據需要調整調味，加入鹽和黑胡椒粉。加入煮熟的藜麥，繼續煮約 5 分鐘。即可上桌。

低 FODMAPs 選項

有些罐裝番茄含有大蒜和洋蔥。記得要看一下成份表。

前置準備

這道菜需要熟藜麥，所以提前煮好藜麥可以讓製作過程更加簡單一點。

加碼食材

可以撒上一些新鮮的草本植物，比如香芹。

類金槍魚葵花籽沙拉（植物積分 6 分）

這是一道用葵花籽代替金槍魚來製作的經典美食。檸檬、西芹和香蔥為這道沙拉帶來了鮮美的口感，把所有的食材放進食物加工機裡攪拌一下，就會產生一種與鮪魚沙拉相似的口感。

材料／4 人份，剩下的部分留在本周稍後食用／

1 杯葵花籽

2 個大檸檬榨的汁

1 湯匙第戒芥末

半杯粗切新鮮西芹，不要莖

半杯粗切新鮮香蔥

1/4 茶匙煙燻辣椒粉

2 根芹菜莖，切碎

4 根青蔥，只要綠色部分，切碎

半茶匙鹽

少許現磨黑胡椒

8 片酸麵包，搭配食用

沙拉用綠葉蔬菜，搭配食用

番茄切片，搭配食用

製作方法

❶ 把葵花籽放進一個密封容器裡，加水浸泡，室溫至少浸泡 24 小時，期間向日葵籽應該會膨脹至兩倍大小。使用時，將水瀝乾，然後加上新鮮水沖洗，再次瀝乾。

❷ 把半杯葵花籽、檸檬汁、芥末放進食物加工機裡，按下「開關」攪打 10 次，直到細碎。

❸ 加入餘下的半杯葵花籽、西芹、細香蔥、紅椒粉、芹菜、青蔥、鹽和黑胡椒。用食品處理機脈衝處理約 10 次，直到質地類似傳統的金槍魚沙拉。

❹ 將其塗在烤酸麵包上，搭配沙拉菜葉和切片番茄一起享用。

前置準備

至少提前一天準備葵花籽。

加碼食材

在沙拉中加入 1 茶匙奇亞籽，增加「嘎吱、嘎吱」的口感、健康的脂肪和更多的植物積分！

晚餐

扁豆核桃塔可（塔可——植物積分 5 分）（塔可紅薯——植物積分 6 分）–

你可以將這款扁豆核桃餡料用於扁豆核桃塔可和塔可釀甜薯。我們喜愛這種能一料多用並節省廚房時間的食譜。

材料／4 人份，多出來的可以用來製作塔可紅薯／

半杯核桃，切碎

1 湯匙橄欖油或生物系蔬菜湯（241 頁）

1 個大番茄，切塊

2 罐 411 克的褐色扁豆，瀝乾水，清洗乾淨

2 茶匙乾奧勒岡葉

2 茶匙孜然粉

2 湯匙辣椒粉

半茶匙鹽

1/4 杯水

塔可

4 ～ 6 個墨西哥玉米餅

半份依照食譜做的扁豆核桃餡料

香菜醬（229 頁），搭配食用

番茄丁、新鮮香菜碎、生菜碎和（或）黑橄欖切片，搭配食用

塔可紅薯

2 個中等大小的紅薯

半份依照食譜做的扁豆核桃餡料

香菜醬

切丁的番茄、切碎的新鮮香菜、切絲的生菜和／或切片的黑橄欖，搭配食用

製作方法

❶ 在一個大號平底煎鍋中，加入核桃，中火炒約 2 分鐘，多多攪拌，直到核桃微微變黃，散發出香味，注意不要燒焦。把核桃盛出來，放一旁備用。

❷ 把油和番茄放進剛才的鍋裡，翻炒 3～4 分鐘，直至番茄變軟。加入罐裝扁豆、乾奧勒岡葉、孜然粉、辣椒粉、鹽和水。翻炒約 5 分鐘直到食材充分熟透其間用木勺或鍋鏟的背面輕輕搗碎一些扁豆。

❸ 根據個人口味，品嚐並添加更多辣椒粉或鹽。

❹ 做塔可：加熱墨西哥玉米餅，再放上做好的扁豆核桃餡料和你愛的配料。

❺ 做塔可紅薯：預熱烤箱至 204 攝氏度。用叉子在紅薯的每一面戳幾下，以便在煮的時候能把水汽釋放出來。把紅薯烤到變軟，小一些的紅薯需要 45～55 分鐘，個頭大一些的要 55～70 分鐘。把紅薯從烤箱拿出來，然後把它們從中間分成兩半，放上扁豆核桃餡料、香菜醬和你喜歡的配料。

低 FODMAPs 選項

半杯罐裝熟扁豆屬於低 FODMAPs。但更大份的扁豆中所包含的低聚半乳糖，就足夠歸為中等程度了。如果你對它敏感，那就得仔細注意食物分量的大小了。

有些調製辣椒粉含有大蒜和洋蔥。大蒜屬於高 FQDMAPs 食物（富含果聚糖），洋蔥則富含高果聚糖、中低聚半乳糖。如果你發現自己對其中任何一種敏感，那就用純辣椒粉代替吧。

味噌蘑菇蕎麥麵（植物積分 9 分）

日語「Soba」就是「蕎麥」的意思，指的是不含小麥的蕎麥麵。日語「Oishi」是「美味」的意思，也就是接下來當你嘗到這口蕎麥麵時，會說到的話。

材料／2 份用量／

半杯冰凍的去殼毛豆

113 克生蕎麥麵

10~20 個豌豆，切絲

2 茶匙芝麻油

1/4 杯生物系蔬菜湯（226 頁）或蔬菜湯

1 茶匙味噌醬

1/4 茶匙 100% 楓糖漿

1 茶匙新鮮生薑碎

1/4 茶匙鹽（想要味道更鹹可多備一點）

1 茶匙蒜香橄欖油（238 頁註示）

1 杯切成薄片的紫甘藍

4 個泡發的乾香菇，去掉莖部並切片

1~2 個胡蘿蔔，用蔬菜削皮器切成條狀（1 個大的或 2 個小胡蘿蔔）

4 根青蔥（只留青色部分），切片

製作方法

❶ 用中號燉鍋盛水，開中高火煮至沸騰。加入毛豆和蕎麥麵，煮 2 分鐘。

❷ 加入切好的荷蘭豆，再煮 1 分鐘，直到麵條變軟。撈出麵條，瀝乾水分，再過一遍涼水，放一旁備用。

❸ 小碗中攪拌芝麻油、蔬菜湯、味噌醬、楓糖漿、薑和鹽，放一旁備用。

❹ 中號平底煎鍋中，放入橄欖油，開中火，然後加入紫甘藍、香菇、胡蘿蔔和青蔥，翻炒 3 分鐘，直到食材微微變軟。

❺ 再把毛豆、蕎麥麵、荷蘭豆和調料倒入平底煎鍋裡，翻炒 2～3 分鐘，直至食材完全熱透。

低 FODMAPs 選項

每份 5 個荷蘭豆屬於低 FODMAPs，而 7 個就達到中度了（果聚糖和甘露醇）。每份 2 個香菇屬於低 FODMAPs。如果你對甘露醇不敏感的話，那麼乾香菇的用量就沒有太多限制了。

前置準備

提前把醬料做好，把蔬菜切好，然後放在冰箱儲存，準備用的時候拿出來。

加碼食材

加入一份煮熟的豆腐，讓這道菜的蛋白質含量更高。

印度菠菜豆腐（植物積分 5 分）

希望你和我們一樣喜歡印度料理，因為我們簡直無法抗拒！雖然我們幾乎喜歡任何一種蔬菜搭配芳香的咖哩醬，但咖哩豆腐是我們最喜歡的之一。食材清單看起來很長，但請放心，其中大部分都是香料。如果這些香料對你來說是新鮮的，考慮從你的雜貨店的散裝區購買，這樣你就可以買到你需要的一兩湯匙的少量食材了。

材料／4 人份，剩餘部分在本周的後面幾天吃／

2 茶匙蒜香橄欖油（238 頁註示）

2 湯匙現磨生薑碎

1 個泰國辣椒，去籽，切碎

一湯匙葛拉姆馬薩拉

1 湯匙香菜粉

1 湯匙薑黃粉

1 湯匙孜然粉

半茶匙卡宴辣椒粉

1 茶匙芥菜籽

1 茶匙鹽（依口味增加）

5 杯冰凍菠菜切碎，解凍並瀝乾水分

1 杯罐裝全脂椰奶

1 杯番茄醬

1 包 396 克的老豆腐或特硬豆腐，瀝乾水，並把豆腐裡的水壓掉

2 茶匙玉米澱粉

現磨黑胡椒

2 杯煮熟的米，作為配餐

製作方法

❶ 在中號平底煎鍋加入1茶匙橄欖油，開中火，加入生薑碎、泰國辣椒、葛拉姆馬薩拉、香菜粉、薑黃粉、孜然粉、卡宴辣椒粉、芥菜籽和鹽。炒 30～60 秒，讓香味散發出來。

❷ 平底煎鍋中加入菠菜葉，炒 1～2 分鐘，直到軟爛。關火，從火上取下，稍微放涼。

❸ 將菠菜放入食品處理器底部，啟動食品處理器打碎混合物。將打碎的菠菜放回平底鍋中，加入椰奶和番茄醬，然後悶煮，偶爾攪拌，煮 30 分鐘。

❹ 在菠菜悶煮的同時，準備豆腐。將豆腐切丁，放入中碗中與玉米澱粉拌勻。在一個大平底鍋中，用中火加熱剩下的 1 茶匙橄欖油，然後加入豆腐。經常攪拌，煮至豆腐呈金黃色和酥脆。將煮熟的豆腐加入菠菜混合物中，攪拌均勻。

❺ 根據口味調味，根據需要加入更多的鹽和胡椒，與煮好的米飯一起吃。

低 FODMAPs 選項

超過 2¾ 杯菠菜就達到中度果聚糖含量了。

扁豆甜薯燉菜（植物積分 7 分）

大蒜橄欖油和新鮮生薑真的讓咖哩更加出色！週末製作一批這種湯，然後在繁忙的一周中重新加熱，供午餐或晚餐享用。

材料／2 份用量／

1 茶匙大蒜橄欖油（238 頁註示）

1 茶匙切碎的新鮮生薑

1 根胡蘿蔔，切碎

適量鹽和新鮮研磨黑胡椒

2 湯匙乾燥或新鮮的細香葱（如果是新鮮的，切碎）

1 個甜薯，去皮切碎

2 茶匙咖哩粉，再依個人口味添加

2.5 杯的生物系蔬菜湯（241 頁）

半杯罐裝扁豆

1 把新鮮菠菜或羽衣甘藍葉

製作方法

❶ 在一個中號鍋中加入橄欖油、薑末、胡蘿蔔，中火加熱。然後加一點點鹽和黑胡椒，繼續炒 3 分鐘，不時攪拌一下。

❷ 加入細香蔥和甜紅薯，再煮 5 分鐘，其間偶爾攪拌一下。然後拌入咖哩粉。

❸ 將高湯倒入鍋中，蓋上，中火加熱至微滾。將扁豆加入湯中並攪拌均勻。將火調至小火，不蓋上蓋子，煮約 20 分鐘，直到紅薯變軟。

❹ 依個人口味添加鹽、胡椒或咖哩粉。在即將上桌時，將蔬菜輕輕攪拌至微微萎縮。如果喜歡，可搭配一塊酸麵包一起享用。

前置準備

提前把紅薯和胡蘿蔔切好。

加碼食材

菜肴表面撒上點新鮮青蔥和西芹。

點心、飲品和甜品

抹茶拿鐵（植物積分 2 分）

這款富含抗氧化劑的飲品是完美的提神之選。我們建議第 1 週使用杏仁奶，第 2 週後可以選擇使用豆奶以增加蛋白質。第 3 週後，您還可以選擇使用椰奶，使拿鐵更加滑順。無論你偏好哪一種非乳製品的奶，我們推薦你使用不含卡拉膠的那種。

材料／2 份用量／

1.5 杯不加糖的杏仁奶

2 茶匙抹茶粉（禮儀級有機抹茶粉的口感比烹飪級好）

半杯沸水

純楓糖漿，用於調味

製作方法

❶ 開中高火，用小鍋把杏仁奶煮至微開。

❷ 把 1 茶匙抹茶粉平均放入 2 個馬克杯裡。慢慢把 1/4 杯開水倒入馬克杯裡，讓抹茶粉充分溶解。持續攪拌，然後加入熱杏仁奶，稍微傾斜杯子以產生更多的泡沫。如果需要的話，可以加入 100% 楓糖漿讓飲品變甜一些。

❸ 如果想做成冰拿鐵，可以將抹茶粉與足夠多的水一起攪拌成糊狀，只有持續的攪拌才能讓它不結塊。倒入冰過的無糖杏仁奶，然後大力開攪，讓它們充分混合。再分成 2 杯，喜歡的話可以加入 100% 楓糖漿，然後加冰塊飲用。

南瓜鷹嘴豆泥（植物積分 3 分）

南瓜是一種獲取膳食纖維、維生素 A 和抗氧化劑的絕佳食物。這道可口的南瓜蘸醬與新鮮蔬菜、全穀物酸麵包或其他任何你能想到的食用配搭，都很美味！

材料／2 份用量／

1 罐 425 克的鷹嘴豆，瀝乾水，沖洗乾淨

2/3 杯南瓜泥

半茶匙鹽

1 茶匙孜然粉

半個大檸檬榨汁

1 湯匙蒜香橄欖油（222 頁）

製作方法

❶ 把鷹嘴豆、南瓜泥、鹽、孜然、檸檬汁和橄欖油放進食楊加工機裡，攪打、混合至奶油般順滑，然後把掛到加工機內壁的食材都刮下來。

❷ 把得到的醬放入密封容器裡，它能在冰箱裡儲存 1 周時間。

低 FODMAPs 選項

把每份南瓜鷹嘴豆泥減少至 2 湯匙。

加碼食材

在南瓜鷹嘴豆泥上撒一些南瓜籽或大麻籽，可以獲取更多的蛋白質、健康脂肪、爽脆口感和植物積分。

多植物什錦雜果（植物積分 4 分）

這道什錦小吃能提供膳食纖維和植物性蛋白，讓你一整天都保持活力滿滿。

材料／2 份用量／

2 湯匙南瓜籽

2 湯匙杏仁

2 湯匙核桃

2 湯匙黑巧克力碎或可可豆碎

2 湯匙蔓越莓乾

製作方法

把南瓜籽、杏仁、核桃、巧克力碎和蔓越莓乾放入密封容器或密封袋裡儲存，要吃的時候再拿出來。

加碼食材

加 1 湯匙枸杞。

巧克力慕斯（植物積分 3 分）

這道巧克力慕斯[14]是一道富含植物蛋白的甜食，會帶給人們奶油一般甜蜜、完美的滿足感。

材料／4～6 份用量／

1 大塊嫩豆腐，瀝乾水，但不用把豆腐裡的水擠掉

半杯罐裝椰奶

半杯 100% 楓糖漿

半杯無糖可可粉

2 湯匙花生醬

1 茶匙香草精

1 茶匙鹽

14 將椰奶罐倒置放入冰箱至少 3 小時。這將使椰奶中的脂肪 / 固體凝固並與液體分離。這有助於使慕斯更加滑順！

製作方法

❶ 將豆腐、椰奶、楓糖漿、可可粉、花生醬、香草精和鹽放入食品處理機或高功率攪拌機中。打成非常順滑的糊狀，必要時刮下容器的側邊。

❷ 將混合物分裝到 4 到 6 個烤盅或小碗中，放入冰箱冷藏 30 分鐘或更長時間，直至凝固。

低 FODMAPs 選項

嫩豆腐屬於高 FODMAPs 食物，但如果使用的是老豆腐並且把用量控制在每份 2/3 杯以內，就不算高 FODMAPs。

加碼食材

每份再加 30 顆覆盆子，以獲取更多甜味、膳食纖維和植物積分。

鷹嘴豆曲奇餅（食物積分 2 分）

曲奇餅雖好，但它健康嗎？沒錯。我們所做的都是為了贏。如果你沒有燕麥粉，可以將 1/2 杯燕麥片放入攪拌機或食品處理機中，攪拌至形成細粉。

材料／大約 16 個／

1 罐 425 克的鷹嘴豆，瀝乾水，沖洗一遍，然後輕拍把水吸乾

1/3 杯燕麥粉

1/4 杯花生醬

3 湯匙 100% 楓糖漿，或根據需要添加更多

1 茶匙香草精

1/4 茶匙鹽

1/4 茶匙肉桂粉

1/3 杯無乳巧克力豆

製作方法

❶ 將鷹嘴豆、燕麥粉、花生醬、楓糖漿、香草精、鹽和肉桂放入食品處理機底部，攪拌至形成麵糰。

❷ 嘗嘗味道，需要的話可以加入更多 100% 楓糖漿。

❸ 拌入巧克力豆，然後按下開關鍵讓它們充分混合。

❹ 將麵糰搓成球，放在鋪有烘焙紙的有邊烤盤上。放入冰箱冷藏至少 15 分鐘以硬化。轉移到密封容器中，放入冰箱保存，可保存長達1週。

前置準備

提前準備好一周的量。

第三周

我們已經進入第二週了，我們將會稍微加快節奏。這週你會看到一些大蒜、洋蔥和穀物的食材。我喜歡這些風味，相信它們會激發你的味蕾。如果心情來了，不要忘記喝一杯檸檬薑茶。你也會在第3週看到一些熟悉的第 1 週食譜。當你認為有必要時，請確保使用低 FODMAP 食譜選項。

◆ 第三周的購物清單

農產品

☐ 1 塊中等個頭的新鮮生薑

☐ 5 個大檸檬

☐ 3 個大紅甜椒

☐ 1 個黃甜椒

☐ 2 個大青甜椒

☐ 28 克乾香菇

☐ 2 個中型黃色或白色洋蔥

☐ 454 克紅蘿蔔

☐ 454 克芹菜心

☐ 4 根大黃瓜

☐ 550 毫升櫻桃小番茄

☐ 1 包 142 克的菠菜葉

☐ 6 根香蕉

☐ 4 個奇異果

☐ 1 包 142 克的沙拉用綠葉蔬菜

☐ 1 盒 100 克的西蘭花芽

☐ 1 捆新鮮西芹

☐ 3 個大酪梨

☐ 束新鮮細香蔥

☐ 1 個羅馬番茄

☐ 1 束羽衣甘藍（或捲心甘藍）

☐ 1 個墨西哥辣椒

☐ 3 捆新鮮香菜

☐ 6 個青檸檬

☐ 1 個大義大利金絲瓜 [15]

☐ 1 個紅蔥頭

☐ 1 顆大蒜頭

☐ 454 克花生

☐ 2 個哈蜜瓜

☐ 1 捆新鮮薄荷

☐ 1,100 毫升漿果類水果

☐ 1 個大甜薯

☐ 3 捆青蔥

☐ 1 頭長葉萵苣

☐ 2 捆小白菜

☐ 113 克香菇

☐ 2 茶匙番茄醬

☐ 450 克乾棕色扁豆

☐ 1/4 杯生腰果

15 義大利金絲瓜，因其膳食纖維又粗又厚，酷似義大利麵而得名。

☐ 1 個大番茄

☐ 1 頭小的紫色大白菜或綠色大白菜

☐ 4 片羽衣甘藍葉

☐ 1 個中型洋蔥

☐ 1 捆蘆筍

櫥櫃備料

☐ 1 盒 1.8 毫升的杏仁奶

☐ 1 袋 227 克的冷凍毛豆（帶莢）

☐ 1 包 454 克的燕麥片

☐ 1 包 57 克的杏仁片

☐ 1 包 227 克的冷凍櫻桃

☐ 57 克香菇粉

☐ 227 克蕎麥麵

☐ 3 罐 425 克的鷹嘴豆

☐ 1 罐 4 盎司卡拉馬塔橄欖

☐ 1 罐 227 克的第戎芥末醬

☐ 1 包 340 克的冰凍秋葵

☐ 1 罐 397 克的菜豆

☐ 1 罐 454 克的泡菜

☐ 1 包 227 克的義大利法羅麥[16]

☐ 1 罐 425 克的南瓜泥

☐ 1 罐 425 克的黑豆

---

16 義大利法羅麥（Farro）是小麥家族中一種古老的品種。用它能加工成硬質小麥粉，這種小麥粉就是製作義大利麵的原材料。

- ☐ 1 包 454 克的紅扁豆
- ☐ 1 罐 425 克的火烤番茄丁
- ☐ 1 條酸麵包
- ☐ 4 個墨西哥玉米餅
- ☐ 1.8 公斤特硬豆腐，浸在水中
- ☐ 刺山柑 (酸豆)
- ☐ 1 罐 64 克的切片黑橄欖
- ☐ 1 罐 425 克的番茄醬
- ☐ 1 盒 907 克的蔬菜湯
- ☐ 素食伍斯特醬
- ☐ 1 小罐辣醬

第三周的飲品、點心和甜品

記住，這些食譜可以在任何你覺得合適的時候享用。

飲品食譜：綠色飲品（305 頁）

點心食譜 1：速食毛豆（306 頁）

點心食譜 2：薑黃能量球（307 頁）

甜品食譜 1：巧克力香蕉冰淇淋（308 頁）

甜品食譜 2：蘑菇熱可可（309 頁）

第三周的速備菜單

速備早餐：巧克力花生醬超級奶昔（281 頁）

速備午餐：地中海穀物沙拉（285 頁）

速備晚餐：菰米蔬菜超級湯（223 頁）

速備點心：20 個杏仁

第三周飲食計劃

時間	餐次	食譜	植物積分
第一天	早餐	煙花女醬炒豆腐（279 頁）＋抹茶拿鐵（268 頁）	9
	午餐	多彩寬葉羽衣甘藍捲（284 頁）	9
	晚餐	扁豆波隆那醬（294 頁）配義大利金線瓜、髒髒羽衣甘藍沙拉（225 頁）＋素食南瓜籽帕馬森（296 頁）	12 ～ 17
第二天	早餐	超級食物奶昔（215 頁）	6
	午餐	類金槍魚葵花籽沙拉（260 頁）＋酸麵包	7
	晚餐	泰國彩虹碗配花生豆腐（292 頁）	10
第三天	早餐	簡易隔夜燕麥（254 頁）	4
	午餐	芝麻蕎麥麵（287 頁）	10
	晚餐	水牛鷹嘴豆沙拉（297 頁）	7
第四天	早餐	巧克力花生醬超級奶昔（281 頁）	4
	午餐	地中海穀物沙拉（285 頁）	8
	晚餐	秋葵濃湯（299 頁）	7
第五天	早餐	簡易隔夜燕麥（254 頁）	4
	午餐	芝麻蕎麥麵（287 頁）	10
	晚餐	布法羅鷹嘴豆沙拉（297 頁）	7
第六天	早餐	漿果烤紅薯片（217 頁）	3
	午餐	地中海穀物沙拉（285 頁）	8
	晚餐	泡菜炒飯（301 頁）	7
第七天	早餐	辣味早餐塔可（282 頁）	6
	午餐	營養佛陀碗（289 頁）	6
	晚餐	扁豆馬薩拉（303 頁）	6

應急甜品：1 杯藍莓或 20 個草莓

◆ 第三周的備餐

第三周的準備工作

生物系蔬菜湯（241 頁）

芝麻蕎麥麵（287 頁）

製作脆脆烤豆腐（289 頁）和芝麻蕎麥麵裡要用的芝麻調料（288 頁）

簡易隔夜燕麥（254 頁）

地中海穀物沙拉（285 頁）

薑黃能量球（307 頁）

第三周備選食譜

提前做漿果烤紅薯片，然後在第六天的時候烤一烤作為早餐吃。

在第一天的時候製作秋葵濃湯，把一半的量放冰箱裡，作為第四天的晚餐，然後把剩下的一半放在冷凍層作為第 4 周第四天的晚餐。

第一天備好蔬菜，以製作第二天的泰國彩虹碗配花生豆腐（292 頁）。

早餐

煙花女醬炒豆腐（植物積分 7 分）

我們將最喜愛的義大利麵醬變成早餐版本。因為沒有什麼理由不這麼做！

材料／2 份用量／

1 湯匙蔬菜高湯或生物系蔬菜湯（241 頁）

1 湯匙橄欖油

1 根青蔥（僅綠色部分），切薄片

1 個羅馬番茄，切碎

1/4 茶匙紅辣椒碎（可選），根據口味添加

半茶匙乾百里香

半茶匙乾奧勒岡葉

227 克硬豆腐，瀝乾水並把豆腐裡的水壓掉

1/4 茶匙薑黃粉

鹽少許

1 湯匙刺山柑(酸豆)，瀝乾水

1/4 杯切片黑橄欖

現磨黑胡椒

新鮮西芹，切碎備用

製作方法

❶ 在大號平底煎鍋中加入蔬菜湯和橄欖油，開中火，再加入青蔥、番茄、辣椒麵（如果用的話）、乾百里香和乾奧勒岡葉，翻炒 5 分鐘，直至蔬菜變軟。

❷ 用鍋鏟把蔬菜鏟到鍋子的邊緣位置，然後加入豆腐，用刮刀輕輕將豆腐壓碎成小塊，使其類似於雞蛋。加入薑黃粉和一小撮鹽，然後炒 2 至 3 分鐘，經常攪拌，讓豆腐徹底熟透。

❸ 加入酸豆柑和黑橄欖，並攪拌均勻。加入鹽、黑胡椒和辣椒乾調味，上桌時撒上新鮮香菜。單獨吃，或者配上烤過的酸麵包。

巧克力花生醬超級奶昔（植物積分 4 分）

這款超級冰沙濃稠又滑順，你可能會誤以為它是奶昔！富含植物性蛋白質和令人滿足的健康脂肪，這款超級冰沙將讓你飽足數小時。

材料／2 份用量／

2 根冷凍香蕉

1/4 杯可可粉

1/4 杯花生醬

2 湯匙大麻籽

3 杯杏仁奶或豆奶

2 茶匙純楓糖漿或 1 顆椰棗

少許冰塊

製作方法

❶ 把香蕉、可可粉、花生醬、大麻籽、杏仁奶、純楓糖漿和和一把冰塊放入攪拌機中，攪拌至濃稠順滑。倒入兩個玻璃杯中即可享用。

❷ 如果想做成冰沙碗，將杏仁奶減少至 3/4 杯，並加上你喜愛的配料。我們喜歡加一些額外的香蕉片、酥脆燕麥格蘭諾拉（第 218 頁）和一點花生醬。

低 FODMAPs 選項

未成熟的香蕉中的 FODMAP 含量比成熟的香蕉低。半個成熟香蕉或1個中等未成熟香蕉都是低 FODMAP的。如果你對果糖敏感，每份使用半根香蕉。椰棗中的果寡糖含量較高，因此如有需要可使用楓糖漿替代。

加碼食材

加 1 茶匙奇亞籽以獲取更多健康脂肪吧。

辣味早餐塔可（植物積分 6 分）

早餐吃塔可？當然！歡迎根據個人口味調整辣度，減少用於莎莎醬的辣椒份量。

材料／4 份用量／

聖女番茄莎莎

1/4 杯切片櫻桃小番茄

半個去籽切片的墨西哥辣椒

2 茶匙蒜香橄欖油（238 頁）

1 瓣蒜，切成末

半顆青檸汁（另一半留作配菜）

少許鹽

少許新鮮研磨黑胡椒

辣味豆腐塔可餡料

半杯黑豆

3/4 茶匙煙燻辣椒粉

3/4 茶匙孜然粉

2 茶匙新鮮蔥花

少許卡宴辣椒（選項）

1/4 茶匙鹽

1/4 茶匙現磨黑胡椒

1 茶匙橄欖油

170 克老豆腐，瀝乾、沖洗並壓乾

4 個墨西哥玉米餅

1/4 杯新鮮香菜

1/4 個酪梨，切片

製作方法

❶ 製作櫻桃小番茄莎莎醬：在一個小碗裡，把切片櫻桃小番茄、墨西哥辣椒、橄欖油、大蒜、青檸汁混合，加入少許鹽和黑胡椒。備用。

❷ 製作塔可餡料：在一個小鍋中，將黑豆與 2 湯匙水、1/4 茶匙煙燻紅椒粉、1/2 茶匙孜然粉、1 茶匙細香蔥和一小撮辣椒粉（如使用）一起加熱。繼續煮約 5 分鐘，直到加熱。用湯匙背輕輕擠壓混合物，留一些黑豆完整。備用。

❸ 在小碗裡，加入剩下的 1/2 茶匙煙燻紅椒粉、1/2 茶匙孜然粉、1 茶匙細香蔥、一小撮辣椒粉（如使用）、鹽和黑胡椒。加入 2 湯匙水，攪拌均勻。備用。

❹ 在中號平底煎鍋中加入橄欖油，開中火加熱。油熱後，將瀝乾的豆腐粉碎到鍋中，加入保留的塔可醬。偶爾攪拌，煮 5 分鐘，或加熱至完全熟透且調味料被吸收。

❺ 上菜時，在乾淨的煎鍋中加熱玉米餅至溫暖且柔軟。加入豆腐、黑豆、香菜、酪梨、櫻桃番茄莎莎醬和新鮮青檸汁。趁熱吃。

低 FODMAPs 選項

大蒜中的果寡糖含量較高。如果你對此敏感，可以用大蒜橄欖油代替普通橄欖油。黑豆含有中度低聚半乳糖。可以用 1/4 杯鷹嘴豆代替。

午餐

多彩寬葉羽衣甘藍捲（植物積分 9 分）

羽衣甘藍富含維生素 A、維生素 K 和鈣。營養密度極高，卻常被低估，這種食材也絕不是美國南方才有的菜！在這些蔬菜中填入美味的食材，就是一頓完美的午餐。

材料／4 個羽衣甘藍捲用量／

170 克老豆腐或特硬豆腐，瀝乾水，壓乾豆腐裡的水

1 湯匙日本醬油

1 茶匙蒜香橄欖油（238 頁註示）

4 片寬葉羽衣甘藍

半杯南瓜鷹嘴豆泥（269 頁）

半杯切成條狀的紅色或黃色甜椒

半杯切成薄片的紅色捲心菜

1 個胡蘿蔔，切成短而細的條狀

半杯黃瓜黃瓜條（短薄條）

半個酪梨

2 湯匙大麻籽

製作方法

❶ 預熱烤箱至 204℃ 或 400℉。在一個大的烤盤上鋪上烘焙紙（或輕輕噴上烹飪油），備用。

❷ 把將豆腐切成長方形或條狀，然後與醬油和橄欖油拌勻。將豆腐放在準備好的烤盤上，烤 30 分鐘，中途翻轉。從烤箱中取出，備用。

❸ 洗淨和擦乾羽衣甘藍葉，然後用小刀修剪莖部，使其與葉子齊平，這樣後

續捲起來會更容易。

❹ 將羽衣甘藍葉平放在平面上，在每片葉子的靠近頂部/中間處塗抹 2 湯匙的鷹嘴豆泥。

❺ 將甜椒、捲心菜、胡蘿蔔、黃瓜和酪梨均勻分佈在 4 張葉子上，然後撒上大麻籽。

❻ 像捲餅一樣捲起來，然後切成兩半即可上桌

加碼食材

加一些西蘭花苗進去。

地中海穀物沙拉（植物積分 8 分）

這個穀物沙拉非常適合午餐或輕鬆的晚餐。將所有的食材混合在一起，然後在食用前用醬汁拌勻。如果要帶去工作，可以將沙拉和醬汁分開裝在兩個容器中。在食用時混合在一起，然後享用。

材料／6 杯用量／

地中海穀物沙拉

1 杯生的法羅麥

1 杯鷹嘴豆

1 個大番茄，切丁

1 個中型紅甜椒，切碎

1 個中型黃甜椒，切碎

1/2 杯去籽切碎黃瓜

1/4 杯切片希臘黑橄欖

1/4 杯切碎新鮮香菜

酸檸檬醬汁

1 茶匙新鮮磨碎的檸檬皮

1/4 杯新鮮榨汁的檸檬汁

1 顆中型大蒜瓣，切碎

1 茶匙第戎芥末

鹽和新鮮磨碎的黑胡椒

3 湯匙橄欖油

製作方法

❶ 製作穀物沙拉：將3杯水倒入一個中號燉鍋中，用中高火燒開，加入法羅麥。蓋上鍋蓋，把火調至中小火，煨 25～30 分鐘，直到法羅麥變軟。瀝掉水，過一遍涼水，放一旁備用。

❷ 將煮熟的小麥、鷹嘴豆、番茄、紅色和黃色甜椒、黃瓜、橄欖和香菜放入大碗中，拌勻。擱置一邊。

❸ 製作酸檸檬醬汁：在另一個小碗中，將檸檬皮、檸檬汁、大蒜、第戎芥末和適量的鹽和黑胡椒充分攪拌混合，然後慢慢加入橄欖油。

❹ 組合：將醬汁與穀物沙拉拌勻，根據需要添加更多的鹽和黑胡椒。存放在冰箱中。剩餘的可在冰箱中保存 2 至 3 天。

低 FODMAPs 選項

法羅麥的是富含果寡糖的。小米、藜麥和糙米是較低的 FODMAP 選擇。鷹嘴豆富含果寡糖。減少至半杯。大蒜富含果寡糖。省略大蒜，改用 1 茶匙大蒜風味橄欖油代替。（238 頁註示）

前置準備

提前煮熟法羅麥，可在冰箱中保存 5 至 6 天。把法羅麥和其他蔬菜混合，放入密封的密封容器中冰箱保存。製作醬汁，放入可密封的玻璃瓶中冰箱保存。在食用前拌勻。

芝麻蕎麥麵（植物積分 10 分）

這些冷的亞洲風涼麵是星期日的飯前準備例行活動的一部分，可以在本週稍後用作午餐。但如果你在準備這道菜的過程中就開始流口水了，我們是不會阻攔你品嘗它的。

材料／4 碗用量／

芝麻醬汁

1/4 杯芝麻醬

2 湯匙溫水

1 湯匙日式醬油

2 茶匙烤芝麻油

1 個青檸（榨汁）

半茶匙蒜末

半茶匙純楓糖漿

1/4 茶匙紅辣椒碎片（選項）

芝麻蕎麥麵

227 克蕎麥麵

2 杯冷凍毛豆仁，解凍

2 個中型胡蘿蔔，切成薄片

2 杯黃瓜丁

1 份照食譜做的烤豆腐（273 頁）

2 湯匙芝麻，搭配食用

2 湯匙大麻籽，搭配食用

製作方法

❶ 製作醬汁：把芝麻醬、水、日式醬油、芝麻油、青檸汁、蒜末、純楓糖漿和辣椒碎片攪拌均勻，放一旁備用。

❷ 把蕎麥麵煮熟，瀝乾水分後過涼水。然後放回煮麵的鍋裡，與備好的一半調料攪拌在一起。

❸ 將麵條分成四個可密封的容器中，然後加入毛豆、胡蘿蔔、黃瓜和豆腐。淋上剩餘的醬汁、芝麻和大麻籽。冷食。

低 FODMAPs 選項

你可以用花生醬或杏仁醬來替代芝麻醬。大蒜屬於高果聚糖的食材，可以用 1 茶匙香蔥代替。

加碼食材

這道菜中加入彩椒、西蘭花和切片的蔥會非常美味。

前置準備

我們喜歡使用這些玻璃容器來儲存食物。

脆烤豆腐（植物積分 1 分）

這個脆皮烤豆腐可以在整個飲食計畫中使用：增加蛋白質，加在沙拉上，或者單獨作為零食。我們將在第三週的芝麻麵條預備碗中使用這個食譜，並可以在第三週的泰式碗中替代花生豆腐，並添加到第四週的營養佛陀碗裡。

材料／4 份用量／

396 克老豆腐或特硬豆腐

橄欖油烹飪噴霧

製作方法

❶ 把豆腐從包裝盒裡取出來，用乾淨的毛巾或紙巾包裹起來。將其放在一個盤子上，然後在上面再放一個盤子。將一些重物，如罐頭或烹飪書籍放在豆腐上。讓其靜置 30 分鐘，或直到大部分水分滲出到毛巾上或吸走。

❷ 預熱烤箱至 204℃ 或 400℉。

❸ 把豆腐瀝乾後，放在砧板上切成你想要的形狀。對於進行到第三周的纖維飲食計劃，長方形和方形都是很適合的形狀。在烤盤紙上少少地噴一些橄欖油，然後鋪一層豆腐，再噴一些橄欖油以確保豆腐的表面都沾上油。

❹ 烤 15 分鐘後，從烤箱中端出來，翻面。再烤 15 分鐘，或者烤到豆腐表面呈現金棕色。根據需要在一週內的食譜中使用。存放在密封容器中放入冰箱儲存。

營養佛陀碗（植物積分 6 分）

這道餐食是我們最愛的「讓我們看看能做些什麼來做一頓飯」的食譜。

這是一道食譜，卻又不是真正的食譜。它的靈感來自於查爾斯頓那家我最愛的綠色餐廳（Verde）創作的一道沙拉。但你完全可以對它進行自行調整！唯一必需的是芝麻調料，因為這款芝麻調料好吃到令你想把它放進任何一道菜裡。

我們列出了一個相對寬鬆的食材清單，你也可以根據你這一周還有什麼剩菜來進行私人訂製。就把它當作那種冰箱一掃而空式的菜吧！

材料／1 份用量／

芝麻醬汁

1/4 杯芝麻醬

2 湯匙現榨檸檬汁

1 個蒜瓣，切成末

1 湯匙橄欖油

半茶匙鹽

佛陀碗

半杯鷹嘴豆（或者其他煮熟的豆子）

2~3 杯沙拉用綠色蔬菜

半杯煮熟的穀物

半杯剩下的烤蔬菜（食譜附後），或者其他切好的蔬菜

製作方法

❶ 製作醬汁：將芝麻醬、1/3 杯水、檸檬汁、大蒜和橄欖油混合在一起。根據需要添加鹽調味。放一旁備用。

❷ 整合：把鷹嘴豆、綠色蔬菜沙拉、熟穀物和其他蔬菜放在大碗裡，每份一

碗端可以淋 1/4 杯芝麻調料。

低 FODMAPs 選項

芝麻醬的果聚糖含量較高。可以把用量減少至 1 湯匙，然後把橄欖油的用量增至 2 湯匙，水的用量減半。

大蒜屬於高 FODMAPs 食物。可以選擇不用大蒜，用蒜香橄欖油（238 頁註示）代替普通橄欖油。

鷹嘴豆含有中度低聚半乳糖，可以把用量減少至 1/4 杯，或者改用半杯罐頭裝扁豆。

小米、藜麥、糙米和白米都屬於低 FODMAPs 的穀物。

加碼食材

烹煮穀物的時候，在烹煮水中加入半茶匙薑黃粉。按照指示烹煮。

烤蔬菜

如前所述，這個碗是利用剩餘的熟穀物和蔬菜的絕佳方式。即使你沒有什麼剩菜的話，它也是一道很容易就能做好的菜。

材料／2 份用量／

1 杯蘆筍，去除硬的部分，切段

1 個青椒，切丁

1 杯西蘭花的花朵，切碎

2 茶匙橄欖油

少許鹽

少許新鮮研磨黑胡椒

製作方法

❶ 預熱烤箱至 200℃ 或 400℉。

❷ 將蘆筍、青椒和西蘭花與橄欖油、鹽和黑胡椒拌勻，直到均勻沾上油。放在烤盤上單層排開。烹煮 20 到 25 分鐘，直到蔬菜變軟。

低 FODMAPs 選項

蘆筍屬於高 FODMAPs 食物。如果不用蘆筍，可以選擇南瓜或其他低 FODMAP 的蔬菜。

晚餐

泰國彩虹碗配花生豆腐（植物積分 10 分）

首先，辣味花生醬讓我有點心跳加速。因為太──好──吃──了。我們在這道菜裡添加了相對高 FODMAPs 食物，比如大蒜。如果你注意到某些腸易激症狀又重現了的話，記得去看看下文的低 FODMAP 選項。

材料／2 份用量／

1/2 杯未煮熟的糙米

6 盎司硬或超硬豆腐，瀝乾、壓緊並切成丁

辣花生醬

1/3 杯市售花生醬

1 湯匙日本醬油

1 湯匙 100% 楓糖漿

3 湯匙鮮榨青檸汁

1/4 湯匙辣椒碎粒（或根據口味喜好添加）

1 瓣大蒜，切碎

2 湯匙花生，切碎，或者再多備一些作為裝飾

3 湯匙熱水

鹽

現磨黑胡椒

1 個胡蘿蔔，用蔬菜削皮器把它切成麵條一樣的長條狀

1 杯黃瓜片（切成牙形狀）

1 杯切碎的大白菜或紫甘藍

半個紅甜椒，切片

2 根青蔥（只用綠色部分），切段

製作方法

❶ 預熱烤箱至 200℃ 或 400℉。

❷ 開中高火，用一個中號燉鍋把 1 杯水煮沸。加入糙米，蓋上鍋蓋，調至小火。煨 30 分鐘讓糙米變軟，然後用叉子輕輕拌鬆，擱置備用。

❸ 將豆腐放在一個不粘鍋的烤盤上，烹調 25 分鐘，或直到豆腐變成淺褐色。如果沒有使用不粘烤盤，可以輕輕噴上烹飪噴霧。從烤箱中取出豆腐，放入一個淺碗中，擱置備用。

❹ 製作醬汁：將花生醬、豉油、楓糖漿、萊姆汁、紅辣椒片、大蒜和花生攪拌均勻，直到醬汁變得濃稠和均勻。持續攪拌，慢慢倒入熱水，直到醬汁變得可以流動。根據口味添加鹽和胡椒，然後將 3 湯匙醬汁加入烹煮好的豆腐中，拌勻裹上。備用。

❺ 把煮熟的糙米分成 2 碗，上面蓋上豆腐、胡蘿蔔、黃瓜、白菜、甜椒和蔥。淋上剩餘的辣花生醬，即可食用。

前置準備

豆腐可以提前烤好，保存在密封的容器裡，然後放冰箱儲存。但是豆腐放冰箱之後就不脆了，所以你可以在準備吃之前，倒一點點油下鍋煎一下。辣味花生醬可以提前製作好，保存於密封容器中，最長可以放冰箱儲存4天。

低 FODMAPs 選項

大蒜中含有大量的果寡糖。若省略大蒜，可以 1 茶匙切碎的青蔥取而代之。 紅色、綠心和普通的包心菜在每份食用量超過 3/4 杯時是中等的低 FODMAP 選項。

青蔥的白色部分含有大量的果寡糖，因此只使用青蔥的綠色部分，以達到低 FODMAP 的效果。

加碼食材

撒上一些香菜和（或）大麻籽。

扁豆波隆那醬義大利金線瓜（植物積分 7 分）

如果你找不到義大利金線瓜，別擔心！直接用煮熟的義大利麵代替。這絕對是一道可口的食譜。

材料／2 份用量／

1 個大型的義大利金線瓜，對半開，挖出種子

1 湯匙加 1 茶匙橄欖油

3/4 茶匙鹽（適口味調整）

1/4 茶匙現磨黑胡椒（適口味調整）

1 根中型紅蔥頭，切碎

4 瓣大蒜，切末

2 中型胡蘿蔔，切塊

2 條芹菜，切小段

4 杯番茄醬

3/4 杯乾紅扁豆

1 茶匙乾羅勒

1 茶匙乾奧勒岡葉

一撮辣椒細末

素食南瓜籽帕馬森，搭配食用

製作方法

❶ 預熱烤箱 200℃ 或 400℉。

❷ 用 1 茶匙橄欖油塗抹義大利金線瓜，並撒上 ¼ 茶匙鹽和 ¼ 茶匙黑胡椒調味。把南瓜切面朝下放在有邊烤盤裡，烤 45～50 分鐘，直到變軟。取出，待涼後用叉子刮出像義大利麵條般的南瓜絲，放一旁備用。

❸ 製作醬汁：開中火，用大號平底煎鍋加熱餘下的 1 湯匙橄欖油，然後放入大蔥和大蒜，翻炒約 3 分鐘，直到食材變軟，香味散發出來，但是別炒焦了。

❹ 加入胡蘿蔔和芹菜，繼續烹煮 4～5 分鐘，直到蔬菜變軟。加入番茄醬、扁豆、羅勒、奧勒岡葉、紅辣椒片和 1/2 杯水。加熱至混合物開始微滾，然後將火調小。蓋上鍋蓋，燜煮約 20 分鐘，偶爾攪拌，直到扁豆變軟。如果混合物的水份乾得太快，可加入更多水以防止乾燥。加入剩餘的 1/2 茶匙鹽。根據個人口味添加更多鹽和胡椒。

❺ 把義大利金線瓜絲分到2個碗裡，上面鋪上扁豆波隆那醬和其他的配菜作為

裝飾。

低 FODMAPs 選項

紅蔥頭的果聚糖含量高。如果不用紅蔥頭，可以用紅蔥橄欖油（可買商店現成的商品或自製）來代替普通橄欖油，或者也可以用 1/4 杯青蔥的綠色部分來代替。

大蒜的果聚糖含量高，也屬於高 FODMAPs 食物。省去大蒜，可以用半杯細香蔥（蝦夷蔥）替代，或者用蒜香橄欖油（238 頁註示）代替普通橄欖油。

芹菜也是高 FODMAPs 食物。可以把用量減少至 2/3 根中等大小的芹菜梗。番茄醬裡也可能含有洋蔥和大蒜。記得找那種只含有番茄的牌子。如果你想用義大利紅醬來代替，但是又對果聚糖敏感的話，記得找那些低 FODMAPs 的品牌。

乾紅扁豆含有中度低聚半乳糖。可以用1杯罐頭扁豆來代替它。

加碼食材

放上些南瓜籽帕馬森起司、新鮮羅勒末和新鮮西芹末。

素食南瓜籽帕馬森

材料

半杯杏仁薄片（20 顆杏仁）

1/4 杯生南瓜籽

3 湯匙營養酵母

1 茶匙鹽

製作方法

把杏仁、南瓜子、營養酵母和鹽放在食物加工機裡，處理成細小的粉末狀，小心別把它做成杏仁醬。它可以在冰箱冷藏層放 2 周，或者在冷凍層放 6 個月。

低 FODMAPs 選項

杏仁薄片裡的低聚半乳糖含量高，可以把它的用量減至 10 顆。

水牛鷹嘴豆沙拉（植物積分 7 分）

四週計劃中一定要加入這種口味。辣味水牛鷹嘴豆與甜甜的鷹嘴豆泥混合享用，簡直是天作之合！

材料／2 份沙拉用量／

甜鷹嘴豆泥醬

1/4 杯南瓜鷹嘴豆泥（269 頁）或其他鷹嘴豆泥

2 茶匙純楓糖漿

2 湯匙紅酒醋或現榨檸檬汁

2 茶匙熱水

水牛鷹嘴豆

半罐裝鷹嘴豆，瀝乾並沖洗

2 茶匙蒜香橄欖油（238 頁註示）

1 湯匙辣椒醬

1/4 茶匙蒜蓉

一撮鹽

沙拉

4 杯蘿蔓生菜切碎

1/4 個牛油果，切片

1/4 杯對半切開的聖女果

製作方法

❶ 製作甜鷹嘴豆泥醬：把鷹嘴豆泥、純楓糖漿和紅酒醋攪拌至奶油般順滑。一邊持續地攪拌，一邊慢慢加入熱水，讓醬料呈現出濃稠但又可流動的狀態就對了。有需要的話，可以加些水。

❷ 製作水牛鷹嘴豆：中火加熱平底煎鍋，把鷹嘴豆和蒜香橄欖油、辣椒醬、大蒜、鹽攪拌到一起，再倒入鷹嘴豆，翻炒3分鐘，或者翻炒至鷹嘴豆開始收乾、充分熟透。用勺子背輕輕地把一小部分鷹嘴豆搗碎，但還是要保持大部分鷹嘴豆完整。關火，放一旁備用。

❸ 製作沙拉：把蘿蔓生菜和醬料拌在一起，然後慢慢混入酪梨、聖女番茄和水牛鷹嘴豆。將沙拉分成兩碗，立即享用。

低 FODMAPs 選項

因為許多店裡賣的鷹嘴豆泥都含有大蒜和（或）洋蔥，所以你可以使用本書食譜裡提到的低 FODMAPs 的南瓜鷹嘴豆泥（254 頁）。

把鷹嘴豆的用量限制到每人 1/4 杯。

大蒜屬於高果聚糖的食材，可以用 1 茶匙細香蔥代替。

前置作業

提前準備甜鷹嘴豆泥醬和水牛鷹嘴豆。在用餐之前，加熱鷹嘴豆，然後按照食譜所示把它們整合到一起。

秋葵濃湯（植物積分 7 分）

雖然這道食譜容易完成，但需要一些時間讓蔬菜煮熟並讓秋葵濃湯燉煮。如果這在平日晚上太耗時，可以把這道食譜加到你週日的準備清單中，當晚只需要煮米飯。將一半的濃湯冷凍以備第四週使用，將剩下的一半放在冰箱中，等到食用時取出即可。

材料／4 份沙拉用量／

鹽和現磨黑胡椒

2 杯未煮過的糙米

3 湯匙橄欖油

1 個中型洋蔥，切丁

1 個青椒，切丁

3 根芹菜，切丁

3 瓣大蒜，切碎

鹽

1/4 杯通用麵粉

2 茶匙煙燻紅椒粉

2 茶匙乾百里香

1 茶匙現磨黑胡椒

1 茶匙乾奧勒岡葉

4 杯蔬菜湯或生物系蔬菜湯（241 頁）

1 罐 14 盎司（414 克）的火烤番茄，瀝乾

1 罐 14 盎司（414 克）的紅腰豆，瀝乾並沖洗

1½ 杯冷凍切片秋葵

2 湯匙素食伍斯特醬

製作方法

❶ 製作米飯：把 4 杯水和一撮鹽倒進大鍋裡，開中高火煮沸，然後加入糙米。調至小火，蓋上鍋蓋，煮上 45 分鐘，使其變軟。

❷ 製作秋葵濃湯：在一個大湯鍋中用中火加熱橄欖油。加入洋蔥、青椒、芹菜和大蒜，再加一小撮鹽，偶爾攪拌，煮約 15 分鐘，直到蔬菜輕微變棕色並煮熟。

❸ 把麵粉撒在蔬菜上，攪拌，再煮 2 到 3 分鐘，直到麵粉微微烤焦並散發出堅果香氣。加入紅椒粉、百里香、黑胡椒和奧勒岡葉，攪拌，再煮 30～60 秒，直到剛剛散發香氣。

❹ 加入蔬菜湯、番茄、紅腰豆、秋葵和伍斯特醬，攪拌混合，嘗試刮起鍋底任何烤焦的蔬菜和麵粉。將火調至中高火並煮沸。沸騰後，減小火力，偶爾攪拌，煮約 30 分鐘，直到變濃稠。

❺ 把 1 杯煮好的米飯分成兩碗，並在上面澆上秋葵濃湯。將剩下的米飯保留用於韓式泡菜炒飯（見第 301 頁），並將剩下的秋葵濃湯冷凍，留作下週晚餐。

低 FODMAPs 選項

洋蔥屬於高果聚糖、中低聚半乳糖的食物。如果不想用，可以省去洋蔥，用半杯青蔥的綠色部分代替。

1/4 個青椒含中等 FODMAP。減少食譜中的用量至 ½ 個青椒，或用整個紅椒代替青椒。

3 根芹菜梗含有中度甘露醇。想要維持低 FODMAPs 水平的話，可以把用量控制在 1 根。

大蒜屬高果聚糖的食材。省去大蒜，可以用蒜香橄欖油（238 頁註示）替代普通橄欖油。

小麥粉屬於高低聚半乳糖、高果聚糖的食材。如果不用，可以用無麩質麵粉代替。

紅腰豆含高 GOS 和果聚醣。替換為 1 杯鷹嘴豆或罐裝扁豆。

前置作業

米飯和秋葵濃湯都會在之後的計劃中出現。保留 2 杯煮熟的米飯用於後面的韓式泡菜炒飯（如下），並將剩下的秋葵濃湯冷凍，留作第 4 週的晚餐。

如果在第3週製作此食譜，請煮 1¼ 杯糙米，以便將剩餘的米飯用於後面的韓式泡菜炒飯（如下）。如果只製作秋葵濃湯，則煮 ½ 杯乾糙米。

加碼食材

撒上一些西芹末。

泡菜炒飯（植物積分 7 分）

這道炒飯因加入韓式泡菜而增添了豐富的纖維營養，韓式泡菜是韓國傳統的發酵白菜和蔬菜。

材料／2 份沙拉用量／

1 罐 454 克的韓式泡菜

2 茶匙芝麻油（需要的話可以多加一些）

3 根青蔥，切小段

227 克老豆腐，瀝乾水，把豆腐裡的水壓掉

3 瓣蒜，切成末

1 湯匙新鮮生薑粉

2 束小白菜，切薄片

113 克香菇，切薄片

1 湯匙日本醬油（必要時可多加）

2 杯煮熟且放涼的糙米，它是從秋葵濃湯（299 頁）那份食譜中預留的

2 茶匙米醋

製作方法

❶ 用濾器把泡菜瀝乾水，並把汁保留下來備用。把泡菜大致切成適合入口的大小，備用。

❷ 在一個大平底鍋中，用中高火加熱芝麻油。加入蔥，時常攪拌，炒約 2 到 3 分鐘，直到蔥變軟。將豆腐捏碎放入鍋中，攪拌均勻。再煮約 2 到 3 分鐘，直到豆腐變成淺褐色。加入大蒜和生薑粉。

❸ 加入小白菜和香菇，翻炒 2～3 分鐘，直到小白菜變成明亮的綠色且變軟。

❹ 加入泡菜和日本醬油，煮至食材全熟。

❺ 再加入糙米、1 湯匙預留的泡菜鹵水和白米醋，烹煮 3～4 分鐘，記得多多攪拌，讓食材充分熟透。加入更多日本醬油、烤芝麻油或泡菜醃漬液進行調味，立即享用。

低 FODMAPs 選項

泡菜是一種高果聚糖的食物。許多泡菜都含有大蒜，如果你對果聚糖敏感的話，你可以直接省去泡菜或者選擇另一份晚餐食譜。

想要確保低 FODMAPs，記住只用青蔥的綠色部分。

大蒜屬於高 FODMAPs、高果聚糖的食材。你可以選擇不用它，而代以 2 茶匙蒜香橄欖油（238 頁註示）。

1 杯小白菜的用量處在 FODMAPs 的安全值內。但如果每份餐食裡的小白

菜用量超過 1 1/3 杯的話，山梨醇就達到了中等程度。

香菇屬於高甘露醇的食材。你可以秀珍菇代替，或者省去香菇。

加碼食材

撒上海苔片、芝麻、青蔥段或醃製生薑。

扁豆馬薩拉（植物積分 6 分）

毫無疑問，我非常喜歡印度食物。印度菜以芳香、富含抗氧化劑的香料、香草、蔬菜和豆類為特色，是享用傳統高纖飲食的絕佳選擇。這款簡化的扁豆馬薩拉使用腰果醬，這是一種美味的非乳製替代品，味道濃郁而豐富。如果你以前沒有製作過腰果醬，這個食譜很可能會成為你一再回味的食譜之一；它非常適合在任何需要奶油的食譜中使用。

材料／2 份沙拉用量／

香菜青檸飯

半杯生印度香米或糙米

鹽

2 湯匙鮮榨青檸汁

1/4 杯切碎的香菜

扁豆

2 茶匙橄欖油或生物系蔬菜湯（241 頁）

半個洋蔥，切小丁

2.5 公分大的新鮮薑塊，刨絲或切碎

2 瓣大蒜，切成末

一撮鹽

現磨黑胡椒

半茶匙 印度馬薩拉

半茶匙辣椒粉

1/8 茶匙肉桂粉

2 湯匙番茄醬

半杯乾的綠扁豆或棕色扁豆

腰果醬

1/4 杯生腰果（20 顆腰果）

1/3 杯溫水

鮮榨青檸汁，作為配餐

新鮮香菜，作為配餐

製作方法

❶ 製作米飯：用一個小號燉鍋把 1 杯冷水開中高火加熱至沸騰，加入生米，調小火，蓋上鍋蓋，然後根據包裝袋上的說明把生米煮到變軟。拌入 1/4 茶匙鹽、1 湯匙青檸汁和香菜，備用。

❷ 製作扁豆：在大平底鍋中，用中火加熱橄欖油。加入洋蔥、薑和大蒜炒 5 到 7 分鐘，直至變軟。加入鹽、胡椒、咖哩香料、辣椒粉和肉桂，再炒 1 分鐘，直到香味釋放。

❸ 加入番茄醬，再炒 1 分鐘，讓食材變成深紅色，散發香味。加入扁豆和 2 杯冷水，然後煮沸。將火調至中小火，蓋上鍋蓋，煮 30 分鐘，偶爾攪拌，直到扁豆變軟且大部分水分被吸收。

❹ 製作腰果醬：在攪拌機中將腰果和溫水混合，攪拌至非常濃稠和光滑。視攪拌機的功率而訂，可能需要多達 5 分鐘。

❺ 將腰果醬和剩餘的1湯匙青檸汁拌入扁豆中，根據需要添加鹽調味。將其盛在留存的香菜青檸米飯上，並根據需要添加更多的香菜和青檸汁。

低 FODMAPs 選項

洋蔥含有中等水平的低聚半乳糖，且果聚糖含量較高。如果不用，可以用 1/4 杯青蔥的綠色部分代替。

大蒜屬於高果聚糖食材。如果不用，可以用 2 茶匙蒜香橄欖油（222 頁）代替。

有些印度馬薩拉香料含有大蒜和洋蔥，因此請檢查成分列表。

扁豆含有中等程度的低聚半乳糖。可以把綠扁豆或棕色扁豆的用量控制在 1/4 杯，同時把水的用量減半。

20 顆腰果就會達到高 FODMAPs。你可以選擇省去腰果醬的製作步驟，把這道扁豆馬薩拉做成無腰果醬的版本。

點心、飲品和甜品

綠色飲品（植物積分 4 分）

這款酸甜的飲料介於果汁冰沙和萊姆汁之間！非常清新，是下午茶的絕佳選擇。如果想要更豐富的點心，可以搭配薑黃能量球（見第 301 頁）或鷹嘴豆曲奇餅（見第 272 頁）

材料／2 份沙拉用量／

2 杯切成小塊的哈密瓜

4 個奇異果，去皮

1 個青檸的皮和汁

10 片薄荷葉

2 杯碎冰

製作方法

把哈密瓜、奇異果、青檸檬皮、檸檬汁、薄荷、冰和半杯水放入攪拌機裡，打至順滑。分成 2 杯，即可享用。

低 FODMAPs 選項

把哈密瓜的用量減少至 1 杯，或者 1 1/2 杯。

速食毛豆（植物積分 1 分）

我們將其命名為「速食毛豆」，是因為它只需5分鐘就能完成，是完美的植物動力零食。如果你喜歡辛辣口味，可以搭配鹽、辣椒粉或紅椒片享用。

材料／2 份沙拉用量／

半茶匙鹽

1 杯冰凍或新鮮的毛豆莢

顆粒較粗的精製鹽

製作方法

將 3 杯水和鹽放入中型鍋中，用大火煮沸。加入毛豆，煮約 5 分鐘，直到毛豆變軟且容易從莢中脫落。瀝乾，撒上一撮粗鹽，如純鹽或海鹽。可以冷熱搭配享用。

前置準備

毛豆可以提前製作好，冷藏後食用，或者在食用前微波加熱。

薑黃能量球（植物積分 4 分）

薑黃含有植物化合物薑黃素，以其抗炎和抗氧化特性而聞名。這也是咖哩獨特的鮮豔黃色的來源。我們在這道小球食譜中添加一點檸檬，使其成為在餐間或晚餐後的甜點。一旦入口... 真是太好吃了！

材料／16～18 個用量／

11/3 杯燕麥片

1/4 杯杏仁碎或杏仁片

1/4 杯大麻籽

半杯杏仁醬或花生醬

1/4 杯 100% 楓糖漿

1 茶匙檸檬皮

2 湯匙現榨檸檬汁

1 茶匙薑黃粉

一撮鹽

一撮現磨黑胡椒

製作方法

❶ 在一個中號碗中放入燕麥、杏仁、大麻籽，混入杏仁醬（或花生醬）、

100% 楓糖漿、檸檬皮、檸檬汁、薑黃粉、鹽和黑胡椒，攪拌均勻。

❷ 在一個小盤或盤子上鋪上羊皮紙。將混合物揉成湯匙大小的球狀，放在鋪了烘焙紙的盤子上。

❸ 把托盤放到冰箱裡待小糰冷卻定型，然後轉移到密封容器裡，在冰箱中保存1週，或在冷凍庫中保存2個月。

低 FODMAPs 選項

杏仁屬於高 FODMAPs 的食材（富含低聚半乳糖），對此食物敏感的人群來說，10 顆杏仁的量或者1湯匙杏仁醬的量都屬於可接受範圍。一湯匙半杏仁醬的量則達到了中度低聚半乳糖的標準。

本周內，記得關注你自己在增加攝入某些 FODMAPs 指數較高的食物後的身體感受，必要的時候可以用低 FODMAPs 的食材來調整食譜。

花生醬的 FODMAPs 含量比杏仁醬低。

加碼食材

添加 1 湯匙亞麻籽或奇亞籽（或兩者都添加！）以獲得更多的 Omega-3 脂肪酸和纖維。

巧克力香蕉冰淇淋（植物積分 2 分）

大家一起尖叫，我們都為美味冰淇淋尖叫吧！這款巧克力香蕉冰淇淋是完美的晚餐後甜點。

材料／2 份用量／

4 根切碎的去皮冷凍香蕉

1 ～ 2 茶匙可可粉[17]

半茶匙香草精

製作方法

把香蕉、可可粉和香草精放進食物加工機裡，打成非常柔軟順滑的狀態。[18]

低FODMAPs選項

如果你用了櫻桃代替可可粉，又對果糖敏感的話，可以把櫻桃的用量減少至 2 顆。

1 根中等大小的未成熟香蕉屬於低 FODMAP 食材範疇。成熟的香蕉（略帶褐色）果糖含量會稍高一些。1/3 根成熟香蕉仍屬於低 FODMAP 食物，但半根成熟香蕉中的果聚糖則達到中等程度。

蘑菇熱可可（植物積分 3 分）

保持冷靜，繼續享受蘑菇。我們知道在可可中加入蘑菇聽起來有點奇怪，但這些並不是傳統的蘑菇！我們喜歡使用單一粉末精華或混合了靈芝、猴頭菇和/或冬蟲夏草的粉末，因為這些富含多醣體的蘑菇是適應原，已被證明有助於減輕壓力、提高能量，以及更好的睡眠品質。添加花生醬或杏仁醬可以讓這款熱可可更加濃郁，而添加的油脂有助於增加飽足感。

---

17 如果想做成櫻桃版本的話，就把食譜裡的可可粉刪掉，換成 1/3 杯去籽冷凍櫻桃。

18 這道甜品不易保存，所以如果你沒打算一口氣吃完這份食譜量的話，那就把食譜中的用量都減半。

藥用蘑菇

請根據你的目標選擇適合的蘑菇：提升免疫力——靈芝；專注——猴頭菇；增加能量——冬蟲夏草。

材料／2 份用量／

2 茶匙蘑菇粉

1 湯匙純楓糖漿

1 湯匙花生醬或杏仁醬

2 湯匙無糖可可粉

一撮鹽

半茶匙肉桂粉

2 1/2 杯非乳製奶品，如燕麥

製作方法

❶ 把蘑菇粉、純楓糖漿、花生醬（或杏仁醬）、可可粉、鹽、肉桂粉和非乳製奶品放進攪拌機裡，處理成光滑細膩狀。

❷ 將混合的可可混合物倒入小鍋中，用中火加熱，攪拌均勻，直到泡沫豐富且混合均勻。

❸ 根據需要調整味道。將混合物分成兩個杯子中，溫熱後享用。

第四周

你應該為自己的進步感到驕傲。這是第四周了！你已經快要準備好步入纖維飲食 365 天的計畫了。請記錄下你最喜歡的食譜和任何食物敏感反應，並將結果發佈到 #fiberfueled4weeks。讓我們鼓勵和支持每位與你一樣的人，透過飲食和調整生活方式來改善健康。

◆ 第 4 周的購物清單

農產品

☐ 1 中型塊生薑

☐ 4 個大檸檬

☐ 3 個大青椒

☐ 2 個黃椒

☐ 1 個大橙椒

☐ 28 克乾香菇

☐ 3 個中型黃色或白色洋蔥

☐ 1 個紅洋蔥

☐ 454 克紅蘿蔔

☐ 454 克芹菜心

☐ 1 根大黃瓜

☐ 1 個大豆薯

☐ 1 個小號涼薯

☐ 2 大杯聖女番茄

☐ 1 包 283 克的菠菜葉

☐ 6 根香蕉

☐ 2 個奇異果

☐ 1 包 142 克的混合葉菜

☐ 1 盒 100 克的西蘭花芽

☐ 4 個大酪梨

☐ 1 捆新鮮蝦夷蔥

☐ 2 捆羽衣甘藍（捲心甘藍或圓白菜）

☐ 2 個墨西哥辣椒

☐ 2 束新鮮香菜

☐ 1 束新鮮羅勒

☐ 550 毫升草莓

☐ 550 毫升漿果

☐ 1 包 227 克的椰棗

☐ 1 包 283 克的核桃

☐ 1 包 142 克的腰果

☐ 1 包 227 克的杏仁

☐ 5 個青檸檬

☐ 1 頭大蒜

☐ 2 個柳橙

☐ 1 個大柳橙

☐ 2 束青蔥

☐ 1 顆花椰菜

☐ 1 個大番茄

☐ 1 包 142 克的芝麻菜

☐ 1 盒 1.8 千克的杏仁奶

☐ 1 罐 57 克的芝麻

☐ 1 罐或 1 盒 425 克的低鈉蔬菜湯

☐ 227 克烤豆腐

☐ 1 包印度香料茶（茶包形式）

☐ 1 包 227 克的天貝

☐ 1 包 28 克的裙帶菜

☐ 1 包 454 克的棕色扁豆

☐ 4 罐 425 克的鷹嘴豆

☐ 1 罐 425 克的白腰豆

☐ 1 罐 425 克的椰奶

☐ 1 罐 425 克的是辣椒醬

☐ 1 罐 425 克的麵包屑

☐ 1 罐 425 克的番茄醬

☐ 3 罐 425 克的番茄丁

☐ 2 罐 425 克的黑豆

☐ 1 罐 425 克的芸豆

☐ 1 罐 425 克的斑豆

☐ 2 罐 425 克的白腰豆

☐ 罐頭裝的義大利紅醬（選擇屬於低 FODMAPs 品牌的產品，翻閱 309 頁的鷹嘴豆丸子這個菜譜瞭解更多詳情）

☐ 1 包潛水艇麵包

☐ 1 包全穀物小圓麵包

☐ 57 克蕎麥麵

☐ 1 包 227 克的通心粉

☐ 1 包 227 克的乾義大利麵

☐ 1 包 227 克的全穀物義大利麵

☐ 1 包 397 克的白米

☐ 月桂葉

☐ 大蒜粉

☐ 乾芥末

☐ 1 包 28 克的紫菜片

☐ 1 條酸麵包

☐ 1 包 454 克的老豆腐，裝在水中

第 4 周的飲料、小吃和甜點

請記得，這些食譜適合在任何時候享用。

飲品食譜：薑黃拿鐵（338 頁）

點心食譜 1：白豆鷹嘴豆泥（339 頁）配蔬菜

點心食譜 2：Omega 3 能量球（340 頁）

甜品食譜 1：草莓起司蛋糕小零食（341 頁）

甜品食譜 2：酥脆能量球（343 頁）

第 4 周速備菜單

友情提示：既然我們現在已經到了計劃的第 4 周，增加莓果的量是可以的。

快速早餐：超級食物奶昔碗（215 頁）

快速午餐：鷹嘴豆丸三明治（326 頁）

快速晚餐：剩下的辣味燉四豆（323 頁）搭配酸麵包上的白豆鷹嘴豆泥（第 331 頁）

快速點心：一小把杏仁

快速甜品：一碗漿果

第四周飲食計劃

時間	餐次	食譜	植物積分
第一天	早餐	無麩質美式鬆餅（255 頁）	2
	午餐	超動力味噌湯（319 頁）	8
	晚餐	辣味燉四豆（323 頁）	7～10
第二天	早餐	超級食物奶昔（215 頁）＋格蘭諾拉燕麥脆片（218 頁）	12
	午餐	營養佛陀碗配芝麻醬（289 頁）	6
	晚餐	無魚壽司捲（320 頁）	6
第三天	早餐	香蕉烤燕麥（316 頁）	4
	午餐	無魚壽司碗（320 頁）	6
	晚餐	鷹嘴豆丸子（326 頁）＋紅醬義大利麵＋大蒜拌西蘭花（328 頁）	5
第四天	早餐	茶香燕麥粥（318 頁）	5
	午餐	鷹嘴豆丸（326 頁）＋酸麵包或潛水艇麵包	4
	晚餐	剩下的秋葵濃湯＋糙米（299 頁）	8
第五天	早餐	香蕉烤燕麥（316 頁）	4
	午餐	剩下的剩下的辣味燉四豆（323 頁）＋辣味通心粉（324 頁）	7+
	晚餐	扁豆醬三明治（329 頁）＋豆薯薯條（331 頁）	7
第六天	早餐	巧克力花生醬超級奶昔（281 頁）	4+
	午餐	鷹嘴豆酪梨三明治（332 頁）＋柑橘薄荷沙拉（258 頁）	7+
	晚餐	托斯卡納羽衣甘藍湯（3133 頁）＋髒髒羽衣甘藍沙拉（225 頁）	13～16
第七天	早餐	辣味早餐塔可（282 頁）	6
	午餐	剩下的托斯卡納羽衣甘藍湯（333 頁）＋酸麵包＋白鷹嘴豆泥（339 頁）	14～16
	晚餐	星期天義大利麵（335 頁）	6+

◆第 4 周的備餐

第 4 週食材準備

白豆鷹嘴豆泥（第 339 頁）

營養佛陀碗（第 289 頁）

Omega 3 能量球（第 340 頁）

第 4 周加菜建議

鷹嘴豆丸子（第 326 頁），用於第 3 天晚餐和第 4 天午餐。多的鷹嘴豆丸子可以在本周的任何時候當做快速午餐。

辣味燉四豆

提前煮好扁豆（為第五天晚餐的扁豆三明治（297 頁）做準備）

香蕉烤燕麥（318 頁）

早餐

香蕉烤燕麥（植物積分 4 分）

烘烤燕麥是我們最喜歡的熱早餐之一。雖然這個燕麥烤餅剛出爐就非常美味，但我們建議趁熱享用，搭配冷杏仁奶、切碎的堅果和額外的莓果。

提前準備，可以在前一晚將所有食材組合好，第二天早上再烘烤，或者在星期天準備好，放在冰箱裡稍微加熱，加入一些更多的杏仁奶，因為冰箱中的燕麥烤餅會稍微乾燥。

材料／4 份，剩下的部分可以供這週稍後食用／

1 根大香蕉，切片

1.5 杯快熟燕麥

2 湯匙亞麻籽

半茶匙肉桂粉

1 茶匙泡打粉

1/4 茶匙鹽

1/3 杯杏仁奶或其他無乳奶製品

1/3 杯 100% 楓糖漿

2 湯匙有機葵花籽油

1 茶匙香草精

1/4 杯核桃碎或其他切碎的堅果

製作方法

❶ 烤箱預熱至177℃或 350℉。在（20 公分×20 公分）烤盤上輕輕噴一些油。

❷ 把切好的香蕉片放在盤子底部，排成一列，備用。

❸ 在一個中等大小的碗中，將燕麥片、亞麻籽粉、肉桂粉、泡打粉和鹽攪拌均勻。

❹ 在另一個中等大小的碗中，將杏仁奶、楓糖漿、葵花籽油和香草精攪拌均勻。倒入燕麥混合物中攪拌均勻。加入切碎的堅果，輕輕將燕麥放在烤盤中的香蕉片上。放入烤箱烘烤 30 分鐘，或至金黃色和凝固就可以享用了。

低 FODMAPs 選項

快熟燕麥含有中度低聚半乳糖和果聚糖。如果不想用，可以選擇用燕麥片代替。

加碼食材

撒上漿果、碎堅果，淋上杏仁奶。

茶香燕麥粥（植物積分 5 分）

讓具有各種辛辣爽口風味的印度拉茶，融入早上這碗順滑如奶油的燕麥中。

材料／2 份用量／

1 個印度拉茶茶包

1.5 杯無糖杏仁奶

半茶匙肉桂粉

1/4 茶匙小豆蔻粉

1/4 茶匙肉豆蔻粉

1 杯老式燕麥

1 茶匙亞麻籽粉

1 茶匙奇亞籽

1 湯匙大麻籽

1 根香蕉，打成泥

1 茶匙香草精

一撮鹽

1 茶匙純楓糖漿（選項）

製作方法

❶ 在一個中型鍋中，將茶包、½ 杯水、杏仁奶、肉桂粉、豆蔻粉和肉豆蔻粉以中火煮沸。將火調至小火，偶爾攪拌，煨煮2分鐘。

❷ 取出茶包，再次用中高火煮沸。加入燕麥片、亞麻籽粉、奇亞籽和大麻籽，攪拌均勻。將火調至中小火，煮約 3 分鐘，直到燕麥變濃稠。

❸ 拌入搗成泥的香蕉，再煮 1 分鐘。離火，拌入香草精和鹽，然後蓋上鍋

蓋，靜置 5 分鐘以煮熟。如有需要，拌入楓糖漿後即可食用。

低 FODMAPs 選項

成熟的香蕉富含果糖，但較未熟的香蕉含有較少的 FODMAP。

加碼食材

為這碗燕麥加上你最愛的漿果，來獲取更多甜味和植物積分。

前置準備

你可以事先製作並存放在密封容器中，放在冰箱裡。這道粥冷熱皆宜，隨你喜好。

午餐

超動力味噌湯（植物積分 8 分）

味噌是一種由發酵大豆製成的醬料，在亞洲料理中非常常見。這個湯熱騰騰、令人安慰，美味可口。

材料／2 份用量／

57 克蕎麥麵

2 杯蔬菜高湯（238 頁註示）

1 湯匙海帶

1/4 杯白味噌醬

半杯碎嫩葉菠菜

半杯青蔥，切碎

1/4 杯老豆腐，瀝乾水，切成塊

1/4 杯泡發的香菇

製作方法

❶ 取一中鍋，放水，用中高火燒開。根據包裝袋上的指示把蕎麥麵煮熟，然後瀝乾水，過涼水，放一旁備用。

❷ 用同一口鍋，開中高火，把 2 杯冷水和蔬菜湯煮沸。加入海帶，火調小，用小火煨約 5 分鐘。

❸ 在一個小碗中，將味噌和 1 至 2 茶匙溫水混合，稀釋成濃稠的醬汁狀。備用

❹ 將菠菜、青蔥、豆腐和香菇加入蔬菜高湯中。用中高火煮沸，然後蓋上鍋蓋，將火力調至小火，煨 5 分鐘

❺ 關火，拌入味噌醬和熟蕎麥麵。上桌。

低 FODMAPs 選項

青蔥的白色部分果聚糖含量較高，記住只用綠色部分。

加碼食材

撒上芝麻和切碎的青蔥，以增加質地和風味。

無魚壽司卷（植物積分 6 分）

沒有任何魚味！這可能是我們整本書中最喜歡的食譜之一。請注意，辣椒醬美乃滋令人上癮；除了在這裡之外，你還可以在三明治和其他任何想要加點辣味的地方利用這些食材。

我們稱這道菜為壽司卷，但它們的製作方式就像是生菜卷一樣。將所有

東西堆在烤過的海苔片上，輕輕捲起，然後享用。使用不同的碗裝著各種配料，讓每個人都可以按自己的喜好填加食材並享用。

材料／4 份，剩下的部分可以用於製作無魚壽司丼／

1.5 杯白米（短粳米較容易黏在一起，但任何米都可以）

2 茶匙日本醬油

6 片烤海苔片，每片切成 4 塊

1 根黃瓜，去皮，切成條狀

1 個大號的成熟芒果，去皮，切成條狀

約 227 克烤豆腐，照燒風味，切片

1 個大酪梨，去核，切薄片

芝麻，搭配食用

辣味美乃滋醬

半杯生腰果，在 1 杯開水裡浸泡 10 分鐘，然後瀝乾水分

1 湯匙鮮榨青檸汁

1 湯匙泰式美乃滋辣椒醬

2 茶匙純楓糖漿

2 茶匙日本醬油

半茶匙鹽

製作方法

❶ 製作醬料：將腰果放入攪拌機底部，加入 ¼ 杯冷水、檸檬汁、辣椒醬、楓糖漿、醬油和鹽。攪拌至非常濃郁和光滑，需要時刮一下碗邊。

❷ 組裝菜卷：在一個大鍋中，用中高火將 3 杯水煮沸，加入生米粒。將火降

至中小火，蓋上鍋蓋，煮 15 至 20 分鐘，直到米飯變軟（如果使用糙米，可能需要多加幾分鐘的烹飪時間）。將熱米飯與醋和醬油拌勻。如果你使用剩下的熟米飯，加入一點溫水使米飯易於黏在一起。

❸ 將一小撮熱米飯壓成一個球，然後壓在 1/4 片烤海苔上，再配上黃瓜、芒果、豆腐和酪梨片。

❹ 淋上辣味美乃滋醬，撒上芝麻，把菜卷折疊在一起享用，還可以根據自己的喜好淋上更辣的醬料！

❺ 想要做成一丼碗的形式，可以把所有剩下的食材攪拌在一起。

低 FODMAPs 選項

腰果屬於高低聚半乳糖、中度果聚糖的食材。如果你對低聚半乳糖或果聚糖敏感的話，請不用擔心。本食譜建議使用的腰果量可能仍低於你的耐受範圍。

1/4 杯芒果含有中等量的果糖；1/2 杯含有高果糖。如果對果糖敏感，請減少使用量，使每份只有 3 湯匙（總共 3/4 杯）。

半顆酪梨含有高山梨酮。如果對山梨醇敏感，請減少使用量，使每份只有 1/8 酪梨。

前置準備

想要做無魚壽司丼，可以把米飯、配料和剩下的辣味美乃滋醬分裝進密封容器裡，再放到冰箱裡。當你準備著手製作的時候，簡單把所有東西混合在一起就能享用了。

晚餐

辣味燉四豆

你將在晚上享用這道辣味燉四豆，然後在這周晚些時候利用它做成辣椒通心粉。為了增加飽足感，可以將其搭配煮熟的穀物，如藜麥。這個食譜包含許多高 FODMAP 的刺激成分，因此如有需要，可以替換成「辣味南瓜藜麥」（第 259 頁）。

材料／6 份用量／

1 湯匙橄欖油

1 顆白色或黃色洋蔥，切碎

1 顆黃甜椒，切碎

2 瓣大蒜，切碎

3 湯匙辣椒粉，再依口味添加

1 湯匙孜然粉，再依口味添加

2 茶匙乾奧勒岡葉，再依口味添加

2 杯低鹽蔬菜湯

1 杯番茄醬

1 罐 425 克的切碎的番茄

1 罐 425 克的黑豆

1 罐 425 克的腰豆

1 罐 425 克的花豆

1 罐 425 克的白腰豆

1/4 茶匙鹽（想要味道濃一點可以增加）

製作方法

❶ 將橄欖油倒入大平底鍋中，用中火加熱至冒泡。加入洋蔥、甜椒和大蒜，拌炒約 8 到 10 分鐘，直到洋蔥變得半透明。加入辣椒粉、孜然粉和奧勒岡葉，再拌 30 到 60 秒，直到香味釋放。

❷ 加入高湯、番茄醬、番茄塊、黑豆、腰豆、花豆和白腰豆，加入適量鹽，轉中高火煮至沸騰。然後轉小火，不蓋鍋蓋燉煮 30 到 45 分鐘，偶爾攪拌，直到湯汁變濃稠且味道融合。根據個人口味調味。

❸ 盛起食用，預留三杯辣味燉四豆做為製作辣味通心粉。

辣味通心粉（植物積分 7+）

簡易起司醬

1/4 杯腰果，用沸水浸泡 30 分鐘後瀝乾

1/2 顆橙色甜椒，粗略切塊

1/2 杯無糖杏仁奶

1 大湯匙營養酵母（可以依口味增減）

1 茶匙辣椒粉（可以依口味增減）

1/4 茶匙鹽（可以依口味增減）

辣味通心粉

2 杯煮熟的通心粉

3 杯預留的四豆辣味燉豆

製作方法

❶ 將腰果、甜椒、杏仁奶、營養酵母、辣椒粉和鹽放入食物處理機中，攪拌

至非常奶油般的細滑醬汁。

❷ 根據個人口味，調整鹽、辣椒粉或營養酵母的量。

❸ 根據包裝上的指示煮肘形通心粉至「彈牙」的程度，然後瀝乾，備用。

❹ 將預留的四豆辣味辣椒加熱，然後加入煮熟的通心粉和起司醬，攪拌均勻。即可享用！

低 FODMAPs 選項

如果你想買番茄醬做醬汁，因番茄醬多含有洋蔥和大蒜，對果聚糖敏感的人請挑選低 FODMAP 的品牌，再拌入以下：

- 腰果：腰果含有高量的半乳寡糖（GOS）和中等量的果聚糖。如果需要替代，可以用 ½ 杯核桃代替 ¼ 杯腰果。使用前先將核桃浸泡一晚，然後按照上述配方製作。
- 肘形通心粉：如果你對小麥中的果聚糖敏感，可以用藜麥或米製的通心粉代替。
- 黑豆：黑豆含有高量的半乳寡糖（GOS）和中等量的果聚糖。
- 腎豆：腎豆含有高量的半乳寡糖（GOS）和果聚糖。
- 斑豆：斑豆含有高量的半乳寡糖（GOS）和果聚糖。
- 白豆：白豆為高 FODMAP 食品。

餐前準備提示

可以在週日製作這道辣味辣椒豆，這樣你可以在週日晚餐和週四午餐享用。週四可以選擇用辣味起司通心粉代替辣椒豆來增加變化。

加碼食材

可在上菜時添加切片的青蔥、切碎的香菜和切片的墨西哥辣椒，為菜餚增添風味和營養。

鷹嘴豆丸子（植物積分 3 分）

你所準備的這些肉丸會和意麵、意大利紅醬和快速大蒜拌西蘭花一起作為晚餐享用，也可以和剩下的意麵醬一起塞進潛水艇麵包裡，作為第二天的午餐。

任何剩菜都可以單獨冷凍，然後儲存在冰箱裡。注意，這些食材在加熱的時候會保持自己的形狀，但如果在醬汁中浸潤很長時間，它們就會變碎。

材料／18 顆肉丸用量／

1½ 湯匙 亞麻籽粉

3 杯 罐裝鷹嘴豆，瀝乾並沖洗（½ 杯份量屬於黃色燈號，高 GOS）

¾ 杯 核桃

¾ 杯 麵包屑（如有需要可增加）

3 湯匙 橄欖油（另外可以再加一點用於淋在表面）

1½ 茶匙 乾燥奧勒岡

1½ 茶匙 乾燥羅勒

1½ 茶匙 乾燥荷蘭芹

¾ 茶匙 鹽

新鮮現磨黑胡椒

紅醬義大利麵

170~227 克你喜歡的乾燥義大利麵

2 杯 番茄醬

6 個鷹嘴豆丸子

南瓜子帕瑪森乾酪（280 頁，可選）

潛水艇麵包

1 杯 番茄醬

6 顆 鷹嘴豆肉丸

2 個潛水艇麵包

製作方法

❶ 把烤箱預熱至約 230℃（450℉）。輕輕在帶邊緣的烤盤上塗上一層油，或鋪上一層烘焙紙，然後放在一旁備用。

❷ 將鷹嘴豆和核桃放入食品處理機中，輕輕脈衝處理，直到它們被切碎得非常細膩。

❸ 在一個碗中混合 ¼ 杯水和亞麻籽粉，放置一會兒讓其凝膠化。

❹ 將鷹嘴豆和核桃放入食品處理機中，輕輕脈衝處理，直到它們被切碎得非常細膩。

❺ 把鷹嘴豆混合物從食物加工機裡舀出來放在一個大碗裡。加入亞麻籽混合物、麵包屑、橄欖油、牛至、羅勒和歐芹，攪拌讓它們混合到一起。它們應該是很容易黏在一起的。如果不夠黏的話，可以加入更多麵包屑。如果太乾的話，可以再加橄欖油或水。用鹽和黑胡椒調味。

❻ 每次舀出 1 湯匙混合物，揉成球狀，放在準備好的烤盤上。淋上更多橄欖油，這樣做出來的丸子更脆。然後烤 20 分鐘，或者烤到它呈現金黃色。

義大利麵搭配

❶ 按照包裝上的指示煮熟義大利麵。

❷ 在中等大小的鍋中加熱番茄醬，然後在上桌前，將肉丸和番茄醬混合在一起。

❸ 搭配煮好的義大利麵一起享用，可以選擇加入南瓜籽帕瑪森乾酪一起吃。

潛艇堡製作

❶ 加熱番茄醬和肉丸，然後輕輕拌勻。

❷ 將混合物塞入已烤過或未烤的潛艇堡麵包中，立即享用！

低 FODMAPs 選項

如果你對低聚半乳糖敏感的話，記得把每份丸子的數量控制在一個半以內。2 個鷹嘴豆丸子屬於低 FODMAPs 食物。

番茄醬可能含有洋蔥和大蒜。如果你對果聚糖敏感的話，記得找那些低 FODMAPs 的番茄醬品牌。

大蒜拌西蘭花（植物積分 2 分）

這其實不太像是一份食譜，更像是一種飲食建議。將蒸熟的花椰菜和一點橄欖油、切碎的大蒜、鹽、胡椒……以及乾芥末一起拌勻。雖然蒸的方式確實會使黑芥子酶失去活性，從而阻止蘿蔔硫素的形成，但是在煮熟的西蘭花裡加入的乾芥末可以為這種酶提供天然的來源；煮熟或生吃，好處都一樣。

我推薦你使用刨絲器或者壓蒜器將大蒜磨成非常細的碎末。如果你沒有壓蒜器或刨絲器，也可以用刀把大蒜切碎，然後用刀片壓在切碎的蒜上，前後摩擦，讓它變成蒜蓉。

材料／2 份用量／

2 杯西蘭花的花蕾

1 辦大蒜，切成末

1~2 茶匙橄欖油

1/4 茶匙鹽

1/4 茶匙現磨黑胡椒

半茶匙乾芥末

製作方法

❶ 在一個裝有蒸籠的鍋中，將水煮沸。加入西藍花花朵，煮5到7分鐘，直到剛剛變軟，注意不要蒸過頭。

❷ 從鍋中取出，立即與大蒜、橄欖油、鹽、胡椒和乾芥末一起拌勻。花椰菜的熱度會輕輕加熱大蒜和油。享用時，可以直接食用或室溫享用。

低 FODMAPs 選項

3/4 杯西蘭花花朵屬於低 FODMAPs，如果你對果聚糖敏感，可以把西蘭花的總量控制在一杯半以內。

不想使用大蒜的話，可以用蒜味橄欖油代替（238 頁）。

扁豆醬三明治（植物積分 6 分）

這個三明治是為了在你需要健康、豐盛且飽足的晚上而設計的。

材料／2 份用量／

1/4 杯棕色扁豆或綠扁豆，清洗並瀝乾水

1 茶匙橄欖油

1/4 杯洋蔥末

半根胡蘿蔔，切成小丁

半個紅柿子椒，切成小丁

1/4 杯罐裝番茄丁

2 茶匙煙燻辣椒粉

1 茶匙大蒜粉

1 湯匙番茄醬

1 茶匙純楓糖漿

1 茶匙第戎芥末

1 茶匙蘋果醋

1/4 茶匙鹽

2 個全穀物小圓麵包，搭配食用

豆薯薯條（314 頁），搭配食用

製作方法

❶ 將扁豆放入一個中型平底鍋中，加入 3/4 杯水。中高火煮沸，降至中小火，蓋上鍋蓋，煮沸 25 分鐘，或直到扁豆變軟。

❷ 在一個大平底鍋中，用中高火加熱橄欖油。加入洋蔥、紅蘿蔔和紅椒，煮 5 分鐘，或直到蔬菜變軟。

❸ 加入煮熟的扁豆、番茄、煙燻紅椒粉和大蒜粉。不時攪拌煮 2 到 3 分鐘，加熱後拌入番茄醬、楓糖漿、第戎芥末、醋和鹽。再煮 5 到 10 分鐘，直到變熱且變濃稠。

❹ 將配料放在烤過的麵包上，搭配豆薯薯條一起享用。

低 FODMAPs 選項

洋蔥所含的果聚糖屬於中等水平，如果不想用，可以用 1/4 杯青蔥段代替。大蒜粉是高果聚糖食材。如果不想用大蒜粉，用 1 茶匙蒜味橄欖油代替（222 頁）。

加碼食材

在三明治中加入酸菜、醃製黃瓜、新鮮洋蔥、蔥或酪梨。

製作前置

提前煮好扁豆可以讓這道菜更快做出來。

豆薯薯條（植物積分 1 分）

豆薯是是一種圓形的根莖蔬菜，內部澱粉質豐富，在墨西哥料理中很受歡迎。配上一些經典調味，這是我們對烤薯條的有趣改良！

材料／2 份用量／

1 個小豆薯（2.5 杯），去皮，切成火柴棍的形狀

1.5 茶匙橄欖油

1/4 茶匙鹽

1 茶匙煙燻辣椒粉

半茶匙大蒜粉

1/4 茶匙現磨黑胡椒

製作方法

❶ 預熱烤箱至 218°C（425°F）。在烤盤上鋪錫箔紙或烘焙紙，備用。

❷ 把切好的豆薯放進大碗裡，加入橄欖油。加入鹽、煙燻紅椒粉、大蒜粉和黑胡椒。拌勻後平鋪在準備好的烤盤上。

❸ 烤 20 分鐘，或直到略微變脆。從烤箱中取出即可享用。

低 FODMAPs 選項

1/2 杯薯條的份量是低 FODMAP。如果對果寡糖或大蒜敏感，則可省略大蒜粉。

鷹嘴豆酪梨三明治（植物積分 4 分）

這道靈感取材自簡易餐館風格，非常適合忙碌的工作日。晚上製作，然後將其與切片的酸麵包分開包裝，在吃之前再把它們組合到一起。

材料／2 份用量／

1/2 杯罐裝鷹嘴豆，沖洗並瀝乾

1 個酪梨，去核並切片

2 湯匙檸檬汁

2 湯匙切碎的紅洋蔥

2 湯匙切碎的新鮮歐芹

1/4 茶匙鹽

1/4 茶匙黑胡椒

4 片酸麵包，需要的話可以烤一下

製作方法

❶ 在一個大碗中，將鷹嘴豆、酪梨片、檸檬汁、紅洋蔥和歐芹混合在一起。輕輕攪拌，確保所有成分均勻混合。

❷ 加入鹽和黑胡椒，根據口味調整調味。

❸ 將三明治餡料均勻地分佈在兩片酸麵包上。

低FODMAPs選項

1 杯鷹嘴豆含有中等程度的低聚半乳糖，可以把用量控制在半杯。

1 整個牛油果屬於高山梨醇食材。把用量控制在 1/4 個牛油果，然後加入 2 湯匙第戎芥末。

紅洋蔥的果聚糖含量很高。可以用 1 湯匙青蔥或蝦夷蔥代替。

托斯卡納羽衣甘藍湯（植物積分 8 分）

這一鍋湯濃稠而令人滿足，非常適合平日晚餐。

材料／2 份用量／

1½ 湯匙橄欖油或蒜香橄欖油（詳見第 238 頁）

半顆小白洋蔥，切碎

2 棵芹菜梗，切碎

1 條紅蘿蔔，切碎

½ 茶匙鹽，加至所需的份量

1 茶匙乾奧勒岡葉

½ 茶匙乾羅勒

½ 茶匙乾百里香

少許辣椒碎，依個人口味調整

一罐（14.5 盎司）切塊番茄

2 杯生態蔬菜高湯（詳見第 241 頁）

半杯未煮熟的藜麥

1 片月桂葉

2 大把切碎並清洗乾淨的羽衣甘藍

半罐（14.5 盎司）白豆，如白腎豆、白芸豆或皇帝豆，瀝乾並沖洗

¼ 茶匙新鮮研磨的黑胡椒，加至所需的份量

製作方法

❶ 在中型或大型鍋或荷蘭鍋中，用中火加熱橄欖油。加入洋蔥、芹菜、紅蘿蔔和鹽。不時攪拌，煮 3 到 5 分鐘，直到洋蔥變成半透明，蔬菜開始變軟。

❷ 加入奧勒岡葉、羅勒、百里香、紅辣椒片和帶著汁液的番茄。不時攪拌，煮 1 到 2 分鐘，直至充分混合。

❸ 再加入蔬菜湯、1 杯水、藜麥和月桂葉，調至中高火，把這鍋食材煮開。然後調至小火，蓋上鍋蓋，煨 20～25 分鐘，讓味道充分散發出來。

❹ 揭開蓋子，加入羽衣甘藍和白豆，煮約 5 分鐘，直到蔬菜剛剛軟化。取出月桂葉，加入胡椒和適量的鹽調味，即可享用

低 FODMAPs 選項

洋蔥富含果寡糖。省略洋蔥，改為 1/2 杯蔥段。

白豆含有大量的果寡糖。替換為 1/2 罐鷹嘴豆。

加碼食材

放上些新鮮的草本植物。我們覺得羅勒和香菜的味道最好！

前置準備

記提前製作好你的生物系蔬菜湯（241 頁）。想要備餐速度再快一些，可以提前把蔬菜都切好，裝在密封容器裡放冰箱儲存。

星期天義大利麵（植物積分 6 分）

在一個義大利家庭長大，亞力克斯總是將星期日晚上與家人和熱騰騰的義麵碗聯繫在一起。這道星期日晚餐結合了我們一些豐富纖維的最愛：納豆香腸、芝麻菜檸檬青醬、烤番茄和腰果奶油。它需要比其他食譜更長的時間才能準備好，但額外的努力是值得的。

腰果奶油是選項，加入它可以使晚餐更加美味。腰果奶油一旦冷卻就會變得非常濃稠，可以加入幾湯匙水稀釋，再重新加熱。

材料／4 份，剩餘的部分供你隨意享用／

烤番茄

550 毫升聖女果

1 茶匙橄欖油

鹽和現磨黑胡椒

8 盎司全麥義大利麵

天貝香腸

1 湯匙橄欖油

227 克天貝，弄碎

1 茶匙乾茴香

半茶匙乾羅勒

半茶匙乾奧勒岡葉

1/4 茶匙乾辣椒碎

半茶匙乾鼠尾草

1 瓣大蒜，切成末

1 湯匙日本醬油

1 湯匙純楓糖漿

1 湯匙鮮榨檸檬汁

芝麻菜檸檬青醬

3 杯盒裝芝麻菜

半杯核桃

2 湯匙營養酵母

2 瓣大蒜，切成末

2 湯匙鮮榨檸檬汁

1/4 杯蔬菜湯或水

1/8 茶匙鹽（需要的話可以多準備一些）

1/8 茶匙現磨黑胡椒（需要的話可以多準備一些）

1 湯匙橄欖油（選項）

腰果奶油（288 頁，選項），搭配食用

製作方法

❶ 製作烤番茄：預熱烤箱至 204°C（400°F）。把聖女番茄與橄欖油、少許鹽、黑胡椒一起攪拌，放在有邊烤盤裡，烤25分鐘，直到食材變小、變軟，放一旁備用。開中高火，把一大鍋鹽水煮沸，然後放入意大利麵。煮至彈牙，保留1杯煮過意麵的水，然後瀝乾麵條，放一旁備用。

❷ 製作天貝香腸：開中火，用一個大號平底煎鍋加熱橄欖油。加入丹貝，炒 5 分鐘，並頻繁攪拌，讓丹貝呈現出褐色，且變得酥脆。

加入乾茴香、乾羅勒、乾奧勒岡葉、乾辣椒碎、鼠尾草、蒜末、日本醬油、純楓糖漿和檸檬汁，炒 2～3 分鐘，偶爾攪拌一下，放一旁備用。

❸ 製作義大利青醬：把芝麻菜、核桃和營養酵母放入食物加工機裡，打至非常碎的狀態。讓食物加工機一邊工作，一邊往裡加入檸檬汁、蔬菜湯，並加入鹽和黑胡椒調味。如果需要的話，還可以淋一些橄欖油。

❹ 組合食材的時候，你需要把煮熟的義大利麵與烤番茄、天貝香腸、義大利青醬和腰果奶油（如果用的話）拌在一起。如果想要稀釋一下這碗麵，可以用上之前預留的意麵水，一次加1湯匙，讓麵條和醬呈現奶油般順滑的狀態。馬上開吃。

低FODMAPs選項

每份 5 顆聖女番茄低於果糖，因此如果對此敏感，則將總量減少至僅 20 顆櫻桃番茄，或者省略不用。

全穀義大利麵含有高果糖。為了符合 FODMAP 友好，每份煮熟的份量減少到 1/2 杯，或者使用其他義大利麵選擇，如藜麥。

大蒜含有高果糖。對於香腸和青醬，省略並以 1 茶匙蒜味橄欖油（見第 246 頁）替代，每份用量為 2 茶匙。

腰果奶油裡的腰果中低聚半乳糖和果聚糖偏高。如果你對其敏感的話，可以省略掉腰果奶油的製作步驟。

加碼食材

撒上南瓜籽帕瑪森（296 頁）、切碎的羅勒或切碎的巴西利。

點心、飲品和甜品

薑黃拿鐵（植物積分 1 分）

新鮮薑黃常用於薑黃拿鐵中，但這個版本使用了可能已經在櫥櫃中常備的乾燥粉末。黑胡椒聽起來可能有點奇怪，但將黑胡椒與薑黃中的姜黃素結合可以增強姜黃素的吸收，使其提高了2000%，正如我們在第4章所指出的效果那樣。隨著週數的增加，你可以使用罐裝椰奶代替，讓這款飲品更加濃郁、奶香滿滿，並且更加令人滿足。

材料／2 份用量／

2 杯無糖杏仁奶

1 茶匙香草精

1 湯匙純楓糖漿

1 茶匙薑黃粉

1/4 茶匙肉桂粉

少許豆蔻粉

少許肉豆蔻粉

少許新鮮研磨黑胡椒

製作方法

❶ 在一個小鍋中，將杏仁奶、香草、楓糖漿、薑黃、肉桂粉、肉豆蔻粉、丁香粉、豆蔻粉和黑胡椒放在中火加熱。攪拌均勻，煮至微滾後，降低火力至小火，煮沸5分鐘，偶爾攪拌一下。

❷ 將熱飲倒入兩個馬克杯中，即可飲用。

❸ 要製作冰拿鐵，將杏仁奶、香草、楓糖漿、薑黃、肉桂粉、肉豆蔻粉、丁香粉、豆蔻粉和黑胡椒放入帶蓋的玻璃罐中，大力搖動直到混合均勻。倒入冰

中，根據需要添加更多楓糖漿。

低 FODMAPs 選項

第二周後，就可以用 1 杯罐裝椰奶代替杏仁奶，來製作一杯更細膩、綿密的拿鐵了。

白鷹嘴豆泥（植物積分 6 分）

充滿義式羅勒醬的高蛋白豆泥！可搭配清脆的生蔬菜條、籽類餅乾或烤過的酸麵包享用。

材料／4 份用量／

半罐 411 克的白豆（如白豆、白腎豆、白芸豆），清洗乾淨並瀝乾水

半杯新鮮羅勒

1 瓣大蒜

2 湯匙橄欖油

1 湯匙日本醬油

1/4 茶匙鹽

半個大檸檬（榨汁）

製作方法

把白豆、羅勒、大蒜、橄欖油、日本醬油、鹽和檸檬汁放進食物加工機裡，處理成非常順滑的奶油狀態。

低 FODMAPs 選項

白豆具有很高含量的低聚半乳糖。如果想要在低FODMAPs的範圍內進食，可以用鷹嘴豆代替白豆，並且把每份餐食裡鷹嘴豆泥的用量控制在1/4杯以內。

大蒜是高果聚糖食材。如果你對其過敏，可以省去大蒜，用1茶匙蒜味橄欖油（見238頁）來代替。

加碼食材

加2湯匙大麻籽來獲取更多植物蛋白和健康脂肪。

前提準備

是一個適合在週末製作，然後在周間享用的食譜。

Omega-3 丸子（植物積分5分）

這些小丸子富含植物性Omega-3脂肪酸，因此而得名。

材料／12個丸子用量／

半杯燕麥片

半杯大麻籽的芯（需要的話也可以準備多一些，用於撒在食物上）

7個無核椰棗[19]

半杯核桃

3湯匙杏仁醬

半茶匙香草精

---

19 如果海棗太硬了，可以把它們先泡在水裡10分鐘，然後瀝乾水。

半茶匙肉桂粉

製作方法

❶ 將燕麥片、大麻籽、椰棗、核桃、杏仁醬、香草精和肉桂粉放入食物處理器的容器中，攪拌至充分結合，必要時刮擦容器邊緣。如果混合物太乾，可以每次加入 1 湯匙水，直到形成麵團。

❷ 每次取 1 湯匙份量的麵糰，捏成球狀。如果麵糰太黏，可以加入一些燕麥粉或放入冰箱冷藏以硬化。

❸ 重複這個步驟，或者也可以在揉丸子的時候把大麻籽、椰絲或切得很碎的核桃揉進去，以增加更多口感。

低 FODMAPs 選項

椰棗含有中度果聚糖。把它的數量控制在 4 顆，也就是說，1 個丸子裡海棗的用量為 1/3 個。你可能需要用到 1～2 茶匙純楓糖漿來增加甜味。

前製準備

提前做好後，可以把它們放冰箱冷藏層保存 2～3 周，或者放冰凍室裡，最長可放置 4 個月。吃之前解凍。

草莓起司蛋糕

這道餐點多年來一直是我們家的主打甜點。製作的時間很短，並且可以放在冷凍庫中，隨時拿出來享用的美味點心。堅果是營養的寶庫，我們使用杏仁和腰果製作出一個豐潤的無乳酪起司蛋糕。由於這裡的許多主要成分含有高量的低聚果糖和果寡糖，如果你對低聚果糖或果寡糖敏感，我們建議你製作椰子燕麥球（參見第243頁）來取代。

材料／9份用量／

生椰棗外皮

1杯（大約13顆）去核海棗（紅燈，果聚糖）

1杯杏仁（紅燈，低聚半乳糖）

1湯匙無糖可可粉

少許鹽

奶油草莓餡料

1杯生腰果，浸泡在溫水中至少20分鐘，然後瀝乾（紅燈，低聚半乳糖，果聚糖）

1杯草莓，切丁

半杯全脂罐裝椰奶

1/3杯純楓糖漿

1個大號檸檬，榨汁

製作方法

❶ 製作海棗外皮：將椰棗放入食品加工器的底部，加工直到形成濃厚的糊狀物。取出並放在一旁。

將杏仁、可可粉和鹽加入同一個食品加工器中，加工直到堅果磨成細碎的餅屑。將椰棗糊再加入，加工至混合。它應該足夠黏稠，可以捏取並粘在一起。用烹飪噴霧輕輕噴灑12個杯蛋糕模具，放上紙膜，或在每個杯子的底部放一條薄薄的羊皮紙條，以足夠的懸垂部分使杯子在凍結後能夠輕鬆取出。將大約1湯匙的餅底放入杯蛋糕模具的底部，輕輕按壓填滿。放在一旁。

❷ 製作內餡：清理食品加工器。將腰果、草莓、椰奶、楓糖漿和檸檬汁放入食品料理機中，攪打到非常順滑和光滑，必要時刮擦。要打多久取決於你的食品料理機，可能需要幾分鐘，直到腰果變得順滑而沒有顆粒。

均勻地倒入已準備好的餅底上，然後放入冰箱3到4小時，直到凝固。要取出，輕輕用刀子沿著起司蛋糕的邊緣刮開，或者用羊皮紙懸垂處拉出。

由於內餡是沒烤過的食材，如不冷凍就不易保存。冷凍過的點心，在享用前可以放置並解凍幾分鐘。

低FODMAPs選項

椰棗含有高量的果寡糖。椰棗的三分之一是低果糖基質。如果您對此敏感，請製作《薑黃能量球》（見第 307 頁）！

杏仁含有高量的果寡糖。十顆杏仁（相當於 1 粒能量球的份量）是低果糖基質。

腰果含有高量的果寡糖和果寡糖。十顆腰果（相當於 1 粒能量球的份量）具有高果寡糖和中等果寡糖。

酥脆能量球（植物積分 3 分）

我們設計這些椰棗球，是為了你需要一點甜、鹹和令人滿足的小吃時能迅速滿足口腹之需。我將這取名為「酥脆能量球」，因為它們的味道類似於士力架巧克力棒！

材料／1 份用量／

1 顆椰棗，去核並切半

1 茶匙花生醬

4 至 5 顆巧克力豆

半茶匙芝麻籽

製作方法

把花生醬和巧克力碎填到海棗中，撒上芝麻。

低 FODMAPs 選項

椰棗含有高量的果寡糖。如果你對此敏感，請製作《薑黃能量球》（見第 307 頁）！

致謝

這是一段不可思議且意想不到的旅程，始於我睜開眼睛和心靈去接受醫學教育以外的可能性。在這條道路上，有無數的人支持、鼓勵、教導和啟發了我。

想感謝的人太多了，所以我無法一一提及，但如果你是我生命中的一部分，那麼毫無疑問，你也是其中之一。有幾位我想特別提到的人，因為如果沒有你們，這本書就不可能完成。

致我的妻子瓦萊麗（Valarie）：寶貝，如果沒有你的話，我不能完成這本書。就像建造我們的家和養育我們的家庭一樣，你再次向我證明了，我們在一起就是1＋1＞2。每次當我需要幫助，無論是編輯、支持和鼓勵的話語、溝通解決問題、時間完成事情，還是對艱難抉擇的智慧指導——你總是在我身旁。每一次都是如此。我無法告訴你這對我有多重要，這讓我更加愛你。

致我的家人，諾琳·強生（Noreen Johnson）、已故的比爾·布爾西維奇（Bill Bulsiewicz）、蘇珊·科布羅夫斯基（Susan Kobrovsky）和賴利·科布羅夫斯基（Larry Kobrovsky）：你們永遠都在我身邊，把我塑造成我今日的模樣。非常感激你們所給予我的愛與支持。能擁有這樣一個美好的家庭，我真是太幸運了。

致我的編輯露西·華森（Lucia Waston）：從我們相遇的那一刻起，你的每一句話、每一個行動都體現著你對這個項目的信念。你幫我把我的想法寫進了這本書。無論發生什麼，我都知道，我們一起創造出了能幫助許多人的東西。

致我的經紀人斯蒂芬妮・泰德（Stephanie Tade）：我每天都對那次命運般的第一次會面感激不盡，感激你決定冒險相信我。感謝你從一開始就相信這個項目，一路上一直是它的倡導者。你就是最好的。

致我的合作夥伴科琳・馬爹利（Colleen Martell）：科琳，謝謝你有耐心聽我所有瘋狂的想法，然後幫助我思考和塑造它們，逐漸將它們變成今天的樣子。我對我們的工作感到驕傲，迫不及待地想知道大家的想法。

致我的食譜編製人亞歷珊德拉・卡斯佩羅（Alexandra Caspero）：我覺得你就是這本書裡的秘密武器。許多書都附有食譜，但你做出來的更為獨特。謝謝你願意採納我的想法和複雜的請求，來幫我搭建起纖維飲食 4 周計劃。這是非常不可思議的一件事。

致的不可思議的植物腸道團隊（Plant Fed Gut team），靈魂營地（Soul Camp）的米歇爾（Michelle）和阿里（Ali），數位原民（Digital Natives）的強納森（Jonathan）和所有人，我的課程編製人拉麗塔・巴列斯特羅（Lalita Ballesteros），我的實習生莎拉・尤斯蒂斯（Sarah Eustis）：如果可以的話，我真想給每個人都寫上一整頁感謝的話。我知道你們懂我的感受……我擁有一支最棒的團隊來支持我和這個項目。你們竭盡所能幫助我的樣子，我已深深記在腦海，無比感激你們。

致出版和市場團隊，艾利公司（Avery）的安妮（Anne）和法林（Farin），斯坦頓公司（Staton）的麗納（Rena）和娜塔莉（Natalie）：謝謝你們不知疲倦地付出。我發自內心地感激你們為了幫助我完成這本書所做的一切。

艾利公司（Avery）的梅根・紐曼（Megan Newman）和蘇西・斯沃茨（Suzy Swartz）：謝謝你們對這個項目的信任和貢獻。

致Podcast「植物證據」（The Plant Proof Podcast）的西蒙．希爾（Simon Hill）：謝謝你鼓勵我試一試，而且你總是這麼支持我。寫這本書的決定真的源於和你的相遇，我的朋友。

《掌握糖尿病》（*Mastering Diabetes*）的作者羅比（Robby）和塞勒斯（Cyrus）：你們就是最棒的，總是為我奔走。謝謝你們。

尼克．沙辛（Nick Shaheen）、約翰．潘多爾菲諾（John Pandolfino）、貝爾福．薩爾托爾（Balfour Sartor）、道格．德羅斯曼（Doug Drossman）和皮特．卡里拉斯（Peter Kahrilas）教授們：感謝你們投入時間指導我。我尊敬你們每一位。你們塑造了我作為一個醫生、一個科學家和一個男人。

致社交媒體上我所有的朋友：我希望我能夠一一舉出你們的名字。你們知道自己是誰！我對我們的友誼和對這本書以及我的平台的支持感到非常感激。能夠和自己的個人健康英雄一起工作，這真是太瘋狂了。謝謝你們的鼓勵。

最後同樣重要的是……

致我的孩子：爸爸愛你們！我會永遠愛你們！你們是我最好的禮物，是我最引以為豪的成就。